Herbert Riedle
Daniela Berner

Erfolgreiche Existenzgründung

als Heilpraktiker

riVan-Verlag

Inhaltsverzeichnis

Vorwort 6

Sind Sie für eine Existenzgründung geeignet? 8
Unternehmertypen 9
    Der Unterlasser 9
    Der Bewahrer 9
    Der Vorsichtige 9
    Der Aufbauer 9
    Der Kreative 9
  Checkliste Gründertyp 10
  „Und wie wollen Sie den Haushalt schaffen?" - Frauen als Existenzgründer 13

Unverzichtbar: Eine gute Geschäftsidee 16
Wo ist die Konkurrenz? 17
  Checkliste Marktfähigkeit 18

Kooperation Heilpraktiker – Arzt 20
Gleichzeitig Heilpraktiker und Arzt? 20

Die beste Rechtsform 22
Die Kapitalgesellschaft 22
    Vor- und Nachteile der GmbH 23
Die Unternehmergesellschaft (haftungsbeschränkt) 24
    Vor- und Nachteile der Unternehmergesellschaft 24
Das Einzelunternehmen 24
    Vor- und Nachteile des Einzelunternehmens 25
Die Personengesellschaft - Gesellschaft bürgerlichen Rechts (GbR) 26
    Vor- und Nachteile der GbR 26
Partnerschaftsgesellschaft 27
    Vor- und Nachteile der Partnerschaftsgesellschaft 27

So wird das Vorhaben finanziert 28

Ermittlung der finanziellen Ausgangssituation 32
Absicherung von Krediten 34
    Sicherungsübereignung 34
    Grundschuld 35
    Bürgschaft 35
Finanzierungsmöglichkeiten 35
    Kontokorrentkredit 36
    Langfristige Darlehen 36

Diese Fördermöglichkeiten gibt es 38
Mikro-Darlehen 38
StartGeld 39
ERP-Kapital für Gründung 40
ERP-Kapital für Wachstum 41
Unternehmerkredit 42

Bürgschaften der Bürgschaftsbank für Sozialwirtschaft 44
Fördermöglichkeiten durch die Agentur für Arbeit 44
    Gründungszuschuss 44
    Einstiegsgeld für Bezieher von Arbeitslosengeld II 46
Wohngeld 47

Businessplan – So geht's! 49
Aufbau des Businessplans 49
    Businessplan – Beispiel: Gemeinschaftspraxis 53
    Businessplan – Beispiel: Gründungszuschuss 58

Die Bank 62
Die richtige Bank 62
Das Bankgespräch 62

Der Praxiskauf 66
Praxisbewertung 66
Bestehende Mietverträge 67
Bestehende Arbeitsverträge 68
Behandlungsverträge 68
Überleitende Mitarbeit 68
Konkurrenzschutzklausel 69
Mustervertrag Praxiskauf 70

Die Praxisräume 73
Der richtige Standort 73
Die richtigen Räume 74
    Zuschnitt der Räume 74
✎ Checkliste Praxisräume 76
    Die Suche 77
Unterschied Wohnraummietrecht, Gewerberaummietrecht 78
Mustervertrag Gewerberaummietvertrag 80

Die Praxisräume – Ausstattung 85
Bodenbelag 85
Telekommunikation 86
Steckdosen 87
Büromaterialien 89
Gewährleistung 90
    Nacherfüllungsanspruch 91
    Rücktritt / Minderung 92
    Schadensersatz 92

Versicherungen 93
Rentenversicherung 93
    Die gesetzliche Rentenversicherung 93
    Private Alterssicherung 93
    Private Rentenversicherung 93
Kapitalbildende Lebensversicherung 94
Risikolebensversicherung 94
Berufshaftpflichtversicherung 95

Betriebsversicherung ... 95
Betriebsunterbrechungsversicherung ... 95
Unfallversicherung ... 96
    Die gesetzliche Unfallversicherung ... 96
    Die private Unfallversicherung ... 97
Krankenversicherung ... 97
    Gesetzliche Krankenversicherung ... 97
    Private Zusatzversicherung ... 98
    Private Krankenversicherung ... 98
    Krankengeldversicherung ... 99
    Pflegeversicherung ... 99
Tipps zum Abschluss von Versicherungen ... 102

Der passende Name für die Praxis ... 104
Heilpraktiker auf dem Gebiet der Psychotherapie ... 105

Marketing ... 107
Was ist Marketing? ... 107
Ist Marketing erlaubt? ... 109
Welche Praxis darf gegen eine unzulässige Werbung vorgehen? ... 110
Das Kundenverhalten ... 110
Patientenzufriedenheit ... 111
Auswahl der Gesundheitseinrichtung ... 114
Praktische Möglichkeiten des Marketings ... 114
    Werbung mit Zeitungsanzeigen ... 114
Pressearbeit ... 116
    Wie kommt man ins Fernsehen und in die Presse? ... 116
Beispiele für erlaubte Werbung ... 117
Unzulässige Werbung ... 119
    Verbot der Werbung mit Angstgefühlen ... 127

Anmeldung der Praxis ... 132
Anmeldung beim Finanzamt ... 132
    Fragebogen zur steuerlichen Erfassung ... 132
Anmeldung beim Gesundheitsamt ... 133

Personal ... 135
Mitarbeitersuche ... 136
    Welcher Mitarbeiter passt zu mir? ... 136
    Bewerberfragebogen ... 136
    Das Vorstellungsgespräch ... 139
    Zusage / Absage ... 143
So viel kostet ein Mitarbeiter ... 144
    Lohnformen ... 145
Personalführung ... 147
    Ziele ... 147
    Führungsstil ... 149
Pflichten des Arbeitgebers ... 150
    Anmeldung ... 150
    Beiträge zahlen ... 151
    Lohn zahlen ... 151
    Sozialversicherungsausweis ... 151

Beschäftigungspflicht. 151
Schutz- und Fürsorgepflicht. 151
Mini – Jobber. 152
Gleitzone. 152
Beispiele zur Lohnabrechnung. 153
Personalfragebogen. 158

Heilpraktiker – Patient 161
Der Behandlungsvertrag. 161
Die Bezahlung des Heilpraktikers. 161
Gesetzliche Krankenversicherungen. 162
Beihilfe. 163
Private Krankenversicherungen. 167
Private Zusatzversicherungen 168
Wenn der Patient nicht zum vereinbarten Termin kommt. 169
Das muss auf die Rechnung 169
Wenn Patienten nicht zahlen 171
Wie viel verdient man als Heilpraktiker? 172

Steuern – Die Basics 174
Die Einkommensteuer 174
Gewinnermittlung bei Einkünften aus freiberuflicher Tätigkeit. 177
Die Umsatzsteuer. 183
Die Gewerbesteuer. 184
Der Steuerberater. 185

Weiterbildung nicht vergessen! 188

Die Zweitpraxis 190

Und wenn es mit der Selbstständigkeit nicht klappt? 192
Grundsätze bei wirtschaftlichen Schwierigkeiten 193
Geordnetes Vorgehen. 193
Realistisches Vorgehen. 193
Chancen auf Rettung. 193
Einbeziehen des Personals 193
Ausschöpfen aller Einnahmemöglichkeiten. 193
Ausschöpfen aller Möglichkeiten, Kosten zu sparen. 194
Kurzarbeit. 194
Aufgabe der Selbständigkeit. 196
Steuererklärung 196
Verträge 197
Regelung der Schulden 197
Schufa – Selbstauskunft. 197
Insolvenzantragspflicht 197
Einigung mit den Gläubigern 197
Das gerichtliche Insolvenzverfahren 198

Gesetzestexte 200
Stichwortverzeichnis 238
Impressum 240

Vorwort

Die meisten niedergelassenen Heilpraktiker haben vor ihrer Zulassung in einem anderen Beruf gearbeitet. Und die meisten haben dann irgendwann das Bedürfnis verspürt, ihr Interesse zu ihrem Beruf zu machen, neue Wege zu beschreiten und sich als Heilpraktiker selbstständig zu machen.

Sie wurden dabei von dem Wunsch geleitet,
- eigenverantwortlich und selbstbestimmt handeln zu können,
- sich eine Existenz aufzubauen, die nicht von den Fähigkeiten eines fremden Arbeitgebers abhängig ist,
- sich und anderen zu beweisen, dass sie es können,
- mehr Erfolgserlebnisse zu genießen,
- eine Familientradition weiterzuführen,
- auf diesem Wege für Patienten das Beste zu erreichen,
- ihr berufliches Schicksal selbst in der Hand zu halten,
- eine günstige Gelegenheit beim Schopf zu ergreifen oder
- die Chancen des Gesundheitsmarktes für sich zu nutzen.

Als in einer Studie die Beweggründe von Existenzgründern untersucht wurden, standen der Wunsch nach Selbstständigkeit und die Erwartung von unternehmerischer und persönlicher Freiheit einsam an der Spitze. Weit abgeschlagen folgten die Gründe „Alternative zur Arbeitslosigkeit", „Verdienstmöglichkeiten und Ansehen" und „Geschäftsidee".
Es ist also vor allem der Wunsch nach Freiheit, der einen Existenzgründer dazu bewegt, sich in das Abenteuer Selbstständigkeit zu begeben. Vor allem im Gesundheitsbereich scheint dieser Freiheitsdrang besonders stark ausgeprägt zu sein. Der Bereich Gesundheit war in den letzten Jahren einer der großen Wachstumsmärkte, in dem hunderttausende neue Stellen geschaffen wurden. Es ist aber auch ein Markt, der heiß umkämpft ist, der von ständigen staatlichen Eingriffen geprägt ist und dessen zukünftige Entwicklung sich schwer vorhersagen lässt.
Wer sich für eine Existenzgründung im Gesundheitsbereich interessiert, steht deshalb vor großen Chancen, aber auch vor einigen Risiken. Gut vorbereitete Gründungen, die auf einem überzeugenden Unternehmenskonzept beruhen, haben jedoch große Chancen, zu einem langfristigen Erfolg zu werden.
Was aber entscheidet darüber, ob der Existenzgründer nach einiger Zeit frustriert das Handtuch wirft und seine Praxis schließt, oder ob er sich eine Existenz aufbauen kann, die genügend Gewinne erwirtschaftet und ein zufriedenes und erfülltes Arbeiten ermöglicht?

Bei unseren Seminaren für Existenzgründer und bei der Begleitung von Gründungen haben wir immer wieder festgestellt, dass Heilpraktiker ihrem fachlichen Können eine große Bedeutung zusprechen und andere Faktoren für nicht so entscheidend halten. Viele glauben, dass die Praxisgründung dann zu einem Erfolg wird, wenn zuvor viele therapeutische Fortbildungen gemacht wurden.

Dies ist nur zum Teil richtig.
Neben einem großen therapeutischen Geschick sind auch die Persönlichkeit des Gründers, die Wahl des richtigen Standortes, die Auswahl fähiger Mitarbeiter und viele weitere Faktoren von großer Bedeutung.

Dieser Ratgeber stellt Existenzgründern nicht nur sämtliche Informationen über Antragswege, Voraussetzungen und rechtliche Grundlagen zur Verfügung. Er hilft auch dabei, unnötige Fehler zu vermeiden und die Chancen einer Existenzgründung realistisch einzuschätzen. Von der Antragstellung bis zur Zulassung enthält dieser Ratgeber alles, was für eine erfolgreiche Gründung unverzichtbar ist.

Sind Sie für eine Existenzgründung geeignet?

In diesem Kapitel erfahren Sie, wer für eine Existenzgründung geeignet ist, und was eine Unternehmerpersönlichkeit auszeichnet.

Der Student studiert,
der Arbeiter arbeitet,
der Chef scheffelt.

„Schön wäre es!", wird da mancher Praxisinhaber seufzen, denn leider ist dieser Spruch nicht auf alle Unternehmen anwendbar. Nicht jeder Gründer hat Erfolg und in manchen Fällen wird vom Chef nicht „gescheffelt", sondern nach einiger Zeit der Offenbarungseid geleistet. Das kann auch daran liegen, dass er selbst nicht zum Unternehmertum geboren war, denn erfolgreiche Praxisgründungen zeichnen sich durch zweierlei aus:

- eine geeignete Unternehmerpersönlichkeit
- eine überzeugende Geschäftsidee

Unternehmer-persönlichkeit

Wann aber ist man eine „geeignete Unternehmerpersönlichkeit"? Was macht den geeigneten Unternehmer aus? Welche Voraussetzungen muss er mitbringen?
Dies ist nicht einfach zu beantworten. Zuerst ist es wichtig, sich bewusst zu machen, dass ein Angestelltenverhältnis und eine selbstständige Tätigkeit zwei völlig verschiedene Dinge sind.
Denn das Leben verändert sich sehr stark, wenn man sich selbstständig macht. Unternehmer sind in der Gründungsphase oft besonderen Belastungen ausgesetzt, die hohe Anforderungen an die persönliche Eignung stellen.

Der ideale Selbstständige verfügt über folgende Eigenschaften:
- Flexibilität
- Fachwissen
- Fleiß
- Gesundheit
- Organisationsgeschick
- Zielstrebigkeit
- Durchsetzungsvermögen
- Selbstbewusstsein
- Überzeugungskraft
- Führungskompetenz
- Ausdauer
- Freude an der Übernahme von Verantwortung
- Kreativität und Flexibilität
- Beharrlichkeit
- Mut zum Risiko

Natürlich entsprechen nicht alle Unternehmer diesem Idealbild. Deshalb lassen sich auch verschiedene Unternehmertypen unterscheiden.

Unternehmertypen

Der Unterlasser
Der Unterlasser ist das genaue Gegenteil des beschriebenen Idealbildes. Seine Praxis soll irgendwie von selbst laufen. Er glaubt nicht daran, selbst sein Schicksal in der Hand zu halten, deshalb verzichtet er auf große Bemühungen. Er hat keine Vision, keinen unternehmerischen Traum und keine Vorstellung davon, wie sich seine Praxis verbessern lassen könnte. Er ist froh, wenn er auch in Zukunft von seiner Praxis leben kann, unternimmt aber nichts, um dieses Ziel auch zu erreichen.

Der Bewahrer
Neuerungen sind ein Gräuel für den Bewahrer. Die Praxis ist auch früher schon gelaufen, deshalb sieht er keine Notwendigkeit, Änderungen vorzunehmen oder einmal eine Neuerung auszuprobieren. Rückwärts gewandt und konservativ hofft er darauf, dass alles so bleibt, wie es ist.

Der Vorsichtige
Der Vorsichtige überlegt, wägt ab und überlegt dann noch einmal. Jeder Schritt will gut überlegt sein, um Risiken auszuschließen, die er nicht zu beherrschen glaubt. Seiner Praxis bekommt dies oft nicht schlecht. Die Entwicklung ist zwar nicht rasant, aber beständig.

Der Aufbauer
Der Aufbauer ist der klassische Macher. Wenn er eine Möglichkeit sieht, den Umsatz seiner Praxis zu steigern, zeigt er Mut zum Risiko. Dabei verlässt er jedoch niemals sicheres Terrain.

Der Kreative
Der Kreative entspricht dem Idealtypus eines Unternehmers am meisten. Er ist flexibel und risikofreudig und sieht die Chancen, die der Gesundheitsmarkt bietet. Von allen Unternehmertypen investiert er am meisten und es gelingt ihm dabei, mit Umsatz und Gewinn deutlich über dem Durchschnitt zu bleiben.

> **Jeder Existenzgründer muss auf Folgendes vorbereitet sein:**
> - Schwankendes Einkommen. Es kann sein, dass monatelang kaum Geld zur Verfügung steht und es zu anderen Zeiten sehr gut läuft.
> - Forderungsausfälle. Manche Patienten weigern sich, ihre Rechnungen zu bezahlen.
> - Hoher Arbeitseinsatz. Nicht jeder Praxisinhaber arbeitet mehr als ein Angestellter. Zumindest in der Anfangszeit sollte man sich jedoch auf erhebliche Mehrarbeit vorbereiten.

- Verlust an Freizeit. Ein Angestellter, der wöchentlich 38 Stunden zu arbeiten hat, wird sich in der Regel nach dieser Zeit kaum mit seiner Arbeit beschäftigen. Bei Praxisinhabern ist dies anders. Nach der täglichen Arbeit am Patienten wartet hier oft noch Büroarbeit. Zusätzlich fällt es hier schwerer, nach der Arbeit abzuschalten und die Sorgen um das Wohlergehen der Praxis nicht mit nach Hause zu nehmen.
- Zunehmende Konkurrenz durch weitere Praxiseröffnungen in unmittelbarer Nähe. Auch wenn es gelingt, eine Marktlücke zu finden, so kann doch schon bald ein Konkurrent die gleiche Leistung anbieten.
- Rückschläge wegen Fehlentscheidungen. Investitionsentscheidungen können sich als falsch herausstellen und so die Arbeit von Monaten oder Jahren zunichte machen.
- Steuernachberechnungen für die Gründungsjahre. Entwickelt sich die Umsatzentwicklung positiv, so freut dies den Praxisinhaber. Es freut aber unter Umständen auch das Finanzamt, das später mit Steuernachforderungen an der guten Entwicklung teilnehmen will.
- Mehrbelastung des Partners und der Familie. In vielen Unternehmerhaushalten kommt es zumindest in den Gründerjahren zu einer deutlichen Mehrbelastung der Familienmitglieder.

Erfolgreiche Praxisgründungen zeichnen sich dadurch aus, dass die Gründer sich der Vorteile ihres Planes bewusst sind, Nachteile der Selbstständigkeit aber nicht ignorieren. Ein guter Unternehmer verfolgt seinen Plan mit Leidenschaft aber auch mit der Bereitschaft, Probleme nicht als Bedrohung, sondern als Chance zu betrachten.

Wer die Risiken kennt, aber überzeugt ist, die die Herausforderungen zu meistern, hat einen wichtigen Schritt in Richtung erfolgreicher Gründung getan.

Folgende Checkliste hilft dabei, herauszufinden, ob man für eine Unternehmensgründung geeignet ist:

✎ Checkliste Gründertyp

Checkliste Gründertyp

1. Wie reagiert mein privates Umfeld auf meine Pläne?

	Ja	Nein
Steht mein Partner hinter meinen Plänen?	❑	❑
Steht meine Familie hinter meinen Plänen?	❑	❑
Wird mich meine Familie im Privatleben entlasten?	❑	❑

2. Selbstmanagement

Kann ich diszipliniert arbeiten und mich trotz Ablenkungen auf eine Sache konzentrieren?	Ja ☒	Nein ☐
Gelingt es mir, mich auch ohne den Druck eines Arbeitgebers zur Arbeit zu motivieren?	Ja ☒	Nein ☐
Nehme ich unangenehme Dinge möglichst zügig in Angriff?	Ja ☒	Nein ☐

3. Selbstbewusstsein

Fällt es mir leicht, auf andere Menschen zuzugehen?	Ja ☒	Nein ☐
Gelingt es mir, meine Interessen durchzusetzen?	Ja ☒	Nein ☐
Kann ich auch einmal „nein" sagen?	Ja ☐	Nein ☒

4. Verantwortung

Bin ich bereit, mehr Verantwortung für mich zu übernehmen?	Ja ☒	Nein ☐
Bin ich bereit, Verantwortung für Mitarbeiter zu übernehmen?	Ja ☐	Nein ☒

5. Belastbarkeit

Bin ich bereit, eine lange Durststrecke am Anfang der Gründung durchzustehen?	Ja ☐	Nein ☒
Bin ich in der Lage, spontane Entscheidungen zu treffen?	Ja ☒	Nein ☐
Bin ich in der Lage, als Selbstständiger noch ruhig zu schlafen, wenn ich an die möglichen Unsicherheiten meiner unternehmerischen Existenz denke?	Ja ☐	Nein ☒

6. Motivation

Bin ich selbst von meinem Unternehmensplan überzeugt?	Ja ☒	Nein ☐
Habe ich Lust darauf, mich selbstständig zu machen?	Ja ☒	Nein ☐

Bin ich bereit, Dinge anzupacken und zu gestalten? Ja ☒ Nein ☐

Bin ich es bisher schon gewohnt, mir selber Ziele zu setzen und diese ohne Druck durch Vorgesetzte selbstständig zu verfolgen? Ja ☒ Nein ☐

7. Kreativität

Bin ich ein kreativer Mensch, der gerne neue Lösungen sucht? Ja ☒ Nein ☐

Habe ich Ideen, die ich gerne umsetzen möchte? Ja ☒ Nein ☐

Wichtig ist der Rückhalt in der Familie. Wenn Probleme auftauchen, sollte der Lebens- bzw. Ehepartner unterstützend zur Seite stehen. Es ist fatal, wenn in geschäftlich schwierigen Phasen zu Hause nur weitere Probleme warten.

Wichtig ist auch, dass der Gründer selbst wirklich von seinem Gründungskonzept überzeugt ist. Nur dann sollte eine Existenzgründung angestrebt werden. Nicht jeder Grund oder jeder Anlass kann einen solch wichtigen Schritt wie den Gang in die Selbstständigkeit rechtfertigen. Gerade in der Anfangszeit, die oft mit Entbehrungen verbunden ist, entscheidet die Einstellung des Gründers maßgeblich über das Gelingen des Unternehmens. Wer nur widerwillig und mangels besserer Alternativen eine Praxis eröffnet hat, wird sich schwer tun, den Belastungen standzuhalten.

Gute Gründe für den Schritt in die Selbstständigkeit sind:
- Die Erfüllung eines Lebenstraumes
- Der Wunsch mehr zu verdienen
- Der Wunsch, eine eigene Idee zu verwirklichen
- Das Bedürfnis nach höherer gesellschaftlicher Anerkennung
- Das Bedürfnis, sein eigener Chef sein zu können

Schlechte Anlässe für den Schritt in die Selbständigkeit sind:
- Die Angst um den eigenen Arbeitsplatz
- Berufliche Frustration
- Fehlende Aufstiegsperspektiven
- Schwierigkeiten mit Kollegen
- Erwartungen der eigenen Familie

Wer mit Lust und Freude in die Selbstständigkeit geht, hat gute Chancen, auch noch nach Jahren mit Überzeugung selbstständig zu sein. Wer jedoch von einem festen Angestelltenverhältnis träumt und lediglich notgedrungen eine Praxis eröffnet, wird Schwierigkeiten haben, die Energie aufzubringen, die notwendig ist, um die Gründung zu einem Erfolg zu machen.

„Und wie wollen Sie den Haushalt schaffen?" – Frauen als Existenzgründer

Statistisch gesehen wird heute jedes vierte Unternehmen von einer Frau gegründet. Allein zwischen 1991 und 2002 hat sich die Zahl der selbstständigen Frauen um 30% erhöht. Im gleichen Zeitraum stieg der Anteil selbstständiger Männer lediglich um 16%. Dank der Gründungsbereitschaft von Frauen sind heute eine Million Unternehmen in ihrer Hand. Frauen haben beim Schritt in die Selbstständigkeit allerdings weiterhin mit besonderen Problemen zu kämpfen.

Einerseits haben sie oft zusätzlich zur Leitung der Praxis die Last von Familie und Haushalt zu tragen. Zum anderen werden sie aller Erfahrung nach von Banken und Förderinstituten kritischer beurteilt als männliche Gründer. Dabei ist diese Skepsis in der Regel unbegründet. Wie in zahlreichen Studien festgestellt wurde, erzielen von Männern gegründete Unternehmen zwar im Durchschnitt ein höheres Wachstum. Unternehmen von Frauen haben dafür jedoch eine höhere Überlebenswahrscheinlichkeit. Der Anteil der Frauen, die scheitern und öffentliche Fördergelder nicht mehr zurückzahlen können, ist kleiner als der entsprechende Anteil bei den Männern.

Herausforderung Bank:

Nach Untersuchungen gründet die Hälfte der Existenzgründerinnen ihr Unternehmen mit weniger als 25.000 Euro Eigenkapital. „Fehlende Eigenmittel" ist deshalb einer der häufigsten Gründe für die Ablehnung eines Darlehensantrages.

Auch bedingt durch die geringe Ausstattung mit Eigenkapital versuchen Frauen häufiger, zunächst ein kleines Unternehmen zu gründen. Das macht sie jedoch für Banken unattraktiv, die aus Renditegründen eher an großen Kreditvolumina interessiert sind. Gründerinnen berichten deshalb in vielen Fällen über einen schweren Stand bei Kreditverhandlungen, da Mitarbeiter von Banken häufig an der Ernsthaftigkeit ihrer Pläne zweifelten und Fragen stellten, die ein Mann nicht beantworten muss: „Wie steht denn ihr Mann zu ihren Plänen?", „Und wie wollen Sie den Haushalt schaffen?".

Herausforderung Familie:

Die meisten Existenzgründerinnen müssen mit der Doppelbelastung Familie und Beruf zurechtkommen. Während es bei Männern gesellschaftlich akzeptiert ist, wenn sie sich nur am Wochenende der Familie widmen, wird von Frauen erwartet, dass sie sich intensiv um ihre Kinder und ihren Partner kümmern und so viel Zeit wie möglich mit ihnen verbringen.

Hier sollte man Folgendes beachten:
- Binden Sie Ihre Familie so früh wie möglich in Ihre Planungen ein.
- Legen sie Zeiten fest, in denen Sie für die Familie zur Verfügung stehen und machen Sie deutlich, dass Sie während der Arbeitszeit nicht für die Familie zur Verfügung stehen können.
- Planen Sie zusammen mit Ihrer Familie, wer in Zukunft für welche Arbeiten zuständig sein soll.

Weitere Informationen:

LACHESIS e.V.,
Berufsverband für Heilpraktikerinnen,
Gemeinnütziger Verein von Frauen zur Förderung der Naturheilkunde
Geschäftsstelle:
Renate Lodtka, Forellensteig 4
14542 Werder / Havel
Tel. 03327/66 84 80,
Fax. 03327/66 84 90
E-Mail: info@lachesis.de
Internet: www.lachesis.de

B.F.B.M. – Verband der Frau im freien Beruf und Management e.V.
Philip Johnson Building
Friedrichstraße 200
10117 Berlin
Tel.: 030/22 33 55 83
Fax: 030/22 33 50 50
E-Mail: verband@bfbm.de
Internet: www.bfbm.de

Schöne Aussichten – Verband selbständiger Frauen e.V.
Geschäftsstelle: Ute Wanders-Emsing
Postfach 60 08 29
50688 Köln
50670 Köln
Tel.: 0221/86 97 834
Fax: 0221/13 97 559
E-Mail: info@schoene-aussichten.de
Internet: www.schoene-aussichten.de

Connecta – Das Frauennetzwerk e.V.
c/o Anja-M. Szukat-Wagner
Melsunger Str. 28
34277 Fuldabrück
Tel.: 05665/9692665
E-Mail: connecta.das.Frauennetzwerk@t-online.de
Internet: www.frauennetzwerk-connecta.de

Internetseiten:

www.business-women.de
Internetportal und Marktplatz für Frauen im Business.
Einstiegsseite für Unternehmerinnen, Freiberuflerinnen,
Netzwerke usw.

www.frauenrat.de
Bundesvereinigung von 57 Frauenverbänden und -netzwerken, 11 Mio. Einzelmitglieder

www.dgfev.de
Das Deutsche Gründerinnen Forum e. V. engagiert sich seit 1997 als Lobby und Expertinnennetzwerk zu Fragen der Existenzgründung von Frauen

www.die-expertinnen.de
Informationsplattform für Unternehmerinnen, weibliche Führungskräfte und Expertinnen aller Branchen.

www.gruenderinnenportal.de
Informations-, Interaktions-, und Kommunikationsplattform für Existenzgründerinnen.

www.weiberwirtschaft.de
Europas größtes genossenschaftlich organisiertes Gründerinnenzentrum.

www.frau-und-beruf-nrw.de
Über 50 Beratungsstellen „Frau und Beruf" in NRW widmen sich der Erwerbstätigkeit von Frauen. Sie bieten Beratung zur Existenzgründung an.

Unverzichtbar: Eine gute Geschäftsidee

In diesem Kapitel geht es um die Grundvoraussetzung einer gelungenen Geschäftsgründung: der guten Geschäftsidee.

NICHTS AUF DER WELT
IST SO STARK WIE EINE IDEE,
DEREN ZEIT GEKOMMEN IST.
Victor Hugo (1802 – 1885)

Die Geschäftsidee ist die Basis unternehmerischen Erfolgs

Eine gute Geschäftsidee ist die Basis für jeden unternehmerischen Erfolg. Dabei muss es sich nicht um eine neue, revolutionäre Idee handeln. Völlig neue Geschäftsideen sind die Ausnahme und statistisch gesehen macht sich gerade einmal jeder zwanzigste Jungunternehmer mit einem völlig neuen Unternehmenskonzept selbstständig. Es ist auch nicht immer notwendig, eine ganz neue Praxis zu eröffnen. Auch der Kauf einer Praxis oder der Eintritt als Teilhaber in eine bestehende Praxis kann der richtige Weg sein.

Was ist nun eine erfolgreiche Geschäftsidee? Wie muss das Unternehmenskonzept aussehen, damit sich sicher voraussagen lässt, dass die Gründung keinen Schiffbruch erleiden wird?

Es ist wichtig, seine eigenen Stärken zu finden

Das lässt sich so nicht sagen. Eine ideale Geschäftsidee gibt es nicht, da jeder Mensch ganz unterschiedliche Fähigkeiten mitbringt. Während der eine seine Stärken im fachlichen Bereich hat, ist der andere vielleicht der geborene Verkäufer und der Dritte hat seine Stärken darin, dass er risikobereit und überdurchschnittlich kreativ ist.

> ➤ *Martin ist der geborene Heilpraktiker. Er hat alle möglichen Kurse erfolgreich absolviert und sich seinem Freundeskreis einen ausgezeichneten Ruf als Therapeut erarbeitet. Er ist sich ziemlich sicher, dass es keinen anderen gibt, der Gesundheitsprobleme so kompetent behandeln kann wie er selbst. Schon oft hat er sich überlegt, sich selbstständig zu machen. Da ihm der Kontakt mit Ämtern und Behörden jedoch ein Gräuel ist und ihm schon der Gedanke an Steuererklärungen, Formulare und Streitereien mit Krankenkassen schlaflose Nächte bereitet, arbeitet er noch in als Gesundheitsberater in einem Fitnesscenter.*

> ➤ *Ganz anders ist da sein Kollege Peter. Seine Stärke ist das Verkaufen. Peter verkauft einfach alles – am besten sich selbst. Wenn es einen Antrag zu stellen gilt oder eine Genehmigung einzuholen ist, ist Peter zur Stelle. Mit Witz und Charme gelingt es ihm, auch in problematischen Situationen sein Gegenüber für sich einzunehmen und so einen Ausweg zu finden.*

> ➤ *Klaus, der dritte Heilpraktiker, ist der kreativste von allen. Egal wie schwierig das Problem ist, Klaus weiß immer eine Lösung. Wann immer jemand in seinem Bekanntenkreis ein Problem hat, ist Klaus der richtige Mann.*

Da Martin, Peter und Klaus so unterschiedlich sind, werden sie ein und dieselbe Geschäftsidee ganz unterschiedlich umsetzen. Wer sich selbstständig machen will, muss deshalb sein ganz persönliches Unternehmenskonzept finden, das zu ihm passt.

Gute Gründungsideen können sich dadurch auszeichnen, dass sie eine Unterversorgung beseitigen oder neue Bedürfnisse wecken.

Es ist allerdings schwierig, Gebiete zu finden, in denen es einen Mangel an niedergelassenen Heilpraktikern gibt. Denn es haben sich mittlerweile so viele Therapeuten selbständig gemacht und die Konkurrenz durch naturheilkundlich orientierte Ärzte ist so groß, dass es heute für die meisten Patienten kein großes Problem ist, eine Praxis in erreichbarer Nähe zu finden.

Wo ist die Konkurrenz?

> ➤ *Klaus spielt mit dem Gedanken, in Berlin Praxisräume in einem Ärztehaus anzumieten. Um sich über die Konkurrenzsituation zu informieren, will er herausfinden, wie viele Heilpraktiker es im näheren Umfeld der Praxis gibt.*

Möglichkeit 1:
Klaus besorgt sich einen Stadtplan und die Gelben Seiten und verschafft sich so einen Überblick.

Möglichkeit 2:
Klaus macht eine Internetrecherche. Die Suche nach konkurrierenden Praxen kann dabei über die Onlineausgabe der Gelben Seiten durchführen: www.gelbeseiten.de. Da die Onlineausgabe stets den aktuellen Stand angibt, werden auch solche Praxen erfasst, die erst vor kurzem eröffnet haben. Wenn Klaus sich dann die Standorte der anderen Praxen auf einer Karte anzeigen lassen will, kann er die jeweiligen Adressen bei www.map24 unter „Adresse suchen" eingeben.

Das Internet hilft bei der Suche nach Konkurrenz

Die Tatsache, dass es Konkurrenz in der Umgebung gibt, bedeutet nicht, dass deshalb weitere Praxisgründungen keinen Sinn mehr hätten. Auch wenn es schon eine oder mehrere bestehende Praxen am Ort oder im betreffenden Stadtviertel gibt, so besteht unter Umständen dennoch der Bedarf nach einer weiteren Praxis. Es gibt nichts, was man nicht noch besser machen könnte und so kann es durchaus genügen, ein bereits vorhandenes Angebot zu modifizieren, um damit den Patienten von dem besseren Angebot zu überzeugen.

> ➤ *Petra will sich in Musterstadt selbständig machen und dort eine neue Praxis für Heilkunde eröffnen. Es gibt bereits drei Praxen am Ort und Patienten haben keine Schwierigkeiten, einen Behandlungstermin zu bekommen. Petra hat jedoch festgestellt, dass keine der Praxen an den Wochenenden geöffnet hat und alle Praxen bereits um 18.00 Uhr schließen. Darüber hinaus hat sie gehört, dass es keinen Heilpraktiker gibt, der sich auf Shiatsu spezialisiert hat. Petra sieht darin ihre Chance. Ihre Praxis*

soll von Dienstag bis Freitag von 12 Uhr bis 20 Uhr und samstags und sonntags von 10.00 Uhr bis 14.00 Uhr geöffnet sein. Außerdem will sie in ihrer Werbung besonders hervorheben, dass sie eine mehrjährige Ausbildung zur Shiatsu-Therapeutin abgeschlossen hat.

Egal ob man sich für eine Neugründung, für den Kauf einer bestehenden Praxis, für ein völlig neues Unternehmenskonzept oder die Modifizierung eines bereits vorhandenen Konzeptes entscheidet - entscheidend ist, dass der Gründer voll und ganz hinter seiner Idee steht und sich mit ihr identifizieren kann. Denn nur so wird es gelingen, Patienten und eventuell Kapitalgeber von dem Vorhaben zu überzeugen. Und sicherlich wird im Zuge der Existenzgründung die eine oder andere Durststrecke zu überwinden sein. Viele Gründer stellen sich in der Anfangsphase die Frage, ob sie die richtige Entscheidung getroffen haben. Wenn sich anfangs nur wenige Patienten einfinden, wenn sich die Gespräche mit Banken und Behörden zermürbend gestalten, wenn es Probleme mit den Praxisräumlichkeiten gibt etc ..., kann es wichtig sein, sich die Motivation für die Selbstständigkeit noch einmal vor Augen zu führen. Wer in solchen Phasen weiß, weshalb er sich selbstständig gemacht hat, wird die Flinte nicht so schnell ins Korn werfen.

Die Marktfähigkeit der Geschäftsidee

Ist die Geschäftsidee marktfähig?

Auch wenn eine gute Geschäftsidee vorhanden ist, sollte dennoch nichts überstürzt werden. Der Aufbau einer eigenen Existenz ist schließlich ein großes Projekt und da ist es gut, ohne überzogene Hektik vorzugehen. Daher sollte noch vor der Aufnahme konkreter Planungen abgeklärt werden, ob die Geschäftsidee überhaupt Chancen hat, sich am Markt durchzusetzen.

Vor der Umsetzung der Vision in die Realität müssen daher erst einige Fragen gewissenhaft abgeklärt werden.

Folgende Checkliste hilft dabei, die Marktfähigkeit der Geschäftsidee zu untersuchen.

✎ Checkliste Marktfähigkeit

1. Habe ich eine Marktnische gefunden?   Ja ❏   Nein ❏

2. Kenne ich die Vorteile und Nachteile meines Planes?   Ja ❏   Nein ❏

3. Weiß ich, welche therapeutischen Leistungen zurzeit am meisten nachgefragt werden?   Ja ❏   Nein ❏

4. Ist es möglich, besser zu sein als die konkurrierenden Praxen?   Ja ❏   Nein ❏

5. Kenne ich die Stärken und Schwächen der anderen Praxen? Ja ❑ Nein ❑

6. Weiß ich, welche Vorteile es für die Patienten bringen soll, wenn ich eine Praxis eröffne? Ja ❑ Nein ❑

7. Weiß ich, wie ich meine Dienstleistung bekannt machen kann? Ja ❑ Nein ❑

8. Kann ich den finanziellen Aufwand für die Gründung bewältigen? Ja ❑ Nein ❑

9. Bekomme ich Unterstützung durch Freunde, Familie, Partner, etc? Ja ❑ Nein ❑

10. Weiß ich, welche Ressourcen an Geld, Zeit und Know-how notwendig sind? Ja ❑ Nein ❑

11. Reichen meine persönlichen und fachlichen Kenntnisse aus? Ja ❑ Nein ❑

Je mehr Fragen mit „Ja" beantwortet werden können, desto größer sind die Chancen der Existenzgründung. Einzelne „Nein" - Antworten sind vor allem am Beginn der Planungen kein Alarmzeichen, sondern ein Hinweis darauf, dass vor der Umsetzung der Planungen erst noch einige „Hausaufgaben" zu erledigen sind.

Kooperation Heilpraktiker – Arzt

Ärzten dürfen nur dann mit anderen Gesundheitsberufen zusammenarbeiten, wenn die Verantwortungsbereiche klar getrennt bleiben.

§ 30 Berufsordnung der Ärzte

Ärztinnen und Ärzten ist es nicht gestattet, zusammen mit Personen, die weder Ärztinnen oder Ärzte sind, noch zu ihren berufsmäßig tätigen Mitarbeiterinnen und Mitarbeitern gehören, zu untersuchen oder zu behandeln. Dies gilt nicht für Personen, welche sich in der Ausbildung zum ärztlichen Beruf oder zu einem medizinischen Assistenzberuf befinden.

Die Zusammenarbeit mit Angehörigen anderer Gesundheitsberufe ist zulässig, wenn die Verantwortungsbereiche der Ärztin oder des Arztes und des Angehörigen des Gesundheitsberufs klar erkennbar voneinander getrennt bleiben.

Gleichzeitig Heilpraktiker und Arzt?

Ein Medizinstudium dauert mindestens zwölf Semester und eine anschließende Facharztausbildung noch einmal 3 bis 5 Jahre. Nach einer so langen Ausbildungszeit ist es kein großes Problem, zusätzlich die Heilpraktikerprüfung abzulegen. Und wer zugleich als Arzt und Heilpraktiker praktiziert, könnte sich im hart umkämpften Gesundheitsmarkt durchaus Vorteile verschaffen.

Patienten würden auf Anhieb erkennen, dass sich der Praxisinhaber für alternative Heilmethode interessiert. Und die Tatsache, dass Heilpraktiker nicht zwingend an Gebührenordnungen gebunden sind und keinen standesrechtlichen Werbeverboten unterliegen, könnte es für einen Arzt zusätzlich interessant machen, seinen Beruf (auch) als Heilpraktiker auszuüben.

Ärzte dürfen nicht als Heilpraktiker tätig sein

Dennoch ist das kein gangbarer Weg. Denn Ärzte dürfen nicht als Heilpraktiker die Heilkunde ausüben.

§ 1 Heilpraktikergesetz

Wer die Heilkunde, ohne als Arzt bestallt zu sein, ausüben will, bedarf dazu der Erlaubnis.

Ausübung der Heilkunde im Sinne dieses Gesetzes ist jede berufs- oder gewerbsmäßig vorgenommene Tätigkeit zur Feststellung, Heilung oder Linderung von Krankheiten, Leiden oder Körperschäden bei Menschen, auch wenn sie im Dienste von anderen ausgeübt wird.

Wer die Heilkunde bisher berufsmäßig ausgeübt hat und weiterhin ausüben will, erhält die Erlaubnis nach Maßgabe der Durchführungsbestimmungen; er führt die Berufsbezeichnung "Heilpraktiker".

Einer Heilpraktikererlaubnis bedarf also derjenige, der die Heilkunde ausüben will ohne als Arzt bestallt zu sein. Wer aber Arzt ist, der ist schon zur Ausübung der Heilkunde befugt. Deshalb hat das Bundesverwaltungsgericht entschieden: „Dass nach § 1 Heilpraktikergesetz ein Arzt selbst nicht als Heilpraktiker tätig sein kann, ist nur eine logische Folge der zentralen Stellung, die er in der Heilkunde inne hat." (BVerwG, NJW 1967, 1525)
Und auch der Bayerische Verwaltungsgerichtshof hat sich klar dagegen ausgesprochen, dass eine Person gleichzeitig als Arzt und Heilpraktiker tätig wird:
„Bei einer Vermengung besteht die konkrete Gefahr, dass der Patient bei einer Personalunion von Arzt und Heilpraktiker in der Regel nicht erkennt, in welcher Eigenschaft ihm der Behandelnde entgegentritt, weil eine klare Trennung der Verantwortungsbereiche nicht möglich ist."
Ein Arzt hat deshalb keinen Anspruch auf Erteilung einer Heilpraktikererlaubnis. Der Plan, gleichzeitig als Arzt und Heilpraktiker tätig zu sein, ist zwar pfiffig, aber nicht umsetzbar.

Die beste Rechtsform

In diesem Kapitel werden die unterschiedlichen Rechtsformen und ihre Vor- und Nachteile vorgestellt.

Die Wahl der richtigen Rechtsform ist im Bereich des Heilmittelwesens meist kein großes Problem. Das Gesetz lässt hier nur eine beschränkte Anzahl von Rechtsformen zu und meist bereitet es wenige Schwierigkeiten, die geeignete Form herauszufinden.

Grundsätzlich kommen drei unterschiedliche Rechtsformen in Betracht
- Die Kapitalgesellschaft (z.B. GmbH)
- Das Einzelunternehmen
- Die Personengesellschaft (z.B. GbR, Partnerschaftsgesellschaft)

Die Kapitalgesellschaft

Heilpraktiker gehören zu den so genannten „freien Berufen", was einige Vorteile mit sich bringt. Einer der bedeutendsten ist die Befreiung von der Gewerbesteuer. Wer also als Heilpraktiker eine Praxis betreibt, muss im Regelfall für seine Einkünfte aus dieser Praxis keine Gewerbesteuer bezahlen.

➤ *Michael will eine Praxis eröffnen, und dort nach Möglichkeit noch eine Masseurin in Teilzeit beschäftigen.*

Michael muss keine keine Gewerbesteuern bezahlen. Etwas anderes kann für Praxen gelten, die überdurchschnittlich groß sind, an denen Nicht - Therapeuten beteiligt sind (mehr dazu unter „Steuerrecht") oder die Einkünfte aus nichttherapeutischer Arbeit erzielen.
Die Freistellung von der Gewerbesteuer gilt aber dann nicht, wenn die Praxis in der Form einer Kapitalgesellschaft betrieben wird.

➤ *Auch Luise und Brigitte wollen eine Praxis eröffnen. Nach eingehender Beratung durch ihren Steuerberater entschließen sie sich zur Gründung einer GmbH.*

Gewerbesteuerpflicht der GmbH — Eine GmbH ist immer gewerbesteuerpflichtig. Gleichgültig, welchen Gesellschaftszweck sie verfolgt - eine Befreiung von der Gewerbesteuerpflicht gibt es hier nicht. Was aber mag dann den Steuerberater veranlasst haben, zu einer Gesellschaftsform zu raten, bei der eine Steuer mehr anfällt als bei einer anderen Rechtsform?
Tatsächlich ist es so, dass eine GmbH zwar Gewerbesteuern zu zahlen hat. Die GmbH hat allerdings auch einige Vorteile, weshalb es durchaus Sinn machen kann, gerade diese Rechtsform zu wählen.

Vor- und Nachteile der GmbH

Vorteile
- Das Gehalt des Geschäftsführers der GmbH kann als Betriebsausgabe abgezogen werden und mindert damit den Gewinn und die Gewerbesteuer.
- Die Haftung ist auf das Stammkapital beschränkt, d.h. die Gesellschafter haften nur mit ihrer in die GmbH eingebrachten Einlage.

> *Falls die Praxis von Luise und Brigitte in Konkurs geht, bleibt ihr Privatvermögen weitgehend unberührt.*

- Die GmbH ist auch in der Form der Ein - Mann - Gesellschaft möglich. Hier vereinigen sich alle Gesellschaftsanteile in der Hand einer Person.

> *Luise könnte auch alleine die GmbH gründen und andere als Gesellschafter beteiligen. Sie selbst wäre dann Geschäftsführerin und Gesellschafterin in einer Person.*

Nachteile
- Bei der GmbH fallen Gewerbesteuern an. Die Berechnung der Gewerbesteuer ist relativ kompliziert. Ausgangsgröße für die Berechnung der Gewerbesteuer ist immer der Gewinn der Gesellschaft. Von diesem Gewinn ermittelt das Finanzamt den Steuermessbetrag und teilt diesen der Gemeinde mit, in der sich der Gewerbebetrieb befindet. Dann wird der Steuermessbetrag mit dem Gewerbesteuerhebesatz multipliziert und die Gewerbesteuer festgesetzt. Für die Gewerbesteuer gibt es keinen Freibetrag. *(Berechnung der Gewerbesteuer)*
- Die GmbH wird ins Handelsregister eingetragen. Es handelt sich dabei um ein öffentliches Verzeichnis beim Amtsgericht, das von jedermann gebührenfrei eingesehen werden kann. Auch Außenstehende können somit Einsicht in die rechtlichen und tatsächlichen Verhältnisse des Betriebes (Zusammensetzung der Gesellschafter, etc.) nehmen.
- Die Buchhaltung ist aufwendiger und kostspieliger als bei den anderen Gesellschaftsformen
- Die GmbH muss auch nach außen als GmbH auftreten. Das bedeutet, dass auf Geschäftspapieren der Sitz, die Rechtsform und die Firma, das Registergericht, die Registernummer sowie alle Geschäftsführer aufgeführt werden müssen. Auf viele Patienten wirkt dies eher abschreckend.
- Die Gründung einer GmbH ist mit einigen Kosten verbunden. Da der Gründungsvertrag notariell beurkundet werden muss, sind immer Notargebühren zu zahlen. Zusätzlich muss ein Gründungskapital von mindestens 25.000 Euro vorhanden sein. *(Gründungskosten der GmbH)*

Neben der Beurkundung berät der Notar über die mit der Gründung zusammenhängenden Rechtsfragen. Er entwirft den Gesellschaftsvertrag, beurkundet die Bestellung des Geschäftsführers und meldet die Gesellschaft zur Eintragung ins Handelsregister an. Bei einem Stammkapital von 25.000 Euro ist mit folgenden Kosten zu rechnen:

> Beurkundung des Gesellschaftsvertrages: 168 Euro
> (Bei einer „Ein-Mann-GmbH" 84 Euro)
>
> Beurkundung der Geschäftsführerbestellung: 168 Euro
> Entwurf der Anmeldung nebst Beglaubigung der Unterschrift: 42 Euro
> Dazu kommen Auslagen wie Telefon und Porto sowie 16% Umsatzsteuer.

Seit dem 1.1.2008 ist es darüber hinaus auch zulässig, eine GmbH im sogenannten vereinfachten Verfahren zu gründen. Das ist dann möglich, wenn die Gesellschaft höchstens drei Gesellschafter und einen Geschäftsführer hat. Für die Gründung im vereinfachten Verfahren ist ein Musterprotokoll zu verwenden (www.musterprotokoll.de). Darüber hinaus dürfen keine vom Gesetz abweichenden Bestimmungen getroffen werden. Das Musterprotokoll gilt zugleich als Gesellschafterliste.

Die Unternehmergesellschaft (haftungsbeschränkt)

Unternehmensgesellschaft

Seit dem 1.11.2008 wurde es durch die Reform des GmbH - Gesetzes ermöglicht, eine sogenannte Unternehmergesellschaft zu gründen. Das Hauptziel der Reform, die Erleichterung von Gründungen sollte vor allem mit der Einführung der neuen Unternehmergesellschaft geschehen. Die neue Unternehmergesellschaft kann mit einem Kapital von 1 Euro gegründet werden. Die UG (haftungsbeschränkt) wird bis auf wenige Abweichungen wie eine GmbH gegründet. Bei der Gründung im vereinfachten Verfahren mittels des Musterprotokolls entstehen bei einem minimalen Stammkapital von 1 Euro Notarkosten von etwa 20 Euro und Registergebühren von etwa 100 Euro.

Vor- und Nachteile der Unternehmergesellschaft

Vorteile
- Haftungsbeschränkung bei minimalen Kosten

Nachteile
- Der Name. Welcher Patient will schon in eine Heilpraktikerpraxis gehen, die den Namen „Heilpraktiker Schmitz, Schulz und Müller, Unternehmergesellschaft (haftungsbeschränkt)" trägt?

Das Einzelunternehmen

DER STARKE IST AM MÄCHTIGSTEN ALLEIN.
Schiller, Wilhelm Tell

Bei dieser Rechtsform ist der Firmengründer sein eigener Chef. Diese Unternehmensform ist sehr häufig und entsteht automatisch, wenn sich ein einzelner Therapeut selbständig macht, ohne eine besondere Rechtsform zu wählen.

> Jürgen hat eine Praxis für Heilkunde gegründet. Er hat Räume gemietet und ist jetzt glücklicher Eigentümer seiner Praxis „Jogis Gesundheitsräume".

In diesem Fall ist ein Einzelunternehmen entstanden. Auch wenn sich Jürgen dessen vielleicht gar nicht bewusst ist, weil er den Begriff noch nie gehört hat – das macht nichts, denn Einzelunternehmen können völlig formfrei entstehen.

Vor- und Nachteile des Einzelunternehmens

Vorteile
- Es ist keine bestimmte Kapitalausstattung nötig.
- Es entstehen keine besonderen Beurkundungskosten.
- Ungeteilter Gewinn.
- Einfache Gründung.
- Geringe Gründungskosten.
- Volle Selbstständigkeit des Unternehmers.
- Es ist ein unkomplizierter, unbürokratischer Start möglich.
- Durch die volle persönliche Haftung des Unternehmers wird die Kreditaufnahme leichter.

Nachteile
- „Geteiltes Leid ist halbes Leid", sagt das Sprichwort. Wer zusammen mit einem anderen eine Praxis betreibt, hat jemanden - vorausgesetzt man versteht sich gut - mit dem er auch problematische Zeiten gemeinsam durchstehen kann, mit dem er Schwierigkeiten besprechen kann und mit dem er sich die Verantwortung teilen kann. Der Einzelunternehmer kann dies nicht. Er muss zwar den Gewinn des Unternehmens nicht teilen, dafür trägt er allerdings auch die ganze Verantwortung allein. Das kann leicht zu einer Überforderung führen.
- Beim Einzelunternehmen haftet der Inhaber stets mit seinem ganzen Vermögen.

Geteiltes Leid ist halbes Leid

> In „Jogis Gesundheitsräumen" hat es einen schweren Behandlungsfehler gegeben. Die Masseurin, die Jürgen stundenweise beschäftigt, wollte „mal eben noch schnell einen Patienten einrenken". Dies führte zu einem Bandscheibenvorfall mit neurologischen Ausfällen und einem teuren Gerichtsverfahren. Zu allem Übel weigert sich die Haftpflichtversicherung zu zahlen, da dieser Fall nicht vom Versicherungsschutz abgedeckt sei. Jürgen ist am Boden zerstört. Um die Schäden zu bezahlen, muss er eine Hypothek auf sein Privathaus aufnehmen.

- Die Finanzierung muss allein aufgebracht werden.
- Hohe Arbeitslast.

Die Personengesellschaft
Gesellschaft bürgerlichen Rechts (GbR)

Eine GbR sollte immer schriftlich geschlossen werden

Auch eine Gesellschaft bürgerlichen Rechts kann formlos entstehen. Wenn also zwei Heilpraktikerinnen zusammen eine Praxis eröffnen und keinen schriftlichen Vertrag schließen, so ist dennoch eine GbR entstanden, da diese an keine bestimmten Formerfordernisse geknüpft ist. Dieser Weg ist allerdings nicht zu empfehlen. In der Euphorie der Gründungsphase, den vermeintlich sicheren geschäftlichen Erfolg schon vor Augen, sind die Gesellschafter meist noch ein Herz und eine Seele. Wenn einige Zeit später die ersten Probleme auftauchen, kann es aber sehr friedensstiftend sein, wenn in einem Vertrag nachgelesen werden kann, was von wem erwartet wird.

Beate und Regina wollen sich zusammen als Heilpraktikerinnen selbstständig machen. Sie sind enge Freundinnen. Dennoch geben sie sich keinen Illusionen darüber hin, dass es im tagtäglichen Miteinander zu Reibungen und Streit kommen kann. Deshalb nehmen sie sich viel Zeit dafür, einen Gesellschaftsvertrag auszuformulieren, bei dem die Rechte und Pflichten jedes einzelnen so gut wie möglich festgelegt sind. Sie wissen, dass es ihnen nicht gelingen wird, bereits jetzt für jedes denkbare Problem eine Lösung zu finden und dass es nötig werden kann, bei veränderten Bedingungen den Vertrag später abzuändern. Dennoch wollen sie jetzt so weit wie möglich Klarheit darüber schaffen, wer in der Praxis was zu tun hat.

Vor- und Nachteile der GbR

Vorteile
- Teilung der Verantwortung.
- Teilung des Risikos.

➤ *Wenn bei Beate und Regina Probleme auftreten, muss nicht eine von beiden die ganze Verantwortung tragen. Die beiden können sich absprechen, Entscheidungen gemeinsam abwägen und die Folgen von Fehlentscheidungen zusammen tragen.*

- Erweiterung der Kreditbasis.

➤ *Wenn die beiden Kreditverhandlungen mit ihrer Bank führen, wird es der zuständige Sachbearbeiter zu schätzen wissen, dass er im Falle von geschäftlichen Schwierigkeiten zwei haftende Gesellschafter hat. Es ist deshalb für eine GbR oft einfacher als für ein Einzelunternehmen, einen Kredit zu bekommen.*

- Kein Mindestkapital vorgesehen.
- Verlängerung der Lebensdauer des Unternehmens.

> Wenn einer von mehreren Gesellschaftern aussteigt, so existiert die Gesellschaft doch weiter. Anders ist es bei einem Einzelunternehmen, dessen Existenz voll und ganz am Unternehmer hängt.

Nachteile
- Jeder Gesellschafter haftet mit seinem vollen Privatvermögen.
- Jeder Gesellschafter haftet auch für Verschulden der Mitgesellschafter.

> Das bedeutet, dass im Falle von Beate und Regina jede der beiden Heilpraktikerinnen für Verbindlichkeiten der Gesellschaft persönlich mit ihrem vollen Vermögen einzustehen hat. Das gilt sogar dann, wenn eine Therapeutin in eine bestehende Praxis eintritt. Die Gesellschafterin, die in die Praxis eintritt, haftet dann zusammen mit der Kollegin für die vor dem Eintritt begründeten Schulden (BGH Az.: II ZR 56/02).

- Teilung des Gewinns.
- Nur eingeschränkte Selbstständigkeit, da auf die Belange der Mitgesellschafter Rücksicht genommen werden muss.

Partnerschaftsgesellschaft

Die Partnerschaftsgesellschaft steht allen freien Berufen offen. Wenn sich also eine Heilpraktikerin mit einer Logopädin, ein Physiotherapeut mit einem Akupunkteur oder eine Heilpraktikerin mit einer Psychologin zur gemeinsamen Ausübung ihrer Berufe zusammenschließen wollen, ist die Partnerschaftsgesellschaft eine gute Alternative.
Da diese Form der Gesellschaft im Partnerschaftsregister eingetragen werden muss und die Anmeldung vor einem Notar erfolgen muss, ist dieser auch der richtige Ansprechpartner für einzelne Vertragsfragen.

Der Notar berät über die Partnergesellschaft

Vor- und Nachteile der Partnerschaftsgesellschaft

Vorteile
- bei der Partnerschaftsgesellschaft kann die Haftung für Berufsfehler auf den beschränkt werden, der für die jeweilige Leistung verantwortlich ist.
- Klara und Doris schließen sich in einer Partnerschaftsgesellschaft zusammen. Verursacht nun Klara einen Schaden durch einen Fehler bei der Arbeit, so muss Doris nicht für die Folgen dieses Fehlers einstehen.
- Die Partnerschaftsgesellschaft bietet alle Vorteile die auch für die GbR sprechen.

Nachteile
- Die Gründung einer Partnerschaftsgesellschaft ist mit Kosten verbunden, da der Gründungsvertrag notariell beurkundet werden muss.
- Auch hier haften die Partner für Verbindlichkeiten der Partnerschaft persönlich.

So wird das Vorhaben finanziert

In diesem Kapitel geht es um die Kosten der Existenzgründung, die Ermittlung der finanziellen Ausgangssituation, die Absicherung von Krediten sowie um die Möglichkeiten der Finanzierung.

DAS EINZIGE, WAS MAN OHNE GELD MACHEN KANN,
SIND SCHULDEN.
Heinz Schenk

Man kann sich auch ohne Geld selbstständig machen

Wie viel Geld braucht man, um sich als Heilpraktiker eine Existenz aufzubauen? 10.000 Euro, 20.000 Euro oder gar 100.000 Euro? Kann man nur dann sein Glück als Existenzgründer versuchen, wenn man vorher schon das Glück hatte, viel Geld zu haben? Grundsätzlich ist festzustellen, dass man für eine Existenzgründung nicht zwingend Geld benötigt. Wer auf seinem Wohnzimmerboden eine Massagedecke ausrollt und ab diesem Zeitpunkt Shiatsu - Massagen anbietet, hat sich selbstständig gemacht, ohne Geld dafür ausgegeben zu haben. Wer in seinem Hobbyraum Hypnosetherapien zur Raucherentwöhnung durchführt, hat sich selbstständig gemacht, ohne Geld ausgegeben zu haben.

Nun werden Zweifler behaupten, mit so etwas könne man nie und nimmer genügend Geld verdienen, um davon leben zu können. Wer aber weiß das schon sicher? „Auf das Fernsehen sollten wir keine Träume vergeuden, weil es sich einfach nicht finanzieren lässt." prophezeite De Forest im Jahre 1926. Er wäre vermutlich überrascht, wenn er wüsste, wie sich die Dinge entwickelt haben. Genauso ist es mit Shiatsu - Massagen im Wohnzimmer oder mit Hypnosetherapien im Hobbyraum. Keiner weiß, ob es nicht doch so viele Interessierte geben wird, dass man ganz gut davon leben kann.

Für die Planung der Finanzierung ist deshalb vor allem entscheidend, ob die Existenzgründung (zunächst einmal) nebenberuflich oder hauptberuflich erfolgen soll.
Wenn die Praxis den Lebensunterhalt des Existenzgründers sicherstellen soll, ist mit folgenden Kosten zu rechnen:

- Miete bzw. Kauf von Praxisräumen zzgl. Nebenkosten
- Maklercourtage für die Anmietung von Räumlichkeiten
- Anschaffung von Therapiegeräten
- Renovierungskosten
- Ausstattung eines Aufenthaltsraumes
- Büroeinrichtung
- Kosten für Eröffnungswerbung, Entwicklung von Werbekonzepten, Firmenlogo
- Weiterbildungsmaßnahmen zur Vorbereitung auf die Existenzgründung
- Kosten der Recherche und Vorbereitung (Literatur, Reisekosten etc.)
- Kosten für Versicherungen und Berufsgenossenschaft
- Gründungsberatung durch Steuerberater, Unternehmensberater, Rechtsanwalt oder Notar

- Personalkosten
- Betriebsmittelbedarf der Anlaufphase und Reserve zur Sicherung des Lebensunterhalts.

Jeder Existenzgründer muss damit rechnen, dass sein Geschäft nicht vom ersten Tag an läuft. Und selbst wenn sich gleich nach der Eröffnung viele Patienten einfinden, so dauert es bis zur ersten Gutschrift auf dem Konto doch eine geraume Zeit.

Es ist auch damit zu rechnen, dass manche Patienten nicht sofort nach der ersten Rechnung zahlen, sondern erst langwierig abgemahnt werden müssen. Dies kann den Zahlungseingang deutlich verzögern. Da die Kosten für den Betrieb jedoch bereits vom ersten Tag an beglichen werden müssen und auch die Kosten für den täglichen Lebensbedarf gedeckt sein müssen, ist eine ausreichend hohe Finanzreserve einzuplanen. Die Höhe dieser Reserve ist schwierig zu bestimmen und hängt von den monatlichen Anlaufverlusten und der Höhe des monatlichen persönlichen Bedarfs ab. In der Praxis hat es sich bewährt, für den Betriebsmittelbedarf vom Dreifachen der monatlichen Fixkosten auszugehen. Die Reserve zur Sicherung des Lebensunterhalts sollte mit dem Drei- bis Sechsfachen der monatlichen privaten Lebenshaltungskosten angesetzt werden.

Immer eine ausreichende Finanzreserve einplanen

Sandra will eine Praxis für Naturheilkunde eröffnen.
Sie kalkuliert mit folgenden Kosten:

Raummiete (7 Euro pro qm x 65 qm)	*Monatlich 455 Euro*
Kaution	*einmalig 910 Euro*
Mietnebenkosten	*Monatlich 130 Euro*
Versicherungen und Berufsgenossenschaft	*Monatlich 600 Euro*
Therapiegeräte	*18.000 Euro*
Renovierungskosten	*2.500 Euro*
Ausstattung des Aufenthaltsraumes	*2.000 Euro*
Büroeinrichtung	*3.000 Euro*
Kosten für Werbung (Logoentwicklung, Praxisschild, Flyer, Visitenkarten etc.)	*2.000 Euro*
Gründungskosten	*500 Euro*
Personalkosten	*Keine*
Betriebsmittelbedarf	*3.000 Euro*
Reserve zur Sicherung des Lebensbedarfes	*8.000 Euro*

Es kommt also einiges zusammen, sodass sich bald die Frage stellt, wie diese Kosten am besten zu finanzieren sind.

Um eine Investition zu finanzieren, sind verschiedene Möglichkeiten denkbar. Manche sind sehr gut, manche sind weniger gut und manche sind schlecht.

Sehr gute Finanzierung (Variante I)

> ➤ *Sabine will eine Praxis eröffnen. Sie geht zu ihrer Bank und betrachtet lächelnd ihren Kontoauszug. Da ihr Konto mit 50.000 Euro im Plus ist, macht sie sich keine weiteren Gedanken um die Finanzierung.*

Leider hat nicht jeder das Glück, wie Sandra aus dem Vollen schöpfen zu können. Geldquellen für das Unternehmen sind:
- Eigenkapital (das eigene Geld)
- Fremdkapital (Kredite, Förderprogramme)

Eigenkapital Eigenkapital macht die Gründung leichter:
- Es ist Sicherheits- und Risikopolster, das die Gefahr von Liquiditätsproblemen mindert.
- Es macht unabhängig.
- Wer über ausreichend Eigenkapital verfügt, kann schnell und flexibel auf neuen Finanzbedarf reagieren.
- Eigenkapital verhilft zu Fremdkapital, da das eingesetzte Eigenkapital von Banken oft als Kriterium für die Kreditwürdigkeit herangezogen wird.

Viel eigenes Geld macht die Gründung deshalb leichter. Es gilt: Je mehr Eigenkapital, desto besser!

Checkliste Eigenkapital

- Wie hoch sind meine Ersparnisse?
- Welche Kapitalanlagen sind kurzfristig verfügbar?
- Besteht die Möglichkeit, vorhandene Therapiegeräte bzw. die Praxisausstattung als Sachmittel in den Betrieb einzubringen?
- Sollen weitere Gesellschafter aufgenommen werden, die zusätzliches Eigenkapital einbringen können?
- Gelingt es, bis zur Existenzgründung weiteres Eigenkapital anzusparen?

Der Anteil an Eigenkapital sollte nicht unter 30 Prozent liegen. Es ist deshalb immer zu prüfen, ob es möglich ist, zusätzliches Eigenkapital zu erhalten.

Sehr gute Finanzierung (Variante II)

> *Susanne will auch eine Praxis eröffnen. Da sie „völlig abgebrannt" ist, geht sie zu ihrer Oma. Diese freut sich über ihre tüchtige Enkelin, überweist ihr 50.000 Euro und befreit sie damit von allen Sorgen.*

An dieser Form der Finanzierung gibt es nichts zu kritisieren. Wer eine Oma hat, sollte diesen Weg versuchen.

Gute Finanzierung

> *Auch Sibylle will eine Praxis eröffnen. Etwa ein Drittel der Investition kann sie mit Eigenkapital finanzieren. Über den Rest vereinbart sie mit ihrer Bank ein Darlehen mit längerer Laufzeit.*

Auch diese Art der Finanzierung ist sinnvoll. Grundsätzlich sollte zwischen Eigenkapital und Fremdkapital ein ausgewogenes Verhältnis herrschen, denn je höher der Verschuldungsgrad, desto höher wird das Risiko der Überschuldung. Manchmal wird deshalb gefordert, dass das Fremdkapital nicht höher sein darf als das Eigenkapital. In der Praxis halten die meisten Banken einen Anteil des Fremdkapitals von 2/3 am Gesamtkapital für noch zulässig (nach statistischen Erhebungen sind deutsche Unternehmen allerdings durchschnittlich nur zu 18 % mit eigenem Kapital finanziert).

Eine niedrige Eigenkapitalquote ist riskant

Grundsätzlich lässt sich sagen, dass ein Existenzgründer in der Lage sein sollte, mindestens 30 Prozent des Kapitalbedarfs selbst zu finanzieren. Je niedriger die Eigenkapitalquote, desto niedriger ist auch seine Kreditwürdigkeit und seine Fähigkeit, über einen längeren Zeitraum Verluste zu verkraften.

Schlechte Finanzierung

> *Sabrina will ebenfalls eine Praxis eröffnen. Von Planungen hält sie nicht viel: „Ich entscheide immer aus dem Bauch heraus und das war bisher noch immer gut." Ihr fehlendes Eigenkapital scheint keine große Hürde zu sein. Ohne zuvor mit ihrer Hausbank zu sprechen, wendet sie sich direkt an eine Firma für „Sofortkredit", deren Werbung in einer Zeitung sie überzeugt hat.*

Von allen Existenzgründungen scheitert jedes zweite spätestens nach fünf Jahren. Der häufigste Grund hierfür sind Finanzierungsfehler!

Dabei machen die meisten die Fehler von Sabrina:
- zu wenig Eigenkapital
- keine rechtzeitige Verhandlung mit der Hausbank
- keine bzw. ungenügende Planung des Kapitalbedarfs
- finanzielle Überlastung durch scheinbar günstige Kredite.

Ermittlung der finanziellen Ausgangssituation

Finanzielle Ausgangssituation

Vor dem Schritt in die Selbstständigkeit ist es unerlässlich, sich zuerst ein Bild über die finanzielle Ausgangssituation zu verschaffen. Dabei sind folgende Fragen von Bedeutung:
- Wie hoch ist das vorhandene Eigenkapital (Sparguthaben, Aktien, Barvermögen)?
- Gab es bislang Probleme, mit den vorhandenen Einkünften die monatlichen Kosten zu decken?
- Wie hoch ist gegenwärtig das monatliche Nettoeinkommen?
- Wie hoch sind die aktuellen monatlichen Belastungen?
- Ist es möglich, an der einen oder anderen Stelle noch Einsparungen vorzunehmen?

Mittels der folgenden Tabellen ist es möglich, sich einen Überblick über die zur Verfügung stehenden Geldmittel zu verschaffen:

	Beträge	*Beträge*	*Beträge*
Art des Vermögens	*Vorletztes Jahr*	*Letztes Jahr*	*Aktuelles Jahr*
Bargeld			
Sparguthaben			
Aktien			
Festgeld			
Sonstiges			
Gesamtsumme			
- Reserve für Unvorhergesehenes			
= *freie Investitionsmittel*			

Es wird sowohl für das laufende Jahr als auch für die letzten beiden Jahre eine Übersicht erstellt. Lässt sich beim Vergleich der einzelnen Gesamtsummen feststellen, dass die Beträge zurückgegangen sind, ohne dass besondere Gründe dies erklären könnten, so übersteigen die Ausgaben vermutlich die Einnahmen. Es muss in diesem Fall geklärt werden, durch welche Einsparungen bzw. Einkommensverbesserungen es möglich ist, ein ausgeglichenes Budget zu erreichen.

Ermittlung des persönliches Etats:

Ehemann	Einnahmen	Grundkosten	Ausgaben
Lohn oder Gehalt		Miete/Hypotheken	
Urlaubsgeld		Nebenkosten	
Weihnachtsgeld		Telefonkosten	
Sonderzahlungen		Versicherungen	
Sonstige Einkünfte		Ausgaben für Lebensmittel	
Kapitalvermögen		Ausgaben für Kleidung	
		Ausgaben für PKW	
Ehefrau		Ausgaben für Urlaub	
Lohn oder Gehalt		Ausgaben für Freizeit	
Urlaubsgeld		Fahrtkosten zur Arbeit	
Weihnachtsgeld		Fortbildungskosten	
Sonderzahlungen		Ausbildungskosten Kinder	
Sonstige Einkünfte		Arbeitsmittel	
Kapitalvermögen		Beiträge Berufsverbände	
		Beiträge Vereine	
		Sparverträge	
		Private Altersvorsorge	
Summe der Einnahmen:		Summe der Ausgaben:	

- Summer der Ausgaben

= *Überschuss bzw. Defizit*

Die Ermittlung des persönlichen Etats hilft, den Mindestgewinn zu ermitteln.

> ➤ *Manuela und Fred sind seit mehreren Jahren verheiratet und wagen jetzt den Sprung in die Selbständigkeit. Bei der Ermittlung ihres persönlichen Etats ergibt sich bei der Summe der Ausgaben ein Betrag von 2.500 Euro. Die Summe der Einnahmen beläuft sich auf 3.000 Euro.*

Der Mindestgewinn, den die beiden mit ihrer Praxis erzielen sollten, sollte ebenfalls bei etwa 3.000 Euro liegen. Es genügen zwar 2.500 Euro um alle Ausgaben zu bestreiten, aber ein ausreichender Überschuss sollte immer mit eingeplant werden, um Luft für private Rücklagen zu haben.

Absicherung von Krediten

Bei jeder Kreditgewährung besteht die Gefahr, dass der Kreditnehmer seiner Verpflichtung nicht mehr nachkommen kann, Zins und Tilgung zu zahlen. Banken haben deshalb ein Interesse daran, Kredite durch bankübliche Sicherheiten abzusichern.

➤ *Dietmar spricht mit seiner Bank über ein Darlehen. „Und wie können wir den Kredit absichern?" fragt der Kreditsachbearbeiter.*

„Eine Bank ist eine Institution, bei der man Geld leihen kann gegen den Nachweis, dass man es nicht braucht", bringt ein Sprichwort die Erfahrungen vieler Existenzgründer auf den Punkt. Es kann sehr schwierig sein, an notwendiges Kapital zu kommen, wenn man keine Sicherheiten zur Verfügung stellen kann.
Es gibt mehrere banküblicher Sicherheiten, die in der Praxis oft verwendet werden. Jeder Heilpraktiker mit Finanzierungswünschen sollte sie kennen.

Sicherungsübereignung

Sicherungs-
übereignung

➤ *Eine von Dietmars Anschaffungen ist ein Praxis – Pkw, mit dem Hausbesuche durchgeführt werden sollen. Wenn hierfür die notwendige Liquidität fehlt, kann Dietmar den neu zu kaufenden Pkw als Sicherheit anbieten. Man spricht hier von einer „Sicherungsübereignung".*

Bei der Sicherungsübereignung wird die Bank Eigentümerin des Pkw. Gleichzeitig wird vereinbart, dass Dietmar den Pkw im Rahmen seines Geschäftsbetriebes benutzen kann. Dietmar ist also nicht der Eigentümer des Pkw. Er darf ihn nicht einfach wie ein Eigentümer verkaufen, verschenken oder bei Unzufriedenheit verschrotten lassen. Der Wagen gehört ihm nicht, denn Eigentümerin ist die Bank. Sollte Dietmar seinen Zahlungsverpflichtungen nicht nachkommen, wird die Bank den Pkw abholen lassen und veräußern. Kommt Dietmar allerdings wie vereinbart seinen Verpflichtungen nach und zahlt das Darlehen zurück, so wird er mit Zahlung der letzten Rate Eigentümer des Pkw. Dann kann er auch mit ihm machen, was er will.
Die Sicherungsübereignung erfreut sich im Geschäftsleben großer Beliebtheit, da sie sowohl für den Darlehensnehmer als auch für die Bank vorteilhaft ist. Der Darlehensnehmer kann die Sache benutzen und die Bank ist dadurch abgesichert, dass sie bis zur vollständigen Tilgung des Darlehens zum Eigentümer der Sache wird.

Grundschuld

> ➤ *Als der Bankmitarbeiter fragt, welche Sicherheiten er anbieten könne, fällt Dietmar ein, dass seine Oma Eigentümerin eines kleinen Häuschens ist.*

Grundschuld

Falls die Oma einverstanden ist, kann das Darlehen über eine Grundschuld abgesichert werden.
Bei der Grundschuld wird dem Kreditgeber das Recht eingeräumt, aus einem Grundstück die Zahlung eines bestimmten Geldbetrages zu fordern. Kommt Dietmar seinen Verpflichtungen zur Zins - und Tilgungszahlung nicht nach, so kann die Bank die Zwangsvollstreckung des Grundstückes der Oma betreiben. Da die Grundschuld ins Grundbuch eingetragen wird, ist die Bank auch dann abgesichert, wenn die Oma das Häuschen verkauft. Falls Dietmar nicht zahlt, kann die Bank die Zwangsvollstreckung auch dann betreiben, wenn das Haus einen neuen Eigentümer bekommen hat.

Bürgschaft

> ➤ *Als der Bankmitarbeiter fragt, ob die Eltern von Dietmar bereit wären, eine Bürgschaft zu übernehmen, lehnt dieser ab: „Wer bürgt wird gewürgt! Und das möchte ich meiner Familie nicht antun".*

Bürgschaft

Bei der Bürgschaft verpflichtet sich der Bürge, für die Schulden eines anderen mit seinem eigenen Vermögen einzustehen. Übernehmen die Eltern von Dietmar die Bürgschaft, so stehen sie mit ihrem eigenen Vermögen ein, wenn mit der Praxisgründung etwas schief gehen sollte. Sie haften dann mit ihrem Arbeitseinkommen, mit Grundstücken, mit Geldvermögen, mit Bildern, Schmuck und was sie sonst noch haben. Familien, die füreinander gebürgt haben, gehen in solchen Fällen gemeinsam in die Insolvenz.
Die Bürgschaft ist deshalb einer der gefährlichsten Verträge und kein Freundschaftsdienst, den man in der Hoffnung leistet, es werde schon nichts schief gehen.

Wer dennoch eine Bürgschaft übernehmen will, sollte:
- einen Höchstbetrag inkl. Zinsen und Kosten vereinbaren,
- darauf achten, dass der Bürgschaftszweck genau bestimmt wird und
- keine Blankobürgschaft unterschreiben.

Finanzierungsmöglichkeiten

Es gibt viele verschieden Möglichkeiten, eine Investition zu finanzieren. Kurzfristige Kredite, langfristige Kredite, Leasing etc.
Die gebräuchlichsten Finanzierungsmöglichkeiten sollte jeder Existenzgründer kennen:

Kontokorrentkredit

Kontokorrent-kredit

➤ *Ernst will eine große Praxis eröffnen. Gleich zu Beginn sollen zwei Mitarbeiter beschäftigt werden. Die Investitionen in die Therapieausstattung kann Ernst aus seinem eigenen Vermögen finanzieren. Er befürchtet jedoch einen finanziellen Engpass, wenn die ersten Lohnzahlungen für die beiden Mitarbeiter fällig werden, da die meisten Behandlungen zu diesem Zeitpunkt noch nicht abgerechnet sind.*

Für diesen Fall bietet sich ein Kontokorrentkredit an. Er ist die am meisten verbreitete Form der kurzfristigen Bankkredite. Dabei wird dem Kontoinhaber von seiner Bank eine Kreditlinie eingeräumt, bis zu der das Konto belastet werden kann. Der Kontokorrentkredit dient vor allem der Sicherung der Zahlungsbereitschaft bei Spitzenbelastungen (etwa bei Lohnzahlungen). In der Praxis wird normalerweise ein Kontokorrentkredit in Höhe eines Monatsumsatzes vereinbart.

Die Kosten des Kontokorrentkredites sind meist sehr hoch. Erhoben werden:
- Sollzinsen
- Kreditprovision
- Überziehungsprovision (bei Überschreitung der Kreditlinie)
- Umsatzprovision
- Gebühren

Langfristige Darlehen

Langfristige Darlehen werden meist von Kreditinstituten und der öffentlichen Hand vergeben. Es können grundsätzlich 3 verschiedene Tilgungsmodalitäten vereinbart werden.

Ratendarlehen

Ratendarlehen

Bei Ratendarlehen erfolgt die Tilgung in gleich bleibenden Raten. Da der Darlehensbetrag durch die laufenden Zahlungen stetig abnimmt, gehen auch die Zinszahlungen stetig zurück.

➤ *Erich hat einen Kredit über 100.000 Euro aufgenommen. Zusätzlich zu den Zinsen muss Erich jährlich 10.000 Euro an Tilgung bezahlen. Im ersten Jahr sind also Zinsen für 100.000 Euro Darlehenssumme zu zahlen, im zweiten Jahr Zinsen für 90.000 Euro Darlehenssumme, im dritten Jahr Zinsen für 80.000 Euro Darlehenssumme etc. Die Zinsbelastung sinkt also von Jahr zu Jahr.*

Gesamtfällige Darlehen

Gesamtfällige Darlehen

Für das gesamtfällige Darlehen sind zwar während der Laufzeit des Vertrages Zinsen zu zahlen, die Rückzahlung des Darlehens erfolgt aber in einem Betrag am Ende der Laufzeit.

> Ernst hat ebenfalls einen Kredit über 100.000 Euro aufgenommen. Im Gegensatz zu Erich hat er aber mit seiner Bank vereinbart, dass er den vollen Betrag am Ende der 5-jährigen Laufzeit zurückzahlt. Während dieser Zeit sind Zinsen, aber keine Tilgung zu zahlen.

Annuitätendarlehen

Beim Annuitätendarlehen sind stets gleich bleibende Beträge zurückzuzahlen. Während zu Beginn der Zahlungen ein hoher Prozentsatz des Betrages auf den Zinsanteil entfällt, geht dieser Anteil mit abnehmendem Darlehensbetrag zurück und der Tilgungsanteil wird größer.

Annuitätendarlehen

> Auch Existenzgründer Emil hat sich „100.000 Euro von der Bank geholt". Seine „Annuität" besteht im ersten Jahr zusammen aus dem anfänglicher Tilgungssatz in Höhe von 1 % und dem Zinssatz in Höhe von 6 %. Dies ergibt eine Rate von 7.000 Euro, die die gesamte Laufzeit über konstant bleibt.
> Im zweiten Jahr beträgt die Darlehenssumme nur noch 99.000 Euro, da bereits 1 % getilgt ist. Der Zinssatz von 6 % wird jetzt auf die 99.000 Euro berechnet. Dies ergibt eine Zinsbelastung von 5.940 Euro. Da die Rate jedes Jahr konstant 7.000 Euro beträgt, tilgt er im zweiten Jahr bereits 1.060 Euro (7.000 Euro - 5.940 Euro). Da sich dieser Vorgang jährlich wiederholt, steigt der Tilgungsanteil jährlich an, während der Zinsanteil jährlich abnimmt.

Beim Annuitätendarlehen täuschen oft die niedrigen Normalzinsen über die tatsächlichen Kreditkosten hinweg. Diese sollten deshalb immer mit dem Effektivzins, der nach der Preisangabenverordnung ausgewiesen werden muss, verglichen werden.

Tilgungsaussetzungsdarlehen

Bei dieser Darlehensform erhält der Existenzgründer ein Darlehen und schließt in gleicher Höhe eine Lebensversicherung ab, die regelmäßig bespart wird. Der Existenzgründer zahlt eine monatliche Lebensversicherungsprämie, aber keine Tilgungsraten. Nach Ablauf des Lebensversicherungsvertrages tilgt er das Darlehen mit der einmaligen Zahlung aus der dann abgelaufenen Lebensversicherung.

Tilgungsaussetzungsdarlehen

Hier ist jedoch zu beachten, dass die Steuer auf Erträge aus Kapitallebensversicherungen, die seit dem 31.12.2004 abgeschlossen werden und eine Laufzeit von mindestens 12 Jahren aufweisen, deutlich angehoben wurde. Ein zusätzlicher Nachteil liegt darin, dass sich Steuerersparnisse nur ergeben, wenn die Praxis einen hohen Gewinn erwirtschaftet. Kann die Praxis ihren Zahlungsverpflichtungen nicht mehr nachkommen, so kann die Bank die Lebensversicherung verwerten. Dabei fallen oft sehr geringe Rückkaufswerte an, die dem Existenzgründer hohe finanzielle Verluste bringen.

Diese Fördermöglichkeiten gibt es

In diesem Kapitel erfahren Sie, welche Fördermöglichkeiten Sie in Anspruch nehmen können und wie sie beantragt werden.

Unternehmensgründungen sind meist eine teure Angelegenheit. Therapiegeräte müssen angeschafft, Räume gemietet, Versicherungen abgeschlossen und eventuell bereits zu Beginn Gehälter bezahlt werden. Nicht jeder Existenzgründer ist in der Lage, diese Belastungen alleine zu schultern. Es wurden deshalb mehrere Möglichkeiten geschaffen, Gründer mit staatlicher Förderung zu unterstützen. Jeder Existenzgründer sollte diese Möglichkeiten kennen:

Mikro-Darlehen

Mikro-Darlehen

Viele Unternehmen fangen in Deutschland klein an. Sie werden zunächst als Nebenerwerb oder aus der Arbeitslosigkeit heraus gegründet. Auch steigt der Anteil an Dienstleistungsunternehmen, die traditionell einen geringeren Finanzierungsbedarf haben. Daher wurde speziell für kleinere Gründungen ein Förderprogramm mit einem maximalen Fremdfinanzierungsbedarf von 25.000 EUR und mit einem schnellen und unbürokratischen Antrags- und Entscheidungsverfahren entwickelt (Bei einem Finanzierungsbedarf von mehr als 25.000 Euro kommt das „StartGeld" in Frage).
Mit diesem Förderprogramm können auch erneute Unternehmensgründungen finanziert werden. Voraussetzung ist, dass Verpflichtungen aus der ersten Gründung das neue Vorhaben nicht belasten.

Wer wird gefördert:
Natürliche Personen, insbesondere Arbeitslose, Ausländerinnen und Ausländer (keine deutsche Staatsangehörigkeit) sowie Immigrantinnen und Immigranten (u.a. Aussiedler, Spätaussiedler, die die deutsche Staatsangehörigkeit besitzen).
Kleine Unternehmen im Bereich der gewerblichen Wirtschaft und der Freien Berufe mit bis zu 10 Beschäftigten.

Was wird gefördert?
- Gewerbliche oder freiberufliche Gründungen (auch Heilberufe)
- Unternehmensübernahmen
- Aktive Beteiligungen an einem Unternehmen
- Bestehende Unternehmen mit maximal zehn Beschäftigten während der ersten drei Jahre nach ihrer Gründung

Die Gründungen können zunächst auch als Nebenerwerb erfolgen, wenn sie später in einen Haupterwerb münden. Die Förderung erstreckt sich auch auf eine Festigungsphase von bis zu drei Jahren nach Aufnahme der Selbstständigkeit.

Wie kommt man an das Darlehen?

Der Kreditantrag muss immer vor Beginn des Vorhabens (z.B. erster verbindlicher Auftrag, Abschluss eines Kaufvertrages) gestellt werden, denn Umschuldungen und Nachfinanzierungen sind nicht möglich.

Die Bank finanziert das Vorhaben. Der Kredit wird in der Regel mit den üblichen Sicherheiten abgesichert.

Die Entscheidung über die Kreditvergabe trifft die Bank nach Objekt- und Bonitätsprüfung. Fällt die Prüfung positiv aus, befürwortet die Bank den Kredit auf dem Antragsformular und reicht es bei der KfW Mittelstandsbank ein. Die prüft dann, ob alle Fördervoraussetzungen erfüllt sind und das Vorhaben Erfolg versprechend ist.

Vorteile

- Günstige Finanzierung aus einem Topf, denn 100 % des Finanzierungsbedarfs (Investitionen/Betriebsmittel) können mit diesem Darlehen gedeckt werden.
- Finanzierung auch bei keinen oder geringen Sicherheiten, da die KfW Mittelstandsbank zusammen mit dem Europäischen Investitionsfonds eine 80 %-ige Haftungsfreistellung gewährt.
- Durch ein festes Bearbeitungsentgelt wird ein zusätzlicher Anreiz für die Banken zur Finanzierung kleinerer Vorhaben geschaffen.

StartGeld

Mit dem StartGeld sollen Gründer mit geringem Investitionsvolumen unterstützt werden, die Schwierigkeiten haben, eine Hausbank zu finden.

StartGeld

Wer wird gefördert?

Das Programm unterstützt Gründerinnen und Gründer mit geringem Finanzierungsbedarf (maximal 50.000 Euro), die sich im Bereich der gewerblichen Wirtschaft oder als Angehörige der Freien Berufe einschließlich der Heilberufe selbstständig machen. Hierbei kann es sich auch zunächst um einen Nebenerwerb handeln. Die Gründung kann in Form der Neuerrichtung oder des Erwerbs eines Betriebes oder durch Übernahme einer tätigen Beteiligung (mit Geschäftsführungsbefugnis) erfolgen.

Gefördert werden auch kleine Unternehmen im Bereich der gewerblichen Wirtschaft und der Freien Berufe mit bis zu höchstens 100 Beschäftigten.

Was wird gefördert?

- Sachinvestitionen (z.B. Betriebs- und Geschäftsausstattung, Kosten für Umbau und Renovierung)
- Warenlager
- Betriebsmittel

Die Gründungen können zunächst auch als Nebenerwerb erfolgen. Der Antragsteller darf jedoch nicht bereits selbstständig sein. Da es sich um eine spezielle Förderung für kleine Investitionsvorhaben handelt, ist es auf einen Investitions- und Finanzierungsbedarf von max. 50.000 Euro beschränkt.

Wie kommt man an das Darlehen?
Der Kreditantrag muss immer vor Beginn des Vorhabens (z.B. erster verbindlicher Auftrag, Abschluss eines Kaufvertrages) gestellt werden, denn Umschuldungen und Nachfinanzierungen sind nicht möglich.
Die Bank finanziert das Vorhaben. Der Kredit wird in der Regel mit den üblichen Sicherheiten abgesichert.
Die Entscheidung über die Kreditvergabe trifft die Bank nach Objekt- und Bonitätsprüfung. Fällt die Prüfung positiv aus, befürwortet die Bank den Kredit auf dem Antragsformular und reicht es bei der KfW Mittelstandsbank ein. Die prüft dann, ob alle Fördervoraussetzungen erfüllt sind und das Vorhaben Erfolg versprechend ist.

Vorteile
- Günstige Finanzierung aus einem Topf, denn 100 % des Finanzierungsbedarfs können mit diesem Darlehen gedeckt werden.
- Finanzierung auch bei geringen Sicherheiten, da die KfW Mittelstandsbank zusammen mit dem Europäischen Investitionsfonds eine 80-prozentige Haftungsfreistellung gewährt.

Durch ein festes Bearbeitungsentgelt wird ein zusätzlicher Anreiz für die Banken zur Finanzierung kleinerer Vorhaben geschaffen.

ERP-Kapital für Gründung

ERP-Kapital für Gründung

Vielen Unternehmen mangelt es an Eigenkapital - vor allem jenen, die erst gegründet werden. Der Weg zur Selbstständigkeit ist damit oft schon von Anfang an verbaut. Denn kaum eine Bank gibt die benötigten Kredite, wenn nicht genügend Eigenmittel vorhanden sind.
Ziel von ERP-Kapital für Gründung ist es, die Eigenkapitalbasis zu verbreitern und damit den Weg für die Aufnahme von Krediten zur Finanzierung der Gründungs- oder Festigungsinvestitionen zu ebnen.

Wer wird gefördert?
Alle natürlichen Personen, die eine Vollexistenz anstreben, die fachlich und kaufmännisch qualifiziert sind bzw. angemessene Berufserfahrung haben, sowie junge Unternehmer bis 2 Jahre nach Aufnahme ihrer selbstständigen Tätigkeit.
Bei Existenzgründern ist unerheblich, ob sie zum ersten Mal oder erneut eine selbstständige Tätigkeit als Hauptberuf aufnehmen.

Das gilt auch, wenn sie bereits früher einmal ERP-Eigenkapitalhilfe oder ERP-Kapital für Gründung bekommen haben und es in voller Höhe zurückzahlen konnten.

Was wird gefördert?
- Gewerbliche und freiberufliche Unternehmensgründungen (außer Landwirtschaft), Unternehmensübernahmen und aktive Beteiligungen an einem Unternehmen
- Festigungsinvestitionen von gewerblichen und freiberuflichen Unternehmen (außer Landwirtschaft) innerhalb von 2 Jahren nach Gründung

Als Eigenmittel zählen:
- Bargeld und Bankguthaben
- Realistisch bewertete Eigenleistungen
- Einlagen in Form betriebsnotwendiger Güter wie Therapiegeräte, Fahrzeuge etc.
- Darlehen Dritter mit Eigenkapitalcharakter
- Finanzmittel durch Beleihung von Haus- und Grundbesitz, Lebensversicherungen

Wie kommt man an das Darlehen?
Der Kreditantrag muss immer vor Beginn des Vorhabens (z.B. erster verbindlicher Auftrag, Abschluss eines Kaufvertrages) gestellt werden, denn Umschuldungen und Nachfinanzierungen sind nicht möglich.
Die Bank finanziert das Vorhaben. Der Kredit wird in der Regel mit den üblichen Sicherheiten abgesichert.

Die Entscheidung über die Kreditvergabe trifft die Bank nach Objekt- und Bonitätsprüfung. Fällt die Prüfung positiv aus, befürwortet die Bank den Kredit auf dem Antragsformular und reicht es bei der KfW Mittelstandsbank ein. Die prüft dann, ob alle Fördervoraussetzungen erfüllt sind und das Vorhaben Erfolg versprechend ist.

Vorteile
- Sicherheiten sind nicht erforderlich.
- Das Geld steht sieben Jahre in voller Höhe zur Verfügung, erst dann erfolgt die schrittweise Tilgung.
- In den ersten Jahren wird eine deutliche Zinssubvention gewährt.

Das Darlehen hat Eigenkapitalfunktion, d.h. die Ansprüche der KfW Mittelstandsbank treten im Haftungsfall hinter den Forderungen der anderen Gläubiger zurück.

ERP-Kapital für Wachstum

Vielen Unternehmen mangelt es kurz nach der Gründung an Eigenkapital. Fehlendes Eigenkapital erschwert jedoch die Finanzierung notwendiger und sinnvoller Investitionen.

ERP-Kapital für Wachstum

Nachrangdarlehen aus ERP-Kapital für Wachstum verbessern hier die Finanzierungsstruktur Ihres Unternehmens und erleichtern so die Aufnahme zusätzlichen Fremdkapitals.

Wer wird gefördert?
Gefördert werden Unternehmer und Unternehmen, deren Geschäftsaufnahme mehr als zwei und höchstens fünf Jahre zurück liegt.

Was wir gefördert?
Gefördert werden Investitionen in Deutschland für
- Grundstücke, Gebäude und Baunebenkosten
- Betriebs- und Geschäftsausstattung
- Übernahme eines bestehenden Unternehmens oder der Erwerb einer tätigen Beteiligung

Es können bis zu 40% der förderfähigen Kosten des Vorhabens finanziert werden.

Wie kommt man an das Darlehen?
Der Kreditantrag muss immer vor Beginn des Vorhabens (z.B. erster verbindlicher Auftrag, Abschluss eines Kaufvertrages) gestellt werden, denn Umschuldungen und Nachfinanzierungen sind nicht möglich.
Die Bank finanziert das Vorhaben. Der Kredit wird in der Regel mit den üblichen Sicherheiten abgesichert.

Die Entscheidung über die Kreditvergabe trifft die Bank nach Objekt- und Bonitätsprüfung. Fällt die Prüfung positiv aus, befürwortet die Bank den Kredit auf dem Antragsformular und reicht es bei der KfW Mittelstandsbank ein. Die prüft dann, ob alle Fördervoraussetzungen erfüllt sind und das Vorhaben Erfolg versprechend ist.

Unternehmerkredit

Unternehmerkredit

Der Unternehmerkredit steht Existenzgründern der gewerblichen Wirtschaft, Freiberuflern und in- und ausländischen gewerblichen Unternehmen zur Verfügung und dient der langfristigen Finanzierung von Investitionen in Deutschland zu einem günstigen Zinssatz.
Möglich ist eine 100%-Finanzierung von Investitionen und Betriebsmitteln, sofern der beantragte Kreditbetrag unter 1 Mio. EUR liegt.
In der Variante Unternehmerkredit - Betriebsmittel kann das Programm zur Finanzierung von Betriebsmitteln und zum Ausgleich vorübergehender Liquiditätsengpässe eingesetzt werden.

Wer wird gefördert?
Existenzgründer im Bereich der gewerblichen Wirtschaft und der Freien Berufe.

- In- und ausländische Unternehmen der gewerblichen Wirtschaft (produzierendes Gewerbe, Handwerk, Handel, sonstiges Dienstleistungsgewerbe), die sich mehrheitlich in Privatbesitz befinden.
- Freiberuflich Tätige, z.B. Heilpraktiker

Was wird gefördert?

Investitionen in Deutschland, für die eine langfristige Finanzierung erforderlich ist und die einen nachhaltigen wirtschaftlichen Erfolg erwarten lassen, z.B.

- Grundstücke und Gebäude,
- Baumaßnahmen,
- Kauf von Maschinen, Anlagen und Einrichtungsgegenständen,
- Beschaffung und Aufstockung des Material-, Waren- oder Ersatzteillagers,
- Übernahme eines bestehenden Unternehmens oder der Erwerb einer tätigen Beteiligung,
- Immobilieninvestitionen mit anschließender Fremdvermietung. Investitionen in Immobilien, die ausschließlich der Fremdvermietung dienen, können nur dann gefördert werden, wenn auch der Mieter die Antragskriterien erfüllt. Bei reinen Kaufvorhaben ist zusätzlich zu beachten, dass die gekaufte Immobilie grundlegend saniert, hergerichtet oder umgebaut werden muss.
- Betriebsmittel sowie der Ausgleich vorübergehender Liquiditätsengpässe

Investitionen deutscher Unternehmen im Ausland werden über die Variante Unternehmerkredit - Ausland gefördert.

Wie kommt man an das Darlehen?

Der Kreditantrag muss immer vor Beginn des Vorhabens (z.B. erster verbindlicher Auftrag, Abschluss eines Kaufvertrages) gestellt werden, denn Umschuldungen und Nachfinanzierungen sind nicht möglich.
Die Bank finanziert das Vorhaben. Der Kredit wird in der Regel mit den üblichen Sicherheiten abgesichert.

Die Entscheidung über die Kreditvergabe trifft die Bank nach Objekt- und Bonitätsprüfung. Fällt die Prüfung positiv aus, befürwortet die Bank den Kredit auf dem Antragsformular und reicht es bei der KfW Mittelstandsbank ein. Die prüft dann, ob alle Fördervoraussetzungen erfüllt sind und das Vorhaben Erfolg versprechend ist.

Vorteile

- Langfristige, günstige Finanzierung.
- Attraktive Festzinssätze mit bis zu 20 Jahren Zinsbindung.
- 100%-Finanzierung bei Kreditbeträgen bis zu 1 Mio Euro.
- Kombinierbar mit anderen KfW-Förderprodukten und öffentlichen Förderprogrammen.

Jederzeitige vollständige oder teilweise Rückzahlung möglich.

Bürgschaften der Bürgschaftsbank für Sozialwirtschaft

Bürgschaften der Bürgschaftsbank

Wer wird gefördert?
Antragsberechtigt sind soziale Organisationen bzw. Einrichtungen in der Bundesrepublik Deutschland.

Was wird gefördert?
Die Bürgschaftsbank für Sozialwirtschaft übernimmt Bürgschaften für Darlehen, Kredite und Leasingverträge, die der Gründung, dem Ausbau oder der Sicherung sozialer Einrichtungen dienen. Hierzu gehören auch Praxen privater Unternehmer.

- Bürgschaften werden nur übernommen, wenn sonstige Sicherheiten nicht im erforderlichen Umfang zur Verfügung stehen.
- Kredite können nachträglich nicht verbürgt werden, wenn sie bereits vor Beantragung der Bürgschaft gewährt wurden.
- Bei dem Kreditnehmer soll es sich um bewährte und zuverlässige Fachleute handeln.
- Der Betrieb soll existenz- und wettbewerbsfähig sein.
- Das Eigenkapital soll in einem tragbaren Verhältnis zu den Fremdmitteln stehen.
- Die Bürgschaftshöhe beträgt bis zu 80% des vorgesehenen Kredites.
- Die Laufzeit der Ausfallbürgschaft beträgt in der Regel 15 Jahre.

Wie kommt man an die Bürgschaft?
Anträge auf Übernahme einer Bürgschaft werden auf dem hierfür vorgesehenen Vordruck über die Hausbank bei der Bürgschaftsbank für Sozialwirtschaft eingereicht

Bürgschaftsbank für Sozialwirtschaft GmbH
Brückenstraße 17
50667 Köln
Tel. (02 21) 92 16 01-0
Fax (02 21) 92 16 01-20
E-Mail: info@bbfs.de
Internet: http://www.bbfs.de

Fördermöglichkeiten durch die Agentur für Arbeit

Gründungszuschuss

Gründungszuschuss

Gründerinnen und Gründer, die Anspruch auf Arbeitslosengeld haben (kein ALG II), können einen Gründungszuschuss bei ihrer Arbeitsagentur beantragen. Die Förderdauer beträgt bis zu 15 Monate.

Die Förderung ist in zwei Phasen unterteilt:

Phase 1:
In den ersten neun Monaten nach dem Unternehmensstart erhalten Gründerinnen und Gründer einen monatlichen Zuschuss in Höhe ihres individuellen monatlichen Arbeitslosengeldes und eine Pauschale von 300 Euro zur sozialen Absicherung.

Phase 2:
Nach Ablauf der ersten neun Monate kann sich eine zweite Förderphase von weiteren sechs Monaten anschließen. In diesem Zeitraum wird nur noch die Pauschale von 300 Euro für die Sozialversicherung gezahlt. Vor Beginn der zweiten Förderphase muss die Geschäftstätigkeit und die hauptberufliche unternehmerische Aktivität nachweisen werden.

Wer wird gefördert?
Gründungszuschuss von der Arbeitsagentur erhält, wer bei Aufnahme der selbständigen Tätigkeit noch einen Anspruch auf Arbeitslosengeld von mindestens 90 Tage hat. Bezieher von Arbeitslosengeld II haben keinen Anspruch auf Förderung.
Existenzgründer, die den Gründungszuschuss beantragen möchten, müssen durch die Existenzgründung ihre Arbeitslosigkeit beenden.
Arbeitnehmer, die ohne wichtigen Grund ihr bestehendes Arbeitsverhältnis selbst kündigen, erhalten für die Dauer einer Karenzzeit von drei Monaten keine Förderung.

Was wird gefördert?
Gefördert werden Existenzgründungen, bei denen eine fachkundige Stelle das Existenzgründungsvorhaben begutachtet und die dauerhafte Tragfähigkeit der Existenzgründung bestätigt.
Außerdem müssen Antragsteller die für sie zuständige Arbeitsagentur von ihrer persönlichen und fachlichen Eignung überzeugen. Sollten Zweifel an der Eignung bestehen, kann von dem Antragsteller verlangt werden, an einer Maßnahme zur Eignungsfeststellung oder an einem Existenzgründungskurs teilzunehmen.
Es werden nur Gründungen gefördert, die im Haupterwerb erfolgen und einen Arbeitsumfang von mindestens 15 Stunden pro Woche haben.

Rentenversicherung
Beim Gründungszuschuss besteht keine Pflicht zur Mitgliedschaft in der gesetzlichen Rentenversicherung.

Krankenversicherung und Pflegeversicherung
Bei Beziehern des Gründungszuschusses wird unterstellt, dass nur ein monatliches Mindesteinkommen von 1.225 Euro erzielt wird. Bei einem Beitragssatz von 15,5 Prozent fällt daher auch nur ein Mindestbeitrag von 189,87 Euro pro Monat für die Krankenversicherung an.
Der monatliche Mindestbeitrag zur Pflegeversicherung beträgt 20,83 bzw. 23,89 Euro für Versicherte ohne Kinder. Werden höhere Einnahmen erzielt, bemisst sich der Beitrag am höheren Einkommen. Dabei ist bei der Berechnung der Einnahmen auch der Grün-

dungszuschuss mit zu berücksichtigen. Die monatliche Pauschale zur sozialen Absicherung über 300 Euro muss nicht einberechnet werden.

Wie kommt man an die Förderung?
Der Antrag ist vor Aufnahme einer selbstständigen Tätigkeit bei der Agentur für Arbeit am Wohnsitz zu stellen. Dort gibt es auch den Antragsvordruck. Eine fachkundige Stelle muss das Existenzgründungsvorhaben begutachten und die dauerhafte Tragfähigkeit der Existenzgründung bestätigen. Begutachtet werden die persönlichen und fachlichen Voraussetzungen, sowie die dauerhafte, wirtschaftliche Tragfähigkeit der geplanten Existenzgründung.

Fachkundige Stellen sind insbesondere:
- Rechtsanwälte
- Steuerberater
- Fachverbände
- Kreditinstitute
- Steuerbevollmächtigte
- Wirtschaftsprüfer
- Unternehmensberater

Einstiegsgeld für Bezieher von Arbeitslosengeld II

Einstiegsgeld   Empfänger von Arbeitslosengeld II können von ihrer Arbeitsagentur für die Existenzgründung das Einstiegsgeld erhalten.

Wer wird gefördert?
Erwerbsfähige Hilfebedürftige, die arbeitslos sind und Arbeitslosengeld II beziehen können bei Aufnahme einer selbständigen Tätigkeit das Einstiegsgeld als Zuschuss zum Arbeitslosengeld II erhalten. Es handelt sich um eine Leistung, die, erbracht werden kann, aber nicht erbracht werden muss („Kann – Leistung"). Es besteht daher kein Rechtsanspruch.
Die Höhe des Einstiegsgeldes orientiert sich an der Dauer der Arbeitslosigkeit und der Größe der Bedarfsgemeinschaft des Arbeitsuchenden. Die Bundesagentur für Arbeit empfiehlt ihren Agenturen eine Orientierung an den Regelsätzen des Arbeitslosengeldes II (z.B. 50% bei einem Alleinstehenden und 60% bei einem Paar).

Was wird gefördert?
Aufnahme einer sozialversicherungspflichtigen oder selbstständigen Erwerbstätigkeit. Das Einstiegsgeld wird, soweit für diesen Zeitraum eine Erwerbstätigkeit besteht, für höchstens 24 Monate erbracht. Bei einer Förderung von mehr als einem Jahr soll eine „Zuschussdegression" stattfinden, d.h. die Förderung soll allmählich reduziert werden.

Wohngeld

Wer bei Existenzgründern das Thema Wohngeld anspricht, erntet nicht selten ungläubiges Staunen. Dabei steht Wohngeld keinesfalls nur Sozialhilfeempfängern oder Mietern zu:

- Wohngeld gibt es auch für Selbstständige.
- Wohngeld gibt es als Mietzuschuss für den Mieter einer Wohnung oder eines Zimmers.
- Wohngeld gibt es als Lastenzuschuss für den Eigentümer eines Eigenheims oder einer Eigentumswohnung.

Wohngeld ist kein Almosen des Staates. Wer zum Kreis der Berechtigten gehört, hat darauf einen Rechtsanspruch.
Dessen muss sich auch der Existenzgründer bewusst sein, der vielleicht Bedenken hat, zu seiner Gemeinde zu gehen um dort einen Antrag auf Wohngeld zu stellen.

Wer bekommt Wohngeld?

Maßgebend für die Berechnung des Wohngeldes ist das Gesamteinkommen. Dieses setzt sich zusammen aus der Summe der Jahreseinkommen aller zum Haushalt rechnenden Familienmitglieder abzüglich bestimmter Abzugsbeträge und Freibeträge.
Bei Selbstständigen sind nicht die Einnahmen der Praxis oder das vorhandene Vermögen die Berechnungsgrundlage, sondern der Gewinn.

> ➤ *Heilpraktiker Lutz hat schon vor vielen Jahren die wertvolle Briefmarkensammlung seines Vaters geerbt. Sie ist ca. 50.000 Euro wert. Zusätzlich steht ein Porsche Carrera in seiner Garage, der ca. 60.000 Euro wert ist.*
> *Im ersten Jahr seiner Selbstständigkeit wird Lutz nach den Berechnungen seines Steuerberaters keinen Gewinn erwirtschaften. Lutz hat Anspruch auf Wohngeld. Er muss vorher weder seine Briefmarkensammlung, noch seinen Porsche verkaufen, denn Bemessungsgrundlage ist nur der Gewinn.*

Wer 100.000 Euro Einnahmen hat und 100.000 Euro für Mitarbeiter, Raummiete etc. ausgibt, macht keinen Gewinn. Da die Höhe der Einnahmen und das vorhandene Vermögen bei der Berechnung des Wohngeldes außer Betracht bleiben, ist es gerade in der Anlaufzeit einer Existenzgründung eine sehr willkommene Finanzierungshilfe.
Wer Eigentümer einer Eigentumswohnung oder eines Eigenheims ist, kann ebenfalls Wohngeld beantragen. Der Antrag auf Wohngeld wird bei der örtlich zuständigen Gemeinde gestellt. Dort erhält man auch die Antragsformulare.

Wie viel Wohngeld gibt es?

Die Höhe des Wohngeldes richtet sich nach der Haushaltsgröße, dem anrechenbaren monatlichen Gesamteinkommen und der zu berücksichtigenden Miete oder Belastung. Dabei wird eine Miete oder Belastung wird nur dann berücksichtigt, wenn sie niedriger als der vom Wohngeldgesetz festgelegte Höchstbetrag ist.

Der Höchstbetrag für einen Haushalt mit vier Familienmitgliedern beträgt 550,00 Euro. Es kann sich also durchaus lohnen, sich mit dem Thema Wohngeld ein wenig näher zu beschäftigen.

Weiterführende Informationen:

http://www.bmvbw.de
Homepage des Bundesministeriums für Verkehr- Bau- und Wohnungswesen

Literatur:

Der Anspruch auf Wohngeld
Von Andri Jürgensen
Beck Verlag
ISBN: 3423056975

Businessplan – So geht's!

Der Businessplan, auch „Unternehmenskonzept" oder „kurze Beschreibung des Existenzgründungsvorhabens zur Erläuterung der Geschäftsidee" genannt, ist nicht nur Voraussetzung für die Finanzierung durch die Bank, sondern auch für Förderungen durch die Agentur für Arbeit. In diesem Kapitel zeigen wir anhand von Beispielen, wie Sie einen Businessplan erstellen können und wie Fehler vermieden werden können.

Ein Existenzgründer, der sich Geld von seiner Bank leihen will, befindet sich dort in guter Gesellschaft. Tagtäglich wenden sich viele Unternehmen auf der Suche nach Kapital an die Kreditabteilungen von Banken, schildern ihr Unternehmen in rosigen Farben und versuchen den zuständigen Sachbearbeiter davon zu überzeugen, dass nirgendwo Geld besser investiert sein kann, als gerade in ihrem Unternehmen.
Es ist deshalb für die Banken nicht ganz einfach, die Rosinen unter den Anfragen zu finden – also die Darlehensanträge, bei denen sicher ist, dass das Geld der Bank gut angelegt ist.
Die Banken verlangen deshalb vor der Darlehensbewilligung in der Regel einen Businessplan, mit dem Sie sich einen Einblick in das geplante Unternehmen verschaffen können. Doch nicht nur bei der Bank, sondern auch bei der Förderung von Existenzgründungen durch die Arbeitsagentur ist ein Businessplan unverzichtbar. Der Plan soll Auskunft geben über den Existenzgründer, die Ziele der Praxis, die Praxisentwicklung in den nächsten Jahren, die Chancen und Risiken und die Finanzierung der Gründung. Dass der Plan darüber hinaus vor allem für den Existenzgründer selbst eine große Hilfe ist, konnte in vielen Untersuchungen nachgewiesen werden. Existenzgründer ohne Businessplan scheitern öfter als andere.

Ein Businessplan ist unverzichtbar

Besondere Aufmerksamkeit verdienen die folgenden Punkte:
- Ein klarer Kundennutzen muss erkennbar sein.
- Der Existenzgründer muss die notwendigen Qualifikationen aufweisen, um den Plan umzusetzen.
- Der Plan muss schlüssig und überzeugend sein.
- Der Plan muss auch für Nicht-Heilpraktiker verständlich sein.
- Der Plan sollte nicht länger als 30 Seiten sein.

Aufbau des Businessplans

Der Businessplan besteht aus folgenden Teilen:

1. Deckblatt
Das Deckblatt enthält folgende Teile:
- Wer hat das Unternehmenskonzept geschrieben
  (Name, Anschrift, Telefonnummer, E-Mail-Adresse)?
- Titel des Businessplans
  (z.B. „Konzept zur Eröffnung einer Heilpraktikerpraxis").

2. Zusammenfassung (Management Summary)

Die Zusammenfassung ist der Businessplan in Kurzform, in dem das Wesentliche für den Leser bereits klar erkennbar wird. Nach dem Durchlesen des Kapitels soll er sagen können: „Jetzt habe ich verstanden, was der Gründer vorhat und was er von uns will."

Die Zusammenfassung sollte folgende Unterpunkte enthalten:
- Was ist die Geschäftsidee?
- Welche Kompetenzen haben die Gründungspersonen?
- Welche Leistungen bietet die Praxis an?
- An wen richtet sich das Angebot der Praxis?
- Was unterscheidet die Praxis von der Konkurrenz?
- Wie soll die Praxis bekannt gemacht werden?

Jeder dieser Unterpunkte wird nur kurz erläutert. Die Zusammenfassung sollte max. 1 - 2 Seiten umfassen und in weniger als 4 Minuten zu lesen sein.

3. Unternehmen

Hier wird das Vorhaben für Außenstehende überschaubar gemacht.
Dazu gehört:
- In welcher Rechtsform wird die Praxis geführt?
- Wie ist der Name der Praxis?
- Wem gehört die Praxis?
- Welche Leistungen sollen angeboten werden?
- Welche Ziele sollen mit der Praxisgründung erreicht werden?
- In welchen Räumlichkeiten soll die Praxis entstehen?
- Mit welchem Umsatz ist zu rechnen?
- Mit welchem Gewinn ist zu rechnen?

4. Standort / Dienstleistung

In diesem Kapitel wird aufgezeigt, warum sich die Praxis im Markt bewähren wird und wie sie sich positiv von anderen Praxen unterscheidet.
Dazu gehört:
- Standort der Praxis
  (Erreichbarkeit, Parkplätze, benachbarte Arztpraxen, Einzugsbereich etc.)
- Besonderheit des Angebotes

5. Konkurrenz

Welche konkurrierenden Praxen gibt es? Welches sind ihre Stärken und Schwächen im Vergleich zu der eigenen?

6. Marketing

In diesem Kapitel geht es darum, wie die Praxis bekannt gemacht werden soll, denn: Was nützt die beste Praxis, wenn keiner weiß, dass es sie gibt?
- Wie werden Gesundheitszentren, Selbsthilfegruppen etc.

von dem neuen Angebot erfahren?
- Wie werden die Kunden von dem neuen Angebot erfahren?

7. Praxisleitung

Hier wird Auskunft darüber gegeben, in welcher Weise die zukünftige Leitung der Praxis fachlich und unternehmerisch auf die Aufgabe vorbereitet ist.
- Name
- Ausbildung
- Berufliche Erfahrung

8. Risiken

Gibt es Risiken, die den Praxiserfolg gefährden könnten? Welche Möglichkeiten gibt es in diesem Fall, um den angestrebten Umsatz dennoch zu erreichen?

9. Finanzen

Das Kapitel Finanzen ist das Wichtigste im Businessplan. Üblicherweise besteht dieses Kapitel aus 5 Teilen:

▶ *Investitionsplan*

Hier wird der Investitionsbedarf in der Anlaufphase, also vor der Gründung und innerhalb von vier Monaten, abgeschätzt.
Dazu zählen alle Kosten, die vor oder während der Gründung entstehen (Maklerprovision, Beratungskosten, Anschaffungskosten für Möbel, Therapiegeräte, Büroeinrichtung etc.) Auf all diese Kosten wird ein Sicherheitszuschlag von 10% der Summe addiert, da in der Gründungsphase nicht absehbar ist, ob manche Investitionen nicht doch teurer ausfallen als geplant.

▶ *Betriebsmittelplan*

Hier werden die monatlichen Kosten der Praxis ermittelt.
Dazu zählen unter anderem Miete und Mietnebenkosten, Personalkosten, Zinsen, Versicherungen, Weiterbildungskosten, Telekommunikationskosten, Bürobedarf, Werbeausgaben. Auch hier wird ein Sicherheitsaufschlag von 10% addiert.

▶ *Kostenplan*

Der Kostenplan ist eine erweiterte Darstellung des Betriebsmittelplans.
Die beim Betriebsmittelplan ermittelten Kosten werden übernommen und um den kalkulatorischen Unternehmerlohn ergänzt. Die Praxis soll nicht nur sich selbst finanzieren, sondern auch den Lebensunterhalt ihres Inhabers. Die hierfür anfallenden Kosten werden als kalkulatorischer Unternehmerlohn bezeichnet und entsprechen dem Bruttogehalt eines Arbeitnehmers zuzüglich der Arbeitgeberanteile an der Sozialversicherung. Es sollte immer ein Gehalt angesetzt werden, das dem durchschnittlichen Einkommen eines Angestellten entspricht. Wer im Businessplan angibt, er komme in Zukunft leicht mit einem Bruchteil dessen aus, was ein Angestellter verdient, macht sich unglaubhaft.

▶ *Umsatz- und Rentabilitätsplan*
Hier ist die Umsatzerwartung für die ersten drei Jahre anzugeben. Der Umsatz ist aufgrund von Annahmen (gearbeitete Stunden x Umsatz pro Stunde) zu schätzen. Anschließend werden die anfallenden Kosten abgezogen. So kann prognostiziert werden, ob ein Gewinn oder ein Verlust zu erwarten ist. Dabei ist im ersten Jahr ein Verlust akzeptabel, wenn genügend Mittel vorhanden sind, um den Verlust zu finanzieren. Ab dem zweiten Jahr sollte allerdings ein Gewinn erwirtschaftet werden.

▶ *Finanzierungsmittel*
Hier werden die notwendigen Finanzierungsmittel geplant. Unterschieden werden
Eigenkapital (vorhandenes Vermögen, Sacheinlagen ...)
Langfristige Fremdfinanzierung (Langfristiges Darlehen der Hausbank, Fördermittel ...)
Kurzfristige Fremdfinanzierung (Kontokorrentkredit ...)

10. Anlagen
Um den Hauptbericht nicht unnötig zu belasten, werden hier nur informative Unterlagen angefügt.
- Gesellschaftsvertrag
- Projektpläne
- Urkunden über Fortbildungen, Zertifikate etc.

Achten Sie besonders auf Folgendes:

Darauf muss man beim Businessplan achten

- Die Schwierigkeiten der Anlaufphase müssen realistisch eingeschätzt werden. Es ist nicht damit zu rechnen, dass bereits im ersten Monat die Gewinne sprudeln. Auch wenn sich schon am Tag der Eröffnung Patienten einfinden, so vergeht doch einige Zeit, bis die ersten ihre Rechnungen beglichen haben. Es ist deshalb eine ausreichend lange Anlaufphase einzuplanen, in denen die Kosten der Praxis und die Kosten der eigenen privaten Lebensführung finanziell abgedeckt sein müssen.
- **Das Konzept muss realistisch sein.**
  Am grünen Tisch lassen sich die erfolgreichsten Unternehmen planen. Dort zahlen alle ihre Rechnungen sofort und jeder reagiert begeistert auf das neue Angebot. Die Wirklichkeit sieht allerdings manchmal anders aus. Auch Fachfremde wissen, dass es im Bereich des Gesundheitswesens ständig Unsicherheiten und Veränderungen gibt. Es ist deshalb unklug, dem Leser des Businessplanes eine Welt vorzutäuschen, die es in der Realität nicht gibt. Wer in seinem Plan von überdurchschnittlichen Gewinnerwartungen ausgeht, muss dies auch begründen.
- **Die Selbsteinschätzung muss realistisch sein.**
  Von einem Unternehmer wird erwartet, dass er optimistisch und mit Tatendrang an seine Aufgabe herangeht. Dies darf jedoch nicht dazu führen, die eigenen Fähigkeiten zu überschätzen. Arroganz und Selbstüberheblichkeit machen einen Businessplan schnell zu einem Dokument fehlenden Realitätsbezugs.

- **Die Einschätzung des Marktes muss realistisch sein.**
  Auch im Gesundheitsbereich sind die Bedingungen für eine Existenzgründung schwieriger als früher. Alle Sachbearbeiter bei Banken und Arbeitsämtern wissen das. Es ist deshalb wichtig, im Businessplan zu zeigen, wie es möglich ist, trotz schwieriger Verhältnisse seinen Platz zu finden.

Businessplan – Beispiel: Gemeinschaftspraxis

Gegründet werden soll eine Gemeinschaftspraxis für Akupunktur, Hypnose und Homöopathie:

1. Deckblatt

Konzept zur Eröffnung einer Gemeinschaftspraxis für Akupunktur, Hypnose und Homöopathie

von

Herrn P. Arndt, Frau B. Bettmann, Frau Creise
Schusterstraße 29, 65657 Musterstadt, Tel: 04352 - 6574

2. Management Summary

Der Gesundheitsbereich ist ein sehr dynamischer Markt, der angesichts der steigenden Alterung der Bevölkerung und der damit verbundenen zusätzlichen Ausgaben für Heil- und Hilfsmittel auch in den nächsten Jahren ein deutlich positives Wachstum vollziehen wird. Nach den Schätzungen aller relevanten Institute wird der Anteil alter und behandlungsbedürftiger Patienten in den nächsten Jahrzehnten deutlich zunehmen. Neben der kurativen Therapie erfreuen sich dabei auch Maßnahmen zur Prophylaxe zunehmender Beliebtheit.

Nach Marktschätzungen wird eine steigende Lebenserwartung weiter zunehmende Gesundheitsausgaben zur Folge haben.

Ziel der zu gründenden Gesellschaft ist es, dem Patienten die Möglichkeit zu bieten, sich in einer Praxis behandeln zu lassen, in der sich Spezialisten für Akupunktur, Hypnose und Homöopathie zusammengeschlossen haben und Krankheiten unter verschiedenen fachlichen Blickwinkeln diagnostizieren und behandeln können. Der interdisziplinäre Austausch unter den verschiedenen Therapeuten wird dabei einen sehr hohen fachlichen Standard gewährleisten. Im Einzugsbereich der Praxis gibt es kein vergleichbares Angebot.

Das Praxisangebot soll mit mehreren Anzeigen in der örtlichen Tageszeitung, mit Werbeflyern und Besuchen bei Selbsthilfegruppen und Gesundheitseinrichtungen einem breiten Publikum bekannt gemacht werden.

Die drei Gesellschafter halten jeweils ein Drittel an der Gesellschaft. Herr Arndt bringt neben seiner Ausbildung zum Akupunkteur eine langjährige Berufserfahrung und viel Branchenkenntnis mit. Frau Bettmann hat eine Ausbildung zur Hypnotherapeutin absolviert und Frau Creise ist Homöopathin mit über 20-jähriger Berufserfahrung.

3. Unternehmen

Der Geschäftszweck des Unternehmens ist der Betrieb einer „Heilpraktikerpraxis in der Schusterstraße" in der Schusterstraße 29 in Musterstadt. Die Praxis wird in der Form einer Gesellschaft bürgerlichen Rechts als Gemeinschaftspraxis betrieben. Die drei Gesellschafter üben gleichberechtigt die Geschäftsführung aus. Es soll Akupunktur, Hypnose und Homöopathie angeboten werden. Dadurch soll im ersten Geschäftsjahr ein Umsatz von 45.000 Euro erwirtschaftet werden. Durch den steigenden Bekanntheitsgrad der Praxis ist in den drei folgenden Jahren mit einer jährlichen Umsatzzunahme von 10 % zu rechnen.

4. Standort / Dienstleistung

Die Praxis soll in der Schusterstraße 29 in Musterstadt entstehen. In dem Gebäude befindet sich eine Praxis für Neurologie und eine Praxis für Orthopädie. Beide ärztliche Fachrichtungen zeichnen sich durch einen hohen Anteil von Patienten aus, die zusätzlichen Therapieangeboten aufgeschlossen gegenüberstehen.

Die Praxis ist gut mit der Straßenbahn zu erreichen. Der Gehweg zwischen der Straßenbahnhaltestelle Schusterstraße und der Praxis beträgt ca. 3 Minuten. Für Patienten, die mit ihrem KFZ zur Behandlung kommen, stehen vor der Praxis 4 Parkplätze zur Verfügung. Sowohl in Musterstadt selbst als auch in einem Umkreis von 15 Kilometern gibt es keine Praxis, die ein ähnliches Therapieangebot bereitstellt.

5. Konkurrenz

In Musterstadt gibt es 3 weitere Heilpraktiker. Im Einzugsbereich von 20 Kilometern gibt es 8 weitere Praxen für Naturheilkunde.

Die Stärken der konkurrierenden Praxen liegen darin, dass sie sich bereits am Markt etabliert haben und teilweise einen hohen Bekanntheitsgrad haben. Sie sind jedoch in der Regel sehr klein, in allen Fällen ist der Praxiseigentümer der einzige Therapeut. Eine nennenswerte Kooperation zwischen den einzelnen Therapierichtungen findet nach vorliegenden Erkenntnissen nicht statt. Die in der Schusterstraße 29 neu zu gründende Praxis wird im Gegensatz dazu einen engen Austausch der einzelnen Fachrichtungen gewährleisten und so Schnittstellenproblematiken deutlich minimieren.

Die „Praxis in der Schusterstraße" ist dem Wettbewerbsumfeld damit in wichtigen Punkten überlegen.

6. Marketing

Werbung stellt auch im Gesundheitswesen einen entscheidenden Beitrag zur Kundengewinnung dar. Der Werbung sind zwar Grenzen durch verschiedene Gesetze und Bestimmungen gesetzt, dennoch gibt es für legale Werbemaßnahmen eine Vielzahl von Möglichkeiten. Die „Heilpraktikerpraxis in der Schusterstraße" wird

- zur Aufnahme des Geschäftes einen „Tag der offenen Tür" veranstalten,
- in mehreren Anzeigen in der örtlichen Presse die Praxis vorstellen,

- zahlreiche Vorträge über fachbezogene Themen veranstalten,
- Handzettel im gesamten Stadtgebiet verteilen,
- das Praxis - KFZ, einen Smart, mit einer auffallenden Beschriftung versehen.

7. Praxisleitung

Peter Arndt
Ausbildungen zum Krankenpfleger, Heilpraktiker und Akupunkteur
13 Jahre Berufserfahrung in einem Krankenhaus

Christa Bettmann
Ausbildung zur Hypnotherapeutin

Traudel Creise
Studium der Sportwissenschaft, Ausbildung zur Homöopathin
20 Jahre Berufserfahrung

8. Risiken

Die Risiken der Gründung liegen darin, dass immer mehr Ärzte durch rückläufige Umsätze im Bereich der gesetzlich Versicherten dazu übergehen, auch naturheilkundliche Behandlungen anzubieten und deshalb verschärft in Konkurrenz zu Heilpraktikern treten. Die Gründer sind jedoch überzeugt, diesen Herausforderungen durch die Fokussierung auf die Therapierichtungen Hypnose, Akupunktur und Homöopathie erfolgreich begegnen zu können.

9. Finanzen

Der nach dem Investitionsplan ermittelte Kapitalbedarf beträgt ... Euro. Der Kapitalbedarf im ersten Geschäftsjahr wird sich auf ... Euro belaufen. Darunter fallen die Investitionen für die Renovierung und den Umbau der gemieteten Räumlichkeiten, die Kosten für die Anmietung der Praxisräume für ein Jahr, die Anschaffung von Praxiseinrichtung, die Gründungskosten sowie der notwendige Liquiditätsbedarf für den Betrieb.

9.1. Investitionsplan

Bauliche Investitionen (Renovierung und Umbau der Räumlichkeiten)	Euro
Maklerprovision	Euro
Investitionen zur Herstellung der Leistungserbringung	Euro
- Anschaffung von Therapiegeräten	Euro
- Anschaffung einer Büroeinrichtung	Euro
- Anschaffung eine Computers	Euro
- Anschaffung von Literatur und Büromaterial	Euro
Gründungskosten	Euro
- Beratung	Euro
Sicherheitsaufschlag	Euro

9.2. Betriebsmittelplan

Monatliche Miete	Euro
Monatliche Mietnebenkosten	Euro
Monatliche Personalkosten	Euro
Monatliche Ausgaben für Versicherungen	Euro
Monatliche Ausgaben für Telekommunikation	Euro
Monatliche Ausgaben für Bürobedarf	Euro
Monatliche Ausgaben für Werbung	Euro
Monatliche Ausgaben für Finanzierungskosten (Zinsen, Tilgung)	Euro
Sicherheitsaufschlag	Euro

9.3. Kostenplan

Monatliche Kosten ermittelt nach dem Betriebsmittelplan	Euro
+ kalkulatorischer Unternehmerlohn	Euro
= Monatliche Kosten	Euro
= Jährliche Kosten (monatliche Kosten x 12)	Euro

9.4. Umsatz- und Renditeplan

Geplanter Umsatz	1. Jahr (Euro)	2. Jahr (Euro)	3. Jahr (Euro)
- geplante Kosten			
= Gewinn/verlust			

9.5. Finanzierungsmittel

Eigenkapital	Euro
Langfristiges Darlehen von...	Euro
Langfristiges Darlehen von...	Euro
Fördermittel der KfW	Euro

10. Anlagen
- Gesellschaftsvertrag
- Urkunden über Zulassungen, Zertifikate etc.

Businessplan – Beispiel: Gründungszuschuss

Wer als Arbeitsloser einen Gründungszuschuss beantragen will, muss ebenfalls ein Unternehmenskonzept erstellen. Nun ist aber Businessplan nicht gleich Businessplan. Bei der Gründung einer großen Gemeinschaftspraxis sind andere Anforderungen zu erfüllen, als wenn sich jemand lediglich als Einzelunternehmer selbständig machen will.
Bei großen Gründungen muss ein detailliert ausgearbeiteter Businessplan vorgelegt werden, der leicht einen Umfang von 30 – 40 Seiten erreichen kann. Wer allerdings nur eine kleine Praxis eröffnen will, benötigt keinen so ausführlichen Plan. Hier genügt eine abgespeckte Version von 3 – 5 Seiten.

In jedem Fall müssen aber folgende Punkte dargestellt werden:
- Kurze Darstellung der geplanten Existenzgründung (Gründe, berufliche Erfahrungen einschließlich Teilnahme an Existenzgründungsseminaren, Geschäftsidee).
- Finanzierungsplan mit einer Aufzählung der voraussichtlichen Einnahmen (Einnahmen aus der Förderung durch die Arbeitsagentur, Vergütungen für Behandlungen, Einnahme aus der Leitung von Kursen, etc.) und Ausgaben (Telefonkosten, Fortbildungen etc.). Im Finanzierungsplan wird auch angeführt, in welcher Praxis der Existenzgründer seine Selbstständigkeit ausüben will.
- Auch ein kurzes Marketingkonzept gehört zum Businessplan.
- Am Ende des Business - Plans erfolgen Angaben zur Selbstständigkeit der Tätigkeit (weshalb diese Tätigkeit selbstständig und nicht weisungsgebunden ist). Aus den Angaben muss hervorgehen, dass es sich um keine Scheinselbstständigkeit handelt.

➤ *Beispiel: Ein Heilpraktiker will sich mit einem Gründungszuschuss als freier Mitarbeiter selbstständig machen.*

---

1. Deckblatt

Konzept zur Existenzgründung
von

Andreas Beispiel
Musterstraße 4
99999 Musterstadt
Tel: 04352 - 3333

2. Management Summary
Die Leistungen der gesetzlichen Krankenkassen sind Jahren rückläufig. Praxisgebühr und hohe Selbstbeteiligungen bei Arzneimittelverordnungen haben bei vielen Patienten dazu geführt, gleich den Weg zum Heilpraktiker zu gehen, von dem sie sich neben-

wirkungsfreie Behandlungen und hohe Kompetenz erwarten. Hiervon profitieren viele Heilpraktiker, deren Umsätze in den letzten Jahren gestiegen sind. Ziel der Gründung ist der Aufbau einer selbstständigen Existenz. Zunächst wird eine Zusammenarbeit mit der Praxis für Naturheilkunde und Sportcoaching, Peter Huber in Musterstadt erfolgen. Die Zusammenarbeit mit einer oder zwei weiteren Praxen ist geplant. Eine feste Zusammenarbeit mit dem Boxverein „Hau drauf und aus" wurde bereits vereinbart. Um das neue Angebot bekannt zu machen, sollen eigene Visitenkarten gedruckt und Werbeflyer verteilt werden.

Der Gründer ist Heilpraktiker und Chiropraktiker. Ein Existenzgründungskurs wurde bereits besucht.

3. Unternehmen
Die Selbstständigkeit soll in Form eines Einzelunternehmens ausgeübt werden.

Gründer ist:
Andreas Beispiel
Musterstraße 4
99999 Musterstadt

Zuerst wird die Tätigkeit in den Räumen Praxis für Naturheilkunde und Sportcoaching, Peter Huber in Musterstadt ausgeübt. In der Anfangsphase werden Patienten vor allem aus der Menge der bislang bereits in der Praxis behandelten Patienten kommen. Durch die geplanten Werbemaßnahmen sollen weitere Kunden gewonnen werden.

Da in der Praxis Huber bereits alle Voraussetzungen vorhanden sind, um erfolgreich Therapien durchführen zu können, sind keine nennenswerten Anfangsinvestitionen erforderlich.

Nach Einschätzung der Praxis Huber ist davon auszugehen, dass bereits zum Start der Selbstständigkeit etwa 10 Patienten pro Woche durch den Gründer behandelt werden können. Bei einer realistischen Annahme von 30 durchgeführten Behandlungen pro Woche ab dem dritten Monat der Selbstständigkeit und geschätzten Einnahmen pro Behandlung von durchschnittlich ... Euro, ist ab dem dritten Monat mit einem monatlichen Umsatz von ... Euro zu rechnen. Aufgrund der geringen Anfangsinvestitionen kann ein monatlicher Gewinn von ... Euro prognostiziert werden.

4. Standort / Dienstleistung
Das Angebot wird sich am Markt bewähren, da die Zusammenarbeit mit einem freien Mitarbeiter für einen niedergelassenen Heilpraktiker erhebliche Vorteile bietet. Im Gegensatz zur Beschäftigung angestellter Mitarbeiter entstehen hier keine Ansprüche auf Leistungen nach dem Bundesurlaubsgesetz, nach dem Entgeltfortzahlungsgesetz oder vergleichbaren Gesetzen. Es ist deshalb möglich, flexibler auf Marktschwankungen zu reagieren.

5. Konkurrenz
Über die Anzahl der in Musterstadt tätigen Heilpraktiker liegen hier keine Zahlen vor.

Die Zusammenarbeit mit der Praxis Huber wird jedoch den wirtschaftlichen Erfolg der Existenzgründung in jedem Fall sicherstellen.

6. Marketing

Es werden eigene Visitenkarten gedruckt und Werbeflyer verteilt. Zusätzlich wird bei allen Sportvereinen in Musterstadt für das Mentaltraining geworben, das der Gründer für Leistungssportler durchführen wird.

7. Werdegang

- Ausbildung zum Masseur und Heilpraktiker
- berufliche Erfahrung durch mehrere Praktika während der Ausbildung
- Teilnahme an einem Existenzgründungsseminar

8. Risiken

Durch die angestrebte Zusammenarbeit mit Sportvereinen und Selbsthilfegruppen wird es auch dann möglich sein, ausreichend viele Behandlungen durchführen zu können, wenn es zu einem Rückgang der Patientenzahlen in der Praxis Huber kommen sollte.

9. Finanzen

Geplanter Umsatz	1. Jahr (Euro)	2. Jahr (Euro)	3. Jahr (Euro)
Geplante Ausgaben			
Anschaffung von Literatur/Büromaterial			
Ausgaben für Mitgliedschaft im Berufsverband			
Ausgaben für Versicherungen			
Ausgaben für Werbung			
Kosten der Finanzierung (Zinsen, Tilgung)			
Sicherheitsaufschlag			
= Gewinn/Verlust			

10. Anlagen

- Zeugnisse
- Bescheinigungen über Berufspraktika
- Bescheinigung über Teilnahme an Existenzgründungsseminar

Weiterführende Literatur:

Businessplan: Einfach! Praktisch! von Axel Singler
Broschiert: 125 Seiten
Verlag: Haufe; Auflage: 2., Auflage. (März 2008)
ISBN-13: 978-3448088649

Businessplan, für Gründungszuschuss-, Einstiegsgeld und andere Existenzgründer (Broschiert)
von Andreas Lutz
Broschiert: 192 Seiten
Verlag: Linde, Wien; Auflage: 3., aktualisierte Auflage. (23. September 2008)
ISBN-13: 978-3709302156

Die Businessplan-Mappe. 40 Beispiele aus der Praxis
von Andreas Lutz, Christan Bussler
Broschiert: 192 Seiten
Verlag: Linde Verlag; Auflage: 2. Aufl. (6. Oktober 2008)
ISBN-13: 978-3709302446

Die Bank

In diesem Kapitel erfahren Sie, wie Sie die richtige Bank finden und wie Sie mit ihr über die Finanzierung sprechen.

Nachdem nun der Businessplan erstellt ist, geht es darum, diesen Plan mit Leben zu füllen. Die meisten Existenzgründer brauchen hierfür eine Finanzierung durch eine Bank. Wie aber findet man die richtige Bank und was ist beim Gespräch mit dem zuständigen Kundenbetreuer zu beachten? Immer wieder zeigt sich, dass der Aufbau einer guten Beziehung zur Bank zu den schwierigsten Aufgaben während der Existenzgründung gehört. Nicht jeder Gründer hat hier Erfolg.

Eine wichtige Entscheidung ist die Auswahl des finanzierenden Kreditinstituts, denn nicht jede Bank ist für jeden Kunden gleich gut geeignet.

Die richtige Bank

Bei der Auswahl der richtigen Bank helfen folgende Tipps:

Nicht jede Bank ist gleich gut

- Erkundigen Sie sich unter Ihren Freunden und Bekannten, wer mit seiner Bank zufrieden ist.
- Gehen Sie immer zur Hauptstelle und nicht zu einer kleinen Filiale.
- Wenn sich Gespräche über eine Finanzierung zu lange hinziehen und hierfür kein nachvollziehbarer Grund erkennbar ist, sollten Sie einen Wechsel der Bank in Erwägung ziehen.
- Die Bank sollte staatliche Fördermöglichkeiten in den Finanzierungsplan mit einbeziehen.
- Ihr Gesprächspartner sollte kompetent und gut vorbereitet sein und sich Zeit für Sie nehmen.
- Die Bank sollte nicht versuchen, Ihnen während des Gespräches zusätzliche Produkte zu verkaufen.
- Sie sollten das Gefühl bekommen, dass die Bank zwar kritische Fragen stellt, aber nicht generell abgeneigt ist, Gründungen in Ihrer Größenordnung zu finanzieren.
- Nutzen Sie bestehende persönliche Kontakte zur Bank.

Das Bankgespräch

Für das Gespräch mit ihrem Kundenbetreuer sollten Sie Folgendes beachten:

Vorbereitung
Eine gute Vorbereitung ist das A und O. Zu einem Gespräch über eine Finanzierung

geht man niemals unvorbereitet. Wer aufs Geratewohl ins Gespräch mit dem Bankmitarbeiter geht, wird in der Regel die Bank so verlassen, wie er sie betreten hat – ohne Darlehen. Es ist deshalb nicht sinnvoll, sich bei der Bank nach Fördermitteln zu erkundigen, ohne einen genauen Gründungsplan zu haben. Von einem tatkräftigen Existenzgründer wird erwartet, dass er sich bereits während der Planungsphase Gedanken über die Finanzierung des Vorhabens macht, Finanzierungsprogramme kennt und abschließend mit seiner Bank über genaue Finanzierungsmodalitäten verhandelt.

Prüfen Sie also vorher
- zu welchen Konditionen andere Banken Existenzgründungen finanzieren,
- ob ein langfristiges, mittelfristiges oder kurzfristiges Darlehen für Sie am günstigsten ist,
- welche Sicherheiten Sie anbieten können und wollen.

Termin vereinbaren
Für das Gespräch lässt man sich einen Termin beim zuständigen Mitarbeiter der Bank geben. Das ist entweder der Fachmann für Firmenkundenbetreuung oder der Experte für Existenzgründungen und Förderprogramme. Im Rahmen der Terminvereinbarung erkundigt man sich danach, welche Unterlagen für das Gespräch benötigt werden und ob diese Unterlagen dem zuständigen Mitarbeiter schon vor dem Termin zugeleitet werden sollen.

Unterlagen mitbringen
Zusätzlich zum Businessplan empfiehlt es sich, folgende Unterlagen mit zum Gespräch zu nehmen:
- SCHUFA – Auskunft. Eine freiwillige SCHUFA – Auskunft kostet 7,60 Euro und kann im Internet unter https://www.meineschufa.de/downloads/13_service/SCHUFA_Infoblatt-EB- Antrag-deutsch.pdf bestellt werden.
- Nachweis über vorhandenes Eigenkapital durch entsprechende Kontoauszüge.

Sicher auftreten
Es ist wichtig, einen selbstsicheren und überzeugenden Eindruck zu machen. Existenzgründer sind keine Bittsteller, sondern Verhandlungspartner und Gründer jener Firmen, mit deren Hilfe die Banken in der Zukunft gute Gewinne erwirtschaften wollen. Nur wer selbst völlig von seiner Sache überzeugt ist, wird den Banker überzeugen können. Wer noch Zweifel an seinem eigenen Konzept hat, sollte vorher versuchen, Lösungen für diese Probleme zu finden.

Welche Probleme könnte die Bank sehen?
Was könnte den Banker dazu bringen, das Vorhaben abzulehnen? Wo könnte er Einwände vorbringen oder Kritik üben? Es ist wichtig, sich über diese Fragen Gedanken zu machen und Lösungsansätze zu erarbeiten. Wem es gelingt, auf skeptische Fragen des Bankers souverän zu antworten und Lösungsansätze aufzuzeigen, beweist Kompetenz.

Denken Sie daran, dass Ihr Gesprächspartner ein Kaufmann ist, der daran interessiert ist, eine gute Rendite zu erwirtschaften. Machen Sie deutlich, dass es auch Ihnen um die Wirtschaftlichkeit der Praxis geht.

Hartnäckig bleiben
Gerade bei kleineren Vorhaben sind Banken oft sehr zurückhaltend, da sie fürchten, die Kosten der Darlehensbearbeitung und die Risiken würden keine ausreichende Bankrendite erbringen. Auch die Bearbeitung öffentlicher Förderanträge ist ihnen oft zu teuer und kompliziert. In diesen Fällen führt kein Weg daran vorbei, die Bank hartnäckig davon zu überzeugen, dass die Finanzierung auch für sie selbst ein gutes Geschäft ist.

Was ist das Ziel des Gesprächs?
Das Ziel des Gesprächs ist es, die Bank davon zu überzeugen, die Existenzgründung zu finanzieren. Erst in zweiter Linie geht es dann darum, welche Finanzierung die beste ist. Es ist deshalb nicht sinnvoll, sofort mit einem „Ich will ein Staatsdarlehen" zur Tür hereinzustürmen.

Rollenverteilung klären
Es spricht nichts dagegen, einen Berater mit zum Gespräch zu nehmen. Das Gespräch muss aber der Gründer führen und nicht sein Berater. Wer eine Planung nicht selber erklären kann, kann sie auch nicht umsetzen.

Anträge für Fördermittel immer vor der Investition stellen!
Bei der Beantragung von Fördermitteln sind unbedingt die Antragsfristen zu beachten. Anträge sind danach immer vor der Investition zu stellen. Dabei können zwischen Beantragung und Auszahlung einige Wochen vergehen. Vor der Beantragung von Fördermitteln dürfen allerdings bereits Gesellschaftsverträge geschlossen, Gewerbe angemeldet und Miet – und Pachtverträge abgeschlossen werden. Nach der Beantragung können die Verträge für die geplanten Investitionen unterzeichnet werden. Es ist zwar empfehlenswert, Therapiegeräte erst nach der Finanzierungszusage der Bank anzuschaffen. Zwingend ist dies allerdings nicht.

Konzept überprüfen
Wem es trotz aller Bemühungen nicht gelingt, ein Darlehen zu bekommen, sollte dies zum Anlass nehmen, sein Konzept noch einmal auf den Prüfstand zu stellen. Denn nichts ist so gut, dass es nicht noch besser gemacht werden könnte – auch das eigene Konzept nicht. Es ist deshalb sehr wichtig danach zu fragen, aus welchen Gründen das Darlehen abgelehnt wurde. Mit Sicherheit lassen sich hieraus Rückschlüsse für die nächste Konzepterstellung ziehen.

Das Bankgespräch

So kann es gelingen:

> *Heilpraktiker Klaus will eine Praxis für Naturheilkunde eröffnen. Der Abschluss eines Mietvertrages über gut gelegene Therapieräume steht kurz vor dem Abschluss. Der Businessplan ist erstellt und die notwendige Praxisausstattung ist ausgewählt, aber noch nicht bestellt. Klaus hat sich bereits einen Überblick darüber verschafft, welche Förderprogramme für ihn in Frage kommen. Nun vereinbart er telefonisch einen Termin beim Firmenkundenbetreuer seiner Hausbank und erkundigt sich, welche Unterlagen er zum Gespräch mitbringen soll und ob Teile der Unterlagen bereits vor dem Gespräch zugesendet werden sollen.*
>
> *Auf das Gespräch bereitet er sich gründlich vor. Zusammen mit seiner Freundin spielt er den möglichen Gesprächsverlauf durch und studiert so ein, wie er auf kritisches Nachfragen kompetent reagieren kann.*
>
> *Sollte er auf die angespannte Finanzlage vieler Heilpraktiker angesprochen werden, will er etwa Folgendes antworten: „In der Tat haben viele Heilpraktiker wirtschaftliche Schwierigkeiten. Man sollte aber nicht vergessen, dass es auch viele gibt, die überaus erfolgreich sind und Umsätze erzielen, die deutlich über denen vergleichbarer Arztpraxen liegen. Das Bild ist deshalb sehr uneinheitlich. Wie Sie aus dem Businessplan entnehmen können, plane ich mit meiner Praxis in erster Linie im Bereich der Sportrehabilitation tätig zu sein. Hier wurden bereits Kontakte zu Sportvereinen geknüpft. Ich denke auch, dass das Kursprogramm, das ich anbieten will, für weitere Umsätze sorgen wird."*
>
> *Beim Termin in der Bank erscheint Klaus gut vorbereitet. Er hat sämtliche Unterlagen dabei und fühlt sich allen Fragen gewappnet. Zuerst wird über das Vorhaben gesprochen, über die Lage im Gesundheitsbereich und über die Marktchancen der Praxisgründung. Als das Gespräch dann auf die Finanzierung kommt, kann Klaus sein vorhandenes Eigenkapital durch Belege nachweisen und den benötigten Betrag an Fremdkapital relativ genau beziffern. Klaus regt an, das ERP - Kapital für Gründung zu beantragen. Er weiß, dass Banken davon oft nicht sehr begeistert sind, weil sie mehr verdienen, wenn sie die gesamte Finanzierung selbst vornehmen. Er bleibt jedoch hartnäckig und kann letztlich den Kundenbetreuer überzeugen.*
>
> *Klaus ist sehr zufrieden mit dem Gespräch. Er hat sich mit seinen Finanzierungswünschen durchsetzen können und kann nun die ersten Anschaffungen tätigen.*

Der Praxiskauf

Es kann für einen Existenzgründer eine sinnvolle Möglichkeit sein, eine bestehende Praxis mit dem vorhandenen Patientenstamm zu übernehmen. Mit den vielfältigen Problemen rund um den Praxiskauf beschäftigt sich das folgende Kapitel.

Praxisbewertung

Der Wert jeder Heilpraktikerpraxis setzt sich aus gegenständlichen und personenbezogenen Elementen zusammen. Zur Praxis gehören also nicht nur die Einrichtungsgegenstände, die Patientenunterlagen, der Praxis – Pkw und das Therapiematerial, sondern auch die Beziehungen, die der Praxisinhaber zu seinen Patienten aufgebaut hat. Der materielle Praxiswert wird dabei als „Substanzwert", der ideelle Praxiswert als „Goodwill" bezeichnet.

Substanzwert

Substanzwert

- Alle Vermögenswerte der Praxis

Goodwill

Goodwill

- Das durch den Praxisnamen bestimmte Wirkungsfeld des bisherigen Praxisinhabers und dessen Beziehungen zu seinem Kundenstamm

Auch der Goodwill hat einen materiellen Wert, der sogar um ein Vielfaches über dem Substanzwert liegen kann. Da Patienten oft aus Gewohnheit weiter die Praxis aufsuchen, die ihnen bekannt ist, erhält der Erwerber die Chance, den vorhandenen Kundenstamm zu halten. Deshalb führt der Erwerb einer Praxis in der Regel zu geringeren Anlaufschwierigkeiten als der Aufbau einer neuen Praxis.

Bewertung des Substanzwertes

Die Bewertung der Substanz einer Praxis wirft in der Regel keine großen Probleme auf. Alle Werte, die übertragen werden sollen, sind zum Bewertungsstichtag zu bewerten und die sich daraus ergebenden Posten zu addieren. Zur besseren Übersichtlichkeit und Klarheit sollte stets eine Inventarliste angelegt werden, damit deutlich wird, welche Gegenstände übertragen werden.

Inventarliste

Raum	Gegenstand	Anzahl	Anschaffungsdatum	Anschaffungspreis	Schätzwert am Bewertungstag

Bewertung des Goodwills
Auf bedeutend größere Probleme stößt die Bewertung des Goodwills der Praxis. Da der ideelle Wert weitgehend von der Beurteilung der persönlichen Therapeuten – Patienten Beziehung und der Einschätzung der künftigen Ertragskraft der Praxis bestimmt wird, handelt es sich um eine materiell schwer fassbare Größe

Alle Möglichkeiten kommen in Betracht:
- die Bildung eines Durchschnittsumsatzes der letzten drei Jahre und eine darauf basierende pauschale Ermittlung des Goodwills (z.B. 30% dieses Betrages).
- Die Ermittlung des Durchschnittsgewinns der letzten Jahre und eine darauf basierende pauschale Ermittlung des Goodwills.

Problematisch ist die Wertermittlung, da es beim Goodwill um die Chancen des Erwerbers geht, an die Umsätze des Veräußerers anzuschließen. Da der Erfolg einer Praxis jedoch in erster Linie von den Fähigkeiten des Praxisinhabers abhängt, ist es schwierig zu prognostizieren, wie die Patienten auf den Inhaberwechsel reagieren. Üblicherweise fließen in die Bewertung folgende wertmindernde und werterhöhende Faktoren ein:

Wertmindernde Faktoren
- zu hohe Kosten für Angestellte
- fallende Umsätze
- zu hohe Miete oder auslaufender Mietvertrag
- ungünstige Lage

Werterhöhende Faktoren
- langes Bestehen der Praxis
- geringe Kosten für Angestellte
- günstiger Mietvertrag
- gute Lage
- konstante bis steigende Umsätze in den Jahren vor der Veräußerung
- Bereitschaft zur überleitenden Mitarbeit

Bestehende Mietverträge

Wenn die Praxis in den bestehenden Räumlichkeiten fortgeführt werden soll, kann der Erwerber nur dann in den Mietvertrag eintreten, wenn der Vermieter dem zustimmt.

Bestehende Mietverträge

➤ *Claudia ist Mieterin eines 100 qm großen Gewerberaums, in dem sie eine Heilpraktikerpraxis betreibt. Der Mietvertrag ist auf 5 Jahre befristet. Wenn Claudia ihre Praxis vor Ablauf der 5 Jahre verkaufen will, braucht sie hierfür die Zustimmung des Vermieters. Erhält sie die Zustimmung nicht, muss sie bis zum Ablauf des Mietverhältnisses selbst die Praxis weiter betreiben.*

Bestehende Arbeitsverträge

Bestehende Arbeitsverträge

Wechselt eine Praxis den Inhaber, so gehen die Arbeitsverhältnisse auf den neuen Inhaber über, ohne dass neue Arbeitsverträge geschlossen werden müssten. Die Rechte und Pflichten des neuen Arbeitgebers bleiben dieselben wie des bisherigen Arbeitgebers und auch an den Rechten und Pflichten der Arbeitnehmer ändert sich nichts.

Den Arbeitnehmern steht es jedoch frei, dem Übergang des Arbeitsverhältnisses zu widersprechen. Der Widerspruch muss innerhalb eines Monats erfolgen, nachdem der Arbeitnehmer von dem Betriebsübergang Kenntnis erlangt hat.

Behandlungsverträge

Behandlungsverträge

Wenn sich ein Patient in die Hände eines Heilpraktikers begibt, so schließt er mit ihm einen Behandlungsvertrag. Wird nun die Praxis verkauft, so hängt der Eintritt des neuen Praxisinhabers in diesen Vertrag von der Genehmigung des Patienten ab.

> ➤ *Petra behandelt ihre Stammpatientin Frau Moser seit vielen Jahren. Als Petra ihre Praxis an Luise verkauft, führt diese die Behandlungen von Frau Moser weiter. Falls Frau Moser damit einverstanden ist, tritt Luise in den bestehenden Behandlungsvertrag ein.*

Es ist sinnvoll, alle Patienten so früh wie möglich über den Praxisübergang zu informieren und sie nicht plötzlich vor vollendete Tatsachen zu stellen. Nur wenn es dem Erwerber gelingt, ein Vertrauensverhältnis zu dem bestehenden Kundenstamm aufzubauen, kann ein Abwandern von Patienten zu konkurrierenden Praxen verhindert werden.

Die erforderliche Mitwirkung des Praxisveräußerers sollte in den Vertrag mit aufgenommen werden:

„Veräußerer und Erwerber verpflichten sich, gemeinsam die Praxisübergabe den Patienten durch mündliche Unterrichtung, Anschreiben, Rundschreiben und durch Inserate in Zeitungen mitzuteilen. Der Veräußerer verpflichtet sich, den Erwerber auf Wunsch den Stammpatienten persönlich vorzustellen."

Überleitende Mitarbeit

Überleitende Mitarbeit

Sehr empfehlenswert ist auch die Vereinbarung einer überleitenden Mitarbeit, die von einigen Tagen bis zu mehreren Monaten dauern kann. Dabei kommt der Erwerber mit den Patienten persönlich in Kontakt und kann frühzeitig ein Vertrauensverhältnis aufbauen.

Beispiel für eine Vereinbarung über eine überleitende Mitarbeit:
Der Veräußerer der Praxis verpflichtet sich für die Dauer von ... Monaten nach Übergabe der Praxis zu einer überleitenden Mitarbeit in der übertragenen Praxis. Der Umfang der überleitenden Mitarbeit richtet sich danach, was erforderlich ist, um eine Einarbeitung des Übernehmers in laufende Behandlungen zu gewährleisten und um den Übernehmer mit allen für die Praxis wichtigen Patienten bekannt zu machen. Der Veräußerer steht zu diesem Zweck dem Übernehmer einen vollen Arbeitstag in der Woche zur Verfügung, erforderlichenfalls mehr. Für seine Mitarbeit erhält er ein Honorar von ... Euro je Stunde.

Konkurrenzschutzklausel

Durch den Kauf einer Praxis erhält der Erwerber eine Chance, die bisherigen Patienten der Praxis für sich zu gewinnen. Diese Chance läuft ins Leere, wenn der Veräußerer eine neue Praxis im räumlichen Umfeld der alten Praxis gründet oder auf andere Weise dem Erwerber Konkurrenz macht.

Bei der Konkurrenzschutzklausel auf den genauen Wortlaut achten

Um dies zu verhindern, sollte eine Konkurrenzschutzklausel vereinbart werden:
„Der Veräußerer verpflichtet sich, innerhalb von ... Jahren im Umkreis von ... Kilometern keine neue Heilpraktikerpraxis zu gründen, zu übernehmen oder eine vergleichbare Tätigkeit auszuüben. Bei Zuwiderhandlungen gegen das Konkurrenzverbot hat der Veräußerer eine Vertragsstrafe von ... zu zahlen. Ausgenommen von diesem Verbot sind gelegentliche Praxisvertretungen."
Bei der genauen Ausgestaltung der Klausel ist darauf zu achten, dass eine zu weite Fassung zur Unzulässigkeit führen kann, da alle Wettbewerbsbeschränkungen am Grundrecht der Berufsfreiheit zu messen sind. Diese wird beschränkt, wenn der Betroffene nicht mehr frei darüber entscheiden kann, ob und wo er sich selbständig macht. Konkurrenzschutzklauseln sind deshalb nach der Rechtsprechung nur dann zulässig, wenn sie „örtlich, zeitlich und gegenständlich das notwendige Maß nicht überschreiten".

Dabei gilt:
- eine unbefristetes Verbot ist in jedem Fall unzulässig
- es ist unzulässig, wenn dem Konkurrenten jegliche Tätigkeit in seinem Beruf verboten wird
- wenn die Frist zu lange bemessen wird oder die geographische Grenze zu weit gezogen wird, kann dies zur Unzulässigkeit führen

Der Konkurrenzschutz sollte deshalb enthalten:
- eine zeitliche Befristung auf max. 2 Jahre
- eine räumliche Begrenzung (max. 15 Kilometern in ländlichen Gebieten, weniger in Städten)
- eine Erlaubnis von gelegentlichen Praxisvertretungen.

Mustervertrag Praxiskauf

Praxiskaufvertrag

zwischen

(nachfolgend Verkäufer genannt)

....

und

(nachfolgend Erwerber genannt)

....

1. Verkauft und veräußert wird die vom Verkäufer unter der Anschrift ... betriebene Heilpraktikerpraxis. Hierzu zählen die Therapiegeräte, die Büroeinrichtung und die Einrichtung im Aufenthaltsraum. Die einzelnen Gegenstände ergeben sich aus der Inventarliste, die von beiden Parteien aufgestellt und unterschrieben wurde und die sich in der Anlage zu diesem Vertrag befindet (oder: Die Schätzung erfolgt durch ... und wird von beiden Parteien als verbindlich anerkannt). Mitübertragen wird auch der ideelle Praxiswert (Goodwill).

2. Mit Übergabe der Praxis gehen alle in der Inventarliste aufgeführten Einrichtungsgegenstände und Therapiegeräte in das Eigentum des Erwerbers über. Übertragung erfolgt wie besichtigt. Der Verkäufer haftet nicht für sichtbare und unsichtbare Sachmängel. Der Verkäufer versichert, dass die in der Inventarliste aufgeführten Gegenstände in seinem Alleineigentum stehen und frei von Rechten Dritter sind.

3. Die bis zum Zeitpunkt der Praxisübergabe entstandenen Honoraransprüche und sonstige Ansprüche aus laufenden Aufträgen stehen dem Verkäufer zu. Der Käufer übernimmt zwar die Endabrechnung der Aufträge und die Einziehung der Honorare, er rechnet jedoch nach Zahlungseingang unverzüglich mit dem Verkäufer ab.

4. Die Vertragspartner vereinbaren, gemeinsam mit dem Vermieter über den Eintritt des Erwerbers in den bestehenden Mietvertrag zu verhandeln. Der Kaufvertrag wird unter der aufschiebenden Bedingung geschlossen, dass der Vermieter dem Eintritt zustimmt. Der Erwerber wird in eine Erhöhung der Miete bis zu 20 vom Hundert einwilligen.

5. Dem Verkäufer wird untersagt, mit der veräußerten Praxis unmittelbar oder mittelbar in Wettbewerb zu treten, Wettbewerber in irgendeiner Weise zu fördern, zu beraten oder zu betreuen oder sich direkt oder indirekt an einem Unternehmen zu beteiligen, das mit der veräußerten Praxis in Wettbewerb steht oder in Zukunft stehen könnte. Das Wettbewerbsverbot gilt bis zum … Es beschränkt sich auf einen Umkreis von … Kilometern um den bisherigen Praxissitz. Die Vergütung für das Wettbewerbsverbot ist im Kaufpreis enthalten. Bei Verstoß gegen das Wettbewerbsverbot hat der Verkäufer dem Erwerber alles herauszugeben, was er aus der verbotenen Tätigkeit erlangt hat. Zusätzlich schuldet er eine Vertragsstrafe von … Euro für jede Verletzungshandlung. Bei fortgesetztem Verstoß gegen das Wettbewerbsverbot gilt die Wettbewerbstätigkeit in jedem Monat als Verletzungshandlung.

6. Der Kaufpreis für die Therapiegeräte, die Büroeinrichtung und die Einrichtung im Aufenthaltsraum beträgt … Der Kaufpreis für den Goodwill beträgt …. Der Gesamtkaufpreis beträgt … und ist am … zur Zahlung fällig (oder: Der Gesamtkaufpreis wird in monatlichen / vierteljährlichen / halbjährlichen / jährlichen Raten von je … Euro beginnend am … gezahlt). Bis zur vollständigen Bezahlung des gesamten Kaufpreises für die in der Inventarliste angeführten Gegenstände verbleiben diese im Eigentum des Verkäufers. Kommt der Erwerber in Zahlungsverzug, so ist der Verkäufer berechtigt, Verzugszinsen in Höhe von 5 % über dem jeweiligen Diskontsatz der Deutschen Bundesbank pro Jahr zu verlangen. Falls der Verkäufer in der Lage ist, einen höheren Verzugsschaden nachzuweisen, ist er berechtigt, diesen geltend zu machen. Der Erwerber ist nicht berechtigt, vor der vollständigen Regelung aller aus diesem Vertrag sich ergebenden Verbindlichkeiten gegenüber dem Verkäufer die übernommene Praxis oder Teile davon ohne Zustimmung des Verkäufers weiterzuveräußern. Bleibt der Erwerber mit seinen Zahlungsverpflichtungen aus diesem Vertrag mit einem Betrag von mindestens … Euro mehr als 2 Monate in Verzug, so kann der Verkäufer die Rückübertragung der Praxis auf sich verlangen, wobei der Erwerber Anspruch auf Rückzahlung von 50 Prozent der von ihm bis dahin geleisteten Zahlungen erheben kann.

7. Der Erwerber verpflichtet sich zur Fortführung der laufenden Verträge, die in dem diesem Vertrag als Anlage beigefügten Verzeichnis aufgeführt sind. Der Verkäufer verpflichtet sich, darauf hinzuwirken, dass der Erwerber im Verhältnis zu den Vertragspartnern an die Stelle des Verkäufers tritt.

8. Der Verkäufer verpflichtet sich, bei den einzelnen Mitarbeitern der Praxis auf die Fortführung der Arbeitsverträge mit dem Erwerber hinzuwirken. Der Verkäufer verpflichtet sich, dem Erwerber die anteiligen Kosten für Weihnachtsgeld und Urlaubsgeld zu erstatten.

9. Der Verkäufer verpflichtet sich, seinen Steuerberater zu ermächtigen, dem Erwerber alle erforderlichen Auskünfte über die Personalausgaben für die Zeit vom … bis zum … zu erteilen.

10. Die im Vertragstext genannten Anlagen sind Bestandteil dieses Vertrages.

11. Die Kosten für den Abschluss und Vollzug dieses Vertrages tragen die Vertragsparteien je zur Hälfte.

12. Die Vertragsparteien gehen davon aus, dass alle Vereinbarungen des Vertrages rechtswirksam sind. Sollte eine Regelung des Vertrages rechtsunwirksam sein, so wird dadurch die Wirksamkeit der übrigen Bestimmungen nicht berührt. Für diesen Fall verpflichten sich die Vertragsparteien, die unwirksame Bestimmung durch eine wirksame zu ersetzen, mit welcher wirtschaftlich möglichst dasselbe erreicht wird.

13. Nebenabreden und Änderungen des Vertrages bedürfen zu ihrer Gültigkeit der Schriftform.

Die Praxisräume

Was ist ein guter Standort und was ist ein schlechter? Wie findet man geeignete Räume? In diesem Kapitel geht es darum, auf was Sie bei der Wahl ihrer Praxisräume achten müssen.

Eine erfolgreiche Praxis lässt sich nicht überall gründen. Viele Kriterien müssen erfüllt sein, um den wirtschaftlichen Erfolg sicherzustellen. So muss die Praxis einerseits am richtigen Standort errichtet werden und andererseits von Ihrer Größe und ihrem Zuschnitt für die Pläne des Gründers geeignet sein.

Der richtige Standort

Hier sind folgende Fragen zu beantworten:
- Wie sehen die wirtschaftlichen Verhältnisse und Rahmenbedingungen am geplanten Standort aus?
- Wie viele Einwohner gibt es am Ort der Praxis bzw. im Einzugsbereich?
- Wie ist die Einwohnerstruktur? Gibt es viele alte Menschen oder handelt es sich um ein Neubaugebiet mit hauptsächlich junger Bevölkerung?
- Wie sieht die soziale Struktur der Bevölkerung aus?
Gibt es viele Privatversicherte oder viele Sozialhilfeempfänger?
Wie hoch ist die Arbeitslosenquote und wie entwickelt sich der Arbeitsmarkt?
- Gibt es eher Abwanderungstendenzen oder gibt es vermehrte Zuwanderung?
- Wie ist die Verkehrsanbindung
(Bus- und Straßenbahnhaltestellen, Parkplätze)?
- Sind sogenannte „Frequenzbringer" in der Nähe
(Firmen, Behörden, Einkaufszentren)?
- Wie viele konkurrierende Praxen gibt es am Ort?
- Gibt es Krankenhäuser in der Nähe?
- Besteht die Möglichkeit, mit nahe gelegenen Kliniken oder Gesundheitszentren zu kooperieren?

Die größten Probleme tauchen erfahrungsgemäß immer dann auf, wenn es darum geht, die Konkurrenzsituation vor Ort zu prüfen. Die Versorgung mit Heilpraktikern kann in fast allen Bundesländern als ausreichend betrachtet werden. Versorgungslücken gibt es daher so gut wie keine mehr. Wer in einer größeren Stadt eine Praxis eröffnen will, wird schnell feststellen, dass in manchen Straßen mehrere Praxen nur wenige Meter nebeneinander liegen und es dort zahlreiche Heilpraktiker gibt, denen es nur mit großer Mühe gelingt, ein ausreichendes Einkommen zu erwirtschaften.
Spricht das nun generell gegen eine Existenzgründung an solchen Orten?
Die Situation ist vergleichbar mit der Situation in den meisten Wirtschaftszweigen. Auch in den meisten Bereichen außerhalb des Gesundheitsbereiches gibt es einen gesättigten Markt und dennoch zahlreiche Gründungen, die trotz einem schwierigen Um-

Gründungen können auch in einem gesättigten Markt gelingen

feld erfolgreich sind. Im Gegensatz zu früher genügt es heute allerdings in der Regel nicht mehr, Praxisräume anzumieten und ein Schild am Haus zu befestigen. Erfolg setzt heute mehr denn je eine gute Planung und das Wissen darüber voraus, wie es gelingen kann, sich selbst positiv vom bestehenden Angebot abzuheben.

> ➤ *Philipp will sich als Heilpraktiker in Berlin - Wedding selbstständig machen. Schöne, große und preiswerte Praxisräume hat er bereits in Aussicht. Problematisch ist jedoch, dass sich in unmittelbarer Nähe ein Arzt für Naturheilkunde und ein weiterer Heilpraktiker befinden.*
> *Philipp stellt allerdings fest, dass sich Patienten des Arztes häufig über lange Wartezeiten beschweren und dass von dem anderen Heilpraktiker nur Behandlungen angeboten werden, die von den meisten Patienten als „sehr esoterisch" bezeichnet werden.*
> *Philipp entschließt sich deshalb trotz der bestehenden Konkurrenz zum Schritt in die Selbstständigkeit. Bei ihm soll kein Patient lange auf seinen Termin warten müssen, es sollen bekannte Therapieformen wie Shiatsu und Akupunktur angeboten werden und zusammen mit einer befreundeten Psychologin will er Kurse zur Raucherentwöhnung anbieten. Er ist sich sicher, dass es ihm so schnell gelingen wird, sich und seine Praxis bekannt zu machen.*

Es gibt nichts, das man nicht noch besser machen könnte. Das gilt auch für das Angebot anderer Praxen. Konkurrenz in der Nähe erschwert deshalb zwar eine Existenzgründung. Wer aber eine Vorstellung davon hat, wie er selbst die Sache noch besser machen könnte, hat trotzdem gute Erfolgschancen.

Die richtigen Räume

Größe der Praxis
Die Praxis sollte in jedem Fall so groß sein, dass ein vom Behandlungsraum getrennter Wartebereich vorhanden ist. Darüber hinaus sollte ein Existenzgründer bedenken, dass Patienten aus dem Erscheinungsbild der Praxis Rückschlüsse auf die Kompetenz des Heilpraktikers ziehen. Wer seine Praxis in einem muffigen Kellerloch einrichtet, hat es deshalb in der Regel schwer, seine Patienten davon zu überzeugen, dass sie bei ihm in guten Händen sind.

Zuschnitt der Räume
Zusätzlich zur gewünschten Quadratmeterzahl muss die Praxis auch über einen geeigneten Zuschnitt verfügen.
- Sind die Räume so zueinander angeordnet, dass die Wege möglichst kurz sind?
- Sind die Räume für den geplanten Zweck funktionsgerecht gegliedert?

Abdichtung
Entscheidend ist auch die Schallisolierung.
- Sind die Räume ausreichend gegen Geräusche abgedichtet (Straßenlärm,

Gespräche im Treppenhaus, Nachbarwohnungen)?
· Sind die Räume untereinander abgedichtet, damit nicht jeder die Gespräche der anderen mithören muss?

Toiletten

Falls invasive Tätigkeiten durchgeführt werden (Akupunktur, Injektionen, Blutiges Schröpfen etc.) und Personal beschäftigt wird, sind die Regeln der Berufsgenossenschaft für Gesundheitsdienst und Wohlfahrtspflege (BGR 250/TRBA 250) zu beachten. Diese Regeln verlangen, dass den Arbeitnehmern „gesonderte, für Patienten nicht zugängliche Toiletten zur Verfügung zu stellen" sind (Nr. 4.1.1.2 der Regeln).

> ➤ *Wenn Philipp invasive Techniken bei seinen Patienten anwendet, muss die Praxis nur dann zwei Toiletten haben, wenn er Angestellte beschäftigt. Arbeitet er allein, so ist die Richtlinie der Berufsgenossenschaft nicht anwendbar.*

Handwaschbecken

Wenn invasive Maßnahmen vorgenommen werden, besagt die Empfehlung „Händehygiene" des Robert Koch-Institutes aus dem Jahr 2000: „Für jedes Patientenzimmer muss eine für die Beschäftigten leicht erreichbare Waschgelegenheit verfügbar sein. Waschgelegenheiten müssen ebenso in Räumen angebracht werden, in denen diagnostische oder invasive Maßnahmen bzw. Arbeiten durchgeführt werden, die Maßnahmen der Händehygiene erfordern."

Die meisten Gesundheitsämter sehen es als ausreichend an, wenn in der Nähe des Patientenzimmers eine Waschgelegenheit vorhanden ist. Denn vom Robert - Koch Institut wird nicht das Händewaschen vor und nach invasiven Tätigkeiten gefordert, sondern eine hygienische Händedesinfektion. Deshalb muss in jedem Raum, in dem invasive Maßnahmen erfolgen, zwingend die Möglichkeit zur handberührungsfreien Entnahme eines Händedesinfektionsmittels vorhanden sein. Es muss jedoch nicht in jedem Patientenzimmer ein Handwaschbecken vorhanden sein.

Für Existenzgründer empfiehlt es sich, vor der Anmietung der Praxisräume mit ihrem örtlich zuständigen Gesundheitsamt abzuklären, welche Meinung man dort zum Thema Handwaschbecken vertritt.

Werden Angestellte beschäftigt, verlangt die Berufsgenossenschaft für Gesundheitsdienst und Wohlfahrtspflege (BGR 250/TRBA 250), den Beschäftigten „leicht erreichbare Händewaschplätze mit fließendem warmen und kalten Wasser, Direktspender für Händedesinfektionsmittel, hautschonende Waschmittel, geeignete Hautschutz- und -pflegemittel und Einmalhandtücher zur Verfügung zu stellen."

Rechtliche Eignung

Es empfiehlt sich, vor der Gründung die Auskunft von der zuständigen Stelle der Stadt oder der Gemeinde (Bauordnungsamt / Bauverwaltungsamt) einzuholen, ob einer Existenzgründung in den vorgesehenen Räumen rechtliche Bedenken entgegenstehen. Zudem muss gewährleistet sein, dass ein ungehinderter Zugang zu den Räumen besteht

Auskunft vom Bauordnungsamt einholen

und die Statik der gemieteten Räume für die geplante Nutzung geeignet ist.

Häufig gibt es Schwierigkeiten mit sogenannten Zweckentfremdungsverordnungen. Diese Verordnungen sollen dazu beitragen, den Wohnungsbestand in den festgelegten Gebieten zu erhalten und verhindern, dass Wohnungen in gewerbliche Flächen umgewandelt werden. Meist wird eine solche Umwandlung dennoch genehmigt, wenn der Antragsteller adäquaten Ersatzwohnraum an anderer Stelle zur Verfügung stellen kann oder wenn er gegenüber der Gemeinde nachweist, dass die gewerbliche Nutzung der Öffentlichkeit zugute kommt.

Soll die Praxis in einer Eigentumswohnung gegründet werden auf die das Wohnungseigentumsgesetz anwendbar ist, so sind die Nutzungsbeschränkungen in Teilungserklärung und Gemeinschaftsordnung zu beachten. Wenn dort festgelegt wurde, dass die Wohnung ausschließlich zu Wohnzwecken genutzt werden darf, so ist eine Praxisgründung hier nicht zulässig.

Wird die Praxis in einer Mietwohnung gegründet, ist die Erlaubnis des Vermieters einzuholen, wenn viele Lärm verursacht wird, Mitarbeiter beschäftigt werden oder viel Kundenbesuch erfolgt.

Stellplatzablöse

Vor Unterzeichnung des Mietvertrages sollte außerdem geklärt werden, ob und in welcher Höhe der Mieter Kosten für eine Stellplatzablöse zu zahlen hat. Auch hier sollte möglichst frühzeitig Kontakt mit den zuständigen Behörden aufgenommen werden.

> ➤ *Jörg will eine Praxis eröffnen und hat bereits Räume in Aussicht. Leider ist es nicht möglich, im Bereich der Praxis Stellplätze mit anzumieten. Um zu klären, ob dies zu Problemen führen kann, wendet er sich an die Baubehörde seiner Stadt.*
>
> *Dort erfährt er, dass sich die Anzahl der erforderlichen Stellplätze nach einem komplizierten System berechnet, bei dem unter anderem die Art der Vornutzung, die Quadratmeterzahl der Praxis und die Art der jetzigen Nutzung mitentscheidend sind. In seinem Fall seien für die Praxis drei Stellplätze erforderlich. „Wenn Sie die nicht vorweisen können, müssen Sie eben eine Stellplatzablöse bezahlen. Das wären dann pro Stellplatz 10.000 Euro", meint der zuständige Beamte achselzuckend.*

✎ Checkliste Praxisräume

Sind die Praxisräume groß genug? Ja ❑ Nein ❑

Ist die Zahl der Räume ausreichend? Ja ❑ Nein ❑

Ist die Raumaufteilung zweckmäßig? Ja ❑ Nein ❑

Sind Parkplätze vorhanden?	Ja ❑	Nein ❑
Sind die Räume für Behinderte erreichbar?	Ja ❑	Nein ❑
Sind vor der Zulassung Renovierungen erforderlich?	Ja ❑	Nein ❑
Sind die Räume ausreichend schallisoliert?	Ja ❑	Nein ❑
Ist eine Stellplatzablöse zu zahlen?	Ja ❑	Nein ❑
Sind Handwaschbecken vorhanden?	Ja ❑	Nein ❑

Die Suche

Für die Suche nach Praxisräumen stehen viele Möglichkeiten zur Verfügung: *Immobiliensuche*
- Immobilienanzeige der örtlichen Tageszeitung
- Immobilienanzeigen überregionaler Tageszeitungen (FAZ, Süddeutsche)
- Immobilienbörsen im Internet
  http://www.immobilienscout24.de/
  http://www.immoportal.de/immobilien/immobilienangebote/
  http://www.immobilienkatalog.de/
  http://www.rdm-bundesverband.de/
  http://vdm.de/
- Immobilienangebote der örtlichen Makler
- Immobilienangebote der örtlichen Industrie- und Handelskammer

Der Mietvertrag

> ➤ *Nachdem sich Klaus zur Selbständigkeit entschlossen hat, steht er nun kurz vor der Unterzeichnung des Mietvertrages über die Praxisräume. „Das ist für mich kein großes Thema", denkt er sich. „Schließlich bin ich ja selber schon fünfmal umgezogen. Mit Mietverträgen kenne ich mich deshalb schon aus."*

Das ist ein Irrtum. Wer sich mit Wohnraummietverträgen auskennt, muss wissen, dass bei Gewerbeimmobilien andere Regelungen gelten. Hier gibt es keine Kündigungsschutzvorschriften und keinen speziellen Räumungsschutz. Es gibt keine Sozialklausel und auch keine Vorschriften zur Regelung der Miethöhe.

Unterschied Wohnraum-, Gewerberaummietrecht

Wohnraummietrecht	*Gewerberaummietrecht*
Der Vermieter darf nur kündigen, wenn er ein berechtigtes Interesse an der Beendigung des Mietverhältnisses hat.	Der Vermieter darf auch dann kündigen, wenn er kein berechtigtes Interesse nachweisen kann.
Der Mieter kann einer Kündigung widersprechen, wenn die Beendigung des Mietverhältnisses für ihn, seine Familie oder einen Angehörigen seines Haushaltes eine ungerechtfertigte Härte bedeuten würde.	Ob die Kündigung des Vertrages durch den Vermieter für den Mieter eine Härte darstellt, interessiert im Gewerberaummietrecht nicht. Hier sind auch Kündigungen wirksam, die den Mieter seiner Existenzgrundlage berauben.

Für Gewerbemieträume gelten eigene Regelungen

Mietverträge über Gewerberäume müssen nicht zwingend schriftlich geschlossen werden. Auch mündliche Verträge sind deshalb gültig. Es empfiehlt sich aber schon aus Beweisgründen, in jedem Fall einen schriftlichen Vertrag zu schließen.

Dieser sollte folgende Punkte beinhalten:
- Im Mietvertrag sollte das Mietobjekt und dessen Nutzung genau festgelegt werden. Dabei sollten die Räume genau beschrieben und auch Abstellräume und Lagerräume in den Vertrag mit aufgenommen werden.
- Auch die Höhe der Miete („Mietzins") und die Möglichkeit von Mieterhöhungen sollten klar vereinbart werden. Es gibt keine gesetzliche Regelung, die die Höhe des Mietzinses beschränken würde. Eine Grenze bildet lediglich der sittenwidrige Mietwucher. Bei der Regelung von Mieterhöhungen gibt es viele unterschiedliche Möglichkeiten. So kann etwa vereinbart werden, dass sich Mieterhöhungen an der Steigerung des Lebenshaltungsindexes orientieren oder es wird bereits bei Vertragsschluss festgelegt, in welchen Abständen die Miete um welchen Betrag steigt.
- Im Vertrag sollte geregelt werden, in welchem Umfang dem Mieter ein Recht auf Außenwerbung zusteht. Dabei empfiehlt es sich, möglichst genau die beabsichtigten Werbemaßnahmen zu beschreiben (Größe des Praxisschildes, Beleuchtung, etc.). Falls größere Werbemaßnahmen geplant sind, empfiehlt es sich auch hier, vorab Kontakt zur örtlichen Baubehörde aufzunehmen, da manche Bauordnungen Beschränkungen für Werbemaßnahmen enthalten.
- Im Gegensatz zum Wohnraummietrecht können bei Gewerberäumen alle Nebenkosten (z.B. Verwaltungskosten und Erbbauzinsen) auf den Mieter umgelegt werden. Es sollten deshalb alle Nebenkosten genau im Vertrag aufgeführt werden und ein Verteilungsschlüssel festgelegt werden, der die Umlegung auf die einzelnen Mietparteien regelt. Folgende Kosten hat der Mieter in der Regel zusätzlich zur Miete zu tragen:
    - Kosten für Schornsteinreinigung und Hausreinigung

- Kosten für Heizung und Warmwasser
- Kosten für Beleuchtung
- Kosten der Sach- und Haftpflichtversicherung
- Kosten für Gartenpflege und Ungezieferbekämpfung
- Kosten für Wasserversorgung und Entwässerung

· Falls der Mieter seine Praxis zu einem späteren Zeitpunkt verkauft, kann sie nur dann in den bisher angemieteten Räumlichkeiten fortgeführt werden, wenn der Vermieter dem Eintritt des Erwerbers in den laufenden Mietvertrag zustimmt oder ein neuer Vertrag zwischen dem Erwerber und dem Vermieter geschlossen wird. Hier sollte bereits vorab eine Klausel in den Mietvertrag aufgenommen werden, dass der Erwerber zu gleichen Konditionen einen neuen Vertrag schließen bzw. in den bestehenden Vertrag eintreten kann.

· Der Mieter der Praxisräume sollte sich das Recht einräumen lassen, weitere Gesellschafter aufzunehmen.

· Im Gewerbemietrecht enden befristete Mietverhältnisse dann, wenn die vereinbarte Frist abgelaufen ist. Unbefristete Mietverhältnisse enden durch Kündigung. Da es keine Kündigungsschutzvorschriften gibt, kann der Vermieter spätestens am 3. Werktag eines Kalendervierteljahres für den Ablauf des nächsten Kalendervierteljahres die Kündigung aussprechen. Um dies zu verhindern, werden in der Regel längere Vertragslaufzeiten vereinbart. Wer etwa einen Mietvertrag mit einer Vertragslaufzeit von 10 Jahren abschließt, kann während dieser Zeit nicht ordentlich gekündigt werden. An die vereinbarte Laufzeit ist allerdings auch der Mieter gebunden. Wirtschaftliche Schwierigkeiten oder eine Aufgabe der Selbstständigkeit sind kein Grund für eine Kündigung. Eine lange Laufzeit ist deshalb ein zweischneidiges Schwert. Einerseits ist der Mieter während dieser Zeit vor ordentlichen Kündigungen geschützt. Er selbst muss sich jedoch auch an die Laufzeit halten und kann nicht etwa deshalb kündigen, weil seine Praxis jeden Monat Verluste erwirtschaftet. Er muss in diesem Fall darauf hoffen, dass der Vermieter bereit ist, ihn vorzeitig über einen Aufhebungsvertrag aus dem Vertrag zu entlassen.

· Fristlose außerordentliche Kündigungen sind immer dann zulässig, wenn Umstände vorliegen, die so schwerwiegend sind, dass eine Fortsetzung des Vertrages nicht mehr zuzumuten ist. Manche dieser Gründe (vertragswidriger Gebrauch, Zahlungsverzug) sind bereits gesetzlich bestimmt (wirtschaftliche Probleme des Mieters oder eine Aufgabe der Praxis sind keine Gründe!). Welche wichtigen Gründe die Vertragsparteien sonst noch zur fristlosen Kündigung berechtigen sollen, kann im Mietvertrag vereinbart werden.

· Bei befristeten Mietverhältnissen sollte eine Verlänge¬rungsklausel bzw. eine Verlängerungsoption aufgenommen werden. Bei Verträgen mit Verlängerungsklausel wird das Mietverhältnis automatisch um eine bestimmte Zeitspanne verlängert, wenn nicht zum Ablauf der Mietzeit gekündigt wird. Bei einer Verlängerungsoption hat der Mieter das Recht, den Vertrag durch eine Erklärung gegenüber dem Vermieter zu verlängern. Wenn das Recht nicht ausgeübt wird, endet der Vertrag.

- Im Vertrag sollte festgelegt werden, ob und in welchem Rahmen der Mieter das Recht hat, einen Nachmieter zu stellen oder die Praxis unterzuvermieten.
- Es sollte vereinbart werden, in welchem Zustand der Mieter die Praxisräume übernommen hat und in welchem Zustand sie nach Ablauf des Mietverhältnisses zurückzugeben sind. Dies gilt insbesondere für die Frage, ob der Mieter Einbauten und Einrichtungen entfernen muss.
- Durch eine Konkurrenzschutzklausel sollte der Vermieter verpflichtet werden, keine Praxisräume im gleichen Objekt an eine konkurrierende Praxis zu vermieten.

Mustervertrag Gewerberaummietvertrag

Gewerberaummietvertrag

Zwischen

....
(Vermieter)

und

....
(Mieter)

wird folgender Geschäftsraummietvertrag geschlossen:

§ 1 Mietobjekt

(1) Vermietet werden im Haus ... (Straße, Hausnummer) zum Betrieb einer Praxis für Naturheilkunde folgende Räume:

....

Die Mietfläche beträgt .... qm.

(2) Für die genannten Räume erhält der Mieter folgende Schlüssel:

....

....

(3) Schäden an diesen Räumen sind dem Vermieter unverzüglich anzuzeigen.

§ 2 Mietzweck

(1) Die Vermietung erfolgt zum Betrieb einer Heilpraktikerpraxis mit bis zu vier Beschäftigten.
(2) Das Mietobjekt darf nur zu dem vertraglichen Zweck genutzt werden.
(3) Änderungen des Nutzungszwecks bedürfen der vorherigen Zustimmung des Vermieters.
(4) Bis Vertragsbeginn kann der Mieter durch schriftliche Erklärung gegenüber dem Vermieter von diesem Vertrag zurücktreten, wenn ihm die gewerbliche Erlaubnis zur oben genannten Nutzung nicht erteilt wird, und zwar auch dann, wenn dies aus Gründen geschieht, die in seiner Person liegen. Wird dem Mieter die Zulassung für den Betrieb des Gewerbes nicht erteilt, können hieraus keinerlei Rechte gegenüber dem Vermieter hergeleitet werden.

§ 3 Ausstattung der Mieträume

Der Mieter übernimmt die Mietsache in dem Zustand, in dem sie sich befindet. Der Mieter erkennt diesen Zustand als vertragsgemäß an. Die Mieträume enthalten folgendes Inventar:

....

....

§ 4 Mietdauer

Das Mietverhältnis beginnt am ... und endet am ...
Es verlängert sich hiernach um ... Jahr(e), falls es nicht mindestens sechs Monate vor Ablauf durch eingeschriebenen Brief gekündigt wird. Für die Rechtzeitigkeit ist entscheidend der Zugang des Kündigungsschreibens.

§ 5 Kündigung aus wichtigem Grunde

(1) Der Vermieter ist berechtigt, das Mietverhältnis aus wichtigem Grund zu kündigen, wenn der Mieter
    a) mit den Zahlungsverpflichtungen in Verzug gerät und der rückständige Betrag ... Euro übersteigt.
    b) seine vertraglichen Verpflichtungen schuldhaft verletzt und sie nicht innerhalb einer angemessenen Zeit nach Zugang einer Mahnung erfüllt.
(2) Der Mieter ist berechtigt, das Mietverhältnis aus wichtigem Grund zu kündigen, wenn der Vermieter
    a) seine mietvertraglichen Verpflichtungen in einem solchen Maß verletzt, dass dem Mieter eine Fortsetzung des Mietverhältnisses nicht zugemutet werden kann.
    b) den Mieter vertragswidrig in seinen Rechten beschränkt.

§ 6 Mietzins

(1) Der monatliche Mietzins beträgt... Euro. Er ist monatlich im Voraus, spätestens am 3. Werktag jeden Monats, porto- und spesenfrei an den Vermieter auf dessen Konto ... zu zahlen.

(2) Daneben trägt der Mieter folgende Betriebs- und Nebenkosten:
- die Kosten der Entwässerung
- laufende öffentliche Lasten des Grundstücks,
- die Kosten der Straßenreinigung, der Ungezieferbekämpfung, der Beleuchtung, der Schornsteinreinigung und der
- Müllabfuhr
- anteilige Heizkosten

Erhöhen sich die Betriebs- und Nebenkosten, so ist der Vermieter berechtigt, die Kosten durch schriftliche Erklärung auf den Mieter umzulegen.

§ 7 Neufestsetzung des Mietzinses
(1) Ändert sich der von dem Statistischen Bundesamt veröffentlichte Verbraucherpreisindex auf der Basis 2000 = 100 gegenüber dem für den Monat des Vertragsabschlusses veröffentlichten Index um mindestens 10 Prozent, so kann der Vermieter eine Anpassung des Mietzinses verlangen. Maßstab dafür soll die Veränderung des Indexes sein, soweit dies der Billigkeit entspricht. Die Änderung des Mietzinses wird ab dem auf das Änderungsverlangen folgenden Monat wirksam. Bei jeder weiteren Indexänderung gegenüber der jeweils letzten Änderung des Mietzinses ist diese Regelung entsprechend anwendbar.

§ 8 Mietkaution
Der Mieter leistet vor Vertragsbeginn eine Kaution in Höhe von 3 Monatsmieten. Die Kaution ist vom Vermieter auf einem gesondert geführten Konto aufzubewahren.

§ 9 Bauliche Veränderungen, Ausbesserungen
(1) Bauliche Veränderungen an den Mieträumen darf der Mieter nur nach Vorliegen der schriftlichen Zustimmung des Vermieters vornehmen lassen. Die Zustimmung darf verweigert werden, wenn ein wichtiger Grund vorliegt.
(2) Ausbesserungen und bauliche Veränderungen, die zur Erhaltung des Gebäudes, zur Abwendung drohender Gefahren oder zur Beseitigung von Schäden dienen, darf der Vermieter ohne Zustimmung des Mieters vornehmen lassen. Sollten diese Arbeiten aus anderen Gründen vorgenommen werden, so bedarf es einer Zustimmung des Mieters dann nicht, wenn sie den Mieter nur unwesentlich beeinträchtigen; es entstehen keine Schadensersatzansprüche und Ansprüche zur Mietminderung.
(3) Von beabsichtigten baulichen Tätigkeiten am Gebäude, die den Mieter beeinträchtigen könnten, hat der Vermieter ihn so rechtzeitig zu verständigen, dass der Mieter Vorkehrungen zur Weiterführung seines Betriebes treffen kann. Unterbleibt diese Benachrichtigung, so entsteht dem Mieter ein Anspruch auf Schadensersatz/Mietminderung.
(4) Der Vermieter darf die Geschäftsräume nach vorheriger Ankündigung während der Geschäftszeiten, auch in Abwesenheit des Mieters, betreten, um sich vom Zustand der Räume zu überzeugen. Dieses Recht kann auch durch einen Bevollmächtigten ausgeübt werden.

§ 10 Nutzungsänderung, Untervermietung, Nachmieter

(1) Der Mieter darf die Räume nur mit schriftlicher Zustimmung des Vermieters zu einem anderen als den im Vertrag festgelegten Zweck nutzen.

(2) Eine Untervermietung ist nur mit schriftlicher Zustimmung des Vermieters gestattet. Die Zustimmung kann verweigert werden, wenn ein wichtiger Grund vorliegt. Sie kann aus wichtigem Grund widerrufen werden.

(3) Der Mieter ist berechtigt, einen Nachmieter zu stellen, der in den Mietvertrag zu den gleichen Bedingungen innerhalb der Restlaufzeit des Vertrages eintritt, sofern gegen die Bonität des Nachmieters, gegen dessen Person und die Branche (auch im Hinblick auf einen Konkurrenzschutz) keine Einwendungen bestehen. Der Vermieter ist verpflichtet, mit diesem Mieter zu unveränderten Bedingungen einen Vertrag für die Restlaufzeit abzuschließen.

§ 11 Außenreklame

(1) Der Mieter ist berechtigt, an der Forderfront des Gebäudes ein Firmenschild anzubringen, soweit der Gesamteindruck der Gebäudefront dadurch nicht beeinträchtigt wird. Die Vorschriften über Außenreklame sind zu beachten.

(2) Verlegt der Mieter nach Beendigung des Mietverhältnisses seinen Betrieb, so ist er berechtigt, ein halbes Jahr an der Eingangstür ein Hinweisschild anzubringen.

§ 12 Sachen des Mieters

(1) Der Mieter versichert, dass die Sachen, die er in die Mieträume einbringen wird, in seinem freien Eigentum stehen, abgesehen von handelsüblichen Eigentumsvorbehalten.

(2) Folgende Sachen sind hiervon ausgenommen:

....
....
....
....
....

§ 13 Wettbewerbsschutz

Der Vermieter verpflichtet sich, während der Mietzeit weder auf dem Mietgrundstück noch auf ihm gehörenden Nachbargrundstücken (Straße, Hausnummer) gewerbliche Räume an einen Mitbewerber des Mieters zu vermieten.

Diese Verpflichtung erstreckt sich nicht auf den Fall einer Änderung des Nutzungszwecks der Mieträume.

§ 14 Sonstige Vereinbarungen

(1) Mündliche Nebenabreden zu diesem Vertrag bestehen nicht.

(2) Änderungen oder Ergänzungen des Vertrages sind nur wirksam, wenn sie schriftlich vereinbart werden.

(3) Sollte eine Bestimmung dieses Vertrages nicht wirksam sein, so wird hierdurch die Rechtswirksamkeit des gesamten Vertrages nicht berührt.

... , den ...

....
(Vermieter)

....
(Mieter)

Die Praxisräume – Ausstattung

In diesem Kapitel erfahren Sie, auf was bei der Wahl der Praxisausstattung zu achten ist.

Bei der Anschaffung der Praxisausstattung ist eine Vielzahl von Fragen zu klären: Muss neu tapeziert werden, ist ein neuer Bodenbelag nötig ist oder sind sonstige Renovierungen vorzunehmen? Welche Telefonanlage soll angeschafft werden? Wo gibt es preiswerte Büromaterialien?

Bodenbelag

Für die Wahl des Bodenbelags gibt es viele Möglichkeiten:

Laminat
Laminat kommt dort zum Einsatz, wo ein strapazierfähiger und pflegeleichter Bodenbelag gefragt ist.
Laminatböden sind mehrschichtig aufgebaut. Die Deckschicht besteht aus faserhaltigem Material, das mit wärmehärtendem Kunstharz zusammen geprasst wird. Die Trägerplatte besteht in der Regel aus einem Holzwerkstoff (z.B. Spanplatte). Die Kosten liegen bei etwa 6 bis 27 Euro pro Quadratmeter. Parkett kostet dagegen bis zu 50 Euro. Ein wichtiges Kriterium für die Qualität des Laminats ist der so genannte Taber - Test, mit dem die Beständigkeit gegen Abrieb geprüft wird. Daneben unterscheiden sich qualitativ hochwertige Laminatböden von qualitativ minderwertigen vor allem hinsichtlich der Beständigkeit gegen Druck- und Stoßbeanspruchung, der Fleckenunempfindlichkeit, der Lichtechtheit und der Abhebefestigkeit der Deckschicht. Vor allem bei minderwertigem Material kann es unter Feuchtigkeitseinfluss leicht zu Aufquellungen kommen. Laminat wird je nach Belastbarkeit in verschieden Nutzungsklassen eingeteilt. Dabei ist Nutzungsklasse 31 für gewerbliche Bereiche mit geringer oder zeitweiser Beanspruchung wie etwa Kleinbüros geeignet, Nutzungsklasse 32 für Gewerbe mit mittlerer Belastung (z.B. Kindergärten) und Nutzungsklasse 33 für Gewerbe mit starker Belastung (z.B. Kaufhäuser).

Parkett
Unterschieden wird der konventionelle versiegelte Parkett und der unversiegelte Parkett, der vor allem von Baumärkten angeboten wird. Bei diesem wird die Oberflächenbehandlung mit Wachs oder biologischem Hartöl vorgenommen.
Parkettböden sind fußwarm und wärmeisolierend. Dennoch sollten vor allem die untersten Böden eines Hauses zusätzlich mit geeigneten Wärmedämmstoffen isoliert werden. In den letzten Jahren haben sich mehrere Anbieter am Markt etabliert, die sich auf die Verlegung preiswerten Industrieparketts verlegt haben. Parkett ist dadurch zu einer finanziell erschwinglichen Alternative geworden.
z.B.: Bembé-Parkettfabrik: www.bembe.de (bundesweit 60 Verkaufsstellen)

Teppichboden

Bei der Auswahl eines Teppichbodens ist darauf zu achten, dass ein strapazierfähiger Belag mit unempfindlicher Farbgestaltung gewählt wird. Bei melierten und gedeckten Farbtönen fallen Schmutzflecken weniger auf, als bei einem hellen Belag.

Zu beachten ist außerdem, dass der Fußboden desinfizierbar sein muss. Da nicht jeder Teppichboden desinfizierbar ist, ist darauf zu achten, dass ein entsprechender Industrie-Teppichboden gewählt wird, dessen Farbe auch nach der Behandlung mit Desinfektionsmitteln vollständig erhalten bleibt. Diese Teppiche sind aus Synthetik und haben wie andere Teppichböden die Eigenschaft, auch noch nach längerer Zeit zu riechen. Die Stiftung Warentest fasst dies nach dem Test von 50 Teppichböden so zusammen: „Deutliche, sehr deutliche und starke Geruchsbelästigungen gehen vier Wochen nach dem Verlegen immerhin von fast 40 Prozent aller Teppiche aus." (Test 07/2002).

Teppichboden meist ungeeignet

Werden in der Praxis invasive Maßnahmen (Akupunktur, Schröpfen, Aderlass) durchgeführt, ist ein Teppichboden nicht zulässig. Die Erwartungen von Heilpraktikern und deren Patienten erfüllen Teppichböden deshalb in der Regel nicht, weshalb sie meist für den Bodenbelag in einer Heilpraxis nicht in Betracht kommen.

Kork

Naturkorkboden besteht aus reinem unbehandelten Kork, enthält keine Kunstharze als Klebemittel und wird lediglich geölt und gewachst. Korkparkett ist jedoch auch mit industriellen Beschichtungen und Versiegelungen erhältlich. Kork ist elastisch, rutschfest, fußwarm, trittschalldämmend, widerstandsfähig und wird als sehr angenehm empfunden. Er kann in allen Praxisräumen außer den Feuchträumen verlegt werden.

Nach dem Verlegen erfolgt eine Oberflächenbehandlung mit Ölen und Wachsen. Dadurch kommt es zu einen deutlichen Nachdunkeln. Der Korkboden kann auch versiegelt werden. Die angenehmen Eigenschaften des Korks kommen dann jedoch kaum noch zur Wirkung.

PVC

PVC ist besonders strapazierfähig und kommt deshalb überall dort zum Einsatz, wo ein besonders strapazierfähiger Belag mit langer Lebensdauer gefragt ist. PVC ist schmutzabweisend, pflegefreundlich und relativ fleckensicher.

Telekommunikation

Es gibt drei Möglichkeiten, eine Firma zu ruinieren:
1. Mit Spielen, das ist am lustigsten.
2. Mit Frauen, das ist am schönsten.
3. Mit Computern, das ist am sichersten.
Oswald Dreyer

Analog
Bei einem analogen Telefonanschluss ist es nicht möglich gleichzeitig zu telefonieren und ein Fax zu empfangen. Auch das gleichzeitige Telefonieren auf zwei Leitungen ist nicht möglich. Die meisten Praxen verfügen deshalb heute über einen ISDN - Anschluss.

ISDN
Mit einem ISDN - Anschluss können gleichzeitig zwei Gespräche geführt werden und der Zugang zum Internet ist schneller.

DSL
Wer viel im Internet surft, oder sich öfters Musikstücke, Filme, etc herunterlädt, sollte einen DSL Anschluss wählen. Der Download ist hier bis zu 32-mal schneller als mit ISDN.

Steckdosen

> ➤ *Heilpraktikerin Karin ist dabei, sich eine Praxis einzurichten. Da die Elektrik neu verlegt werden muss, hat sie einen Elektriker in die Praxis bestellt. „Ich denke mal, ich brauche in jeden Raum eine Steckdose und an die Anmeldung sollen drei. Eine für das Telefon, eine für das Faxgerät und einen für den Computer" überlegt sie sich.*

Beim Setzen von Steckdosen und bei der Verlegung der Elektrik ist vorab gründlich zu überlegen, welches Gerät wohin soll. Es ist ärgerlich, wenn nach Abschluss der Arbeiten festgestellt wird, dass zu wenige Steckdosen eingebaut wurden und diese sich dann vielleicht auch noch an der falschen Stelle befinden.
Es ist auch unbedingt erforderlich, mit dem Elektriker abzuklären, welches Gerät an welche Stelle soll, damit dieser entsprechend planen kann und das Stromnetz nicht überlastet wird..
Grundsätzlich sollten in jeden Behandlungsraum mindestens zwei Steckdosen, da viele Therapiegeräte heute nur noch mit Stromversorgung funktionieren.
An die Anmeldung bzw. an die Stelle, an die die Telefonanlage soll, sollten mindestens sieben Steckdosen gesetzt werden.

Karin will für die Anmeldung eine kleine Stereoanlage, einen Computer und eine Telefonanlage mit DSL - Anschluss.
Jeweils eine Steckdose ist dabei nötig für:
- DSL – Modem
- NTBA (Gerät, das vor das Telefon geschaltet wird)
- Telefon
- Telefax
- Computer
- Drucker
- Stereoanlage

Falls Karin noch eine kleine Schreibtischlampe, ein weiteres Telefon etc. anbringen will, müssen noch weitere Steckdosen eingebaut werden.

Hygieneanforderungen

Sofern invasive Maßnahmen ausgeführt werden, unterliegt die Praxis dem Infektionsschutzgesetz. Es müssen dann besondere Hygienemaßnahmen getroffen werden. Invasive Tätigkeiten sind:

- Akupunktur
- Injektionen
- Blutiges Schröpfen
- Eigenbluttherapie
- Infusionen
- Braunscheidtieren
- Blutegeltherapie
- Aderlass
- Colonhydrotherapie

Hier regelt das Infektionsschutzgesetz:
§ 36 II
Zahnarztpraxen sowie Arztpraxen und Praxen sonstiger Heilberufe, in denen invasive Eingriffe vorgenommen werden, sowie sonstige Einrichtungen und Gewerbe, bei denen durch Tätigkeiten am Menschen durch Blut Krankheitserreger übertragen werden können, können durch das Gesundheitsamt infektionshygienisch überwacht werden.

Hygieneanforderungen an Naturheilpraxen

Die Hygiene und Raumanforderungen werden von der Art der Behandlung bestimmt. Eine gewisse Orientierung hinsichtlich der Anforderungen der Gesundheitsämter bietet das Arbeitspapier „Hygieneanforderungen an Praxen für Naturheilkunde (Heilpraktiker Praxis)" der Arbeitsgruppe Hygiene im Verband der Ärzte im ÖGD.

Aderlass	Einweg- oder Mehrwegmaterial, ggf. Reinigung/Desinfektion und Sterilisation, Sterilgutlagerung, Haut- und Händedesinfektion, Tauchdesinfektion für das Gefäß, Handschuhe, gezielte Flächendesinfektion
Akupunktur	Einweg- oder Mehrwegnadeln, bei Mehrwegnadeln Reinigung/Desinfektion bestimmten Akupunkturpunkten genadelt (Akupunktur-Maßnahme) und Sterilisation, Sterilgutlagerung, Hautdesinfektion, Händedesinfektion, gezielte Flächendesinfektion, Handschuhe, Abfallentsorgung
Braunscheidtieren	Einweg- oder Mehrwegnadelroller, ggf. Reinigung/Desinfektion und Sterilisation des Nadelrollers, Sterilgutlagerung, Haut,- und Händedesinfektion, Handschuhe, gezielte Flächendesinfektion, ggf. wie Arztraum oder Untersuchungs-/Behandlungsraum, Wundverband und Verbandwechsel, ggf. sterilisierte Tupfer, keine Kontamination des Öles

Blutegeltherapie	Handschuhe, Händedesinfektion, gezielte Flächendesinfektion, blutaufnehmendes Material, Abfallentsorgung, ggf. Wundverband
Colon-Hydro-Therapie	Einmalartikel der Zu- und Ableitung, geschlossenes System, Abfallentsorgung, Abfluss für die Ableitung in der Nähe, Händedesinfektion, Flächendesinfektion des Abflusses, ggf. gezielte Flächendesinfektion, Unterlage auf der Liege oder Flächendesinfektion, Handschuhe
Eigenblutbehandlung	Handschuhe, vorschriftsmäßige Händedesinfektion, Sterilgutlagerung, getrennte Entnahme- und Injektionskanülen, Abfallentsorgung, gezielte Flächendesinfektion, Hautdesinfektion, sterilisierte Tupfer
Labordiagnostik	Händedesinfektion, Sterilgutlagerung, staubgeschützte Lagerung sonstiger Materialien (z.B. Urinbecher), Hautdesinfektion, Handschuhe, Händedesinfektion, Abfallentsorgung, ggf. gezielte Flächendesinfektion, Tauchdesinfektion der Urinbehälter wenn Mehrwegmaterial
Neuraltherapie	Einwegmaterial, Sterilgutlagerung, Abfallentsorgung, Hautdesinfektion, Händedesinfektion, Handschuhe, ggf. gezielte Flächendesinfektion, Eindosisampullen, Kontamination von Mehrdosenbehältern vermeiden, Lagerung benutzter Mehrdosenbehälter, evtl. Spikeeinsatz
Schröpfen	Handschuhe, blutaufnehmendes Material, Abfallentsorgung, ggf. Wundverband, Tauchdesinfektion der Glaskugel/des Hohlkörpers, Unterlage auf der Liege, gezielte Flächendesinfektion, Händedesinfektion

Bei Anwendung der Colon – Hydro Therapie ist zusätzlich zu beachten, dass die Geräte mit erkennbarer Absicherung zum Trinkwassernetz angeschlossen werden müssen. Der Anschluss muss über einen freien Auslauf nach Klasse 5 nach EN 1717 erfolgen. Hierfür ist ein zertifiziertes Zusatzgerät nötig.

Büromaterialien

Es haben sich zahlreiche Anbieter auf den Direktversand von Büromaterialen für gewerbliche Kunden spezialisiert. Von der Büroeinrichtung, über Bodenschutzmatten, Bürotechnik, bis zu Papier und Tintenpatronen kann man dort Produkte teils deutlich günstiger als im örtlichen Einzelhandel erwerben. Es empfiehlt sich deshalb, unverbindlich bei einem oder mehreren der folgenden Anbieter Kataloge anzufordern.

Direktversand von Büromaterialien

büroplus Bürobedarf GmbH
Neumann-Reichardt-Strasse 27-33, 20 608 Hamburg
Telefon: 0800 / 444 666 5, Fax: 0800 / 444 666 4
E-Mail: service@bueroplus.de

> **office discount GmbH**
> Ludwig-Erhard-Str. 12, 85374 Neufahrn bei München
> Tel.: 0800 / 888 444 2, Fax: 0800 / 888 444 1
> E-Mail: info@office-discount.de
>
> **Printus Fachvertrieb für Bürobedarf GmbH**
> Carl-Zeiss-Strasse 1, 77656 Offenburg
> Telefon: 0781/607-100, Fax: 0781/607-295
> E-Mail: kundenservice@printus.de
>
> **Schäfer Shop GmbH**
> Industriestrasse 65, 57518 Betzdorf
> Tel: 01 80/5 33 66 50, Fax: 01 80/5 33 66 51
> E-Mail: info@schaefer-shop.de
>
> **Viking Direkt**
> Industriehandelspark Nord,
> Babenhäuser Straße 50, 63762 Großostheim
> Telefon: 0800-8181821, Fax: 0800-8148481
> E-Mail: kontakt@viking.de

Gewährleistung

Vor dem Start der Praxis sind zahlreiche Anschaffungen zu tätigen. Immer dann wenn ein Kauf getätigt wird, haftet der Verkäufer dem Käufer dafür, dass die Sache mangelfrei ist.

> ➤ *Marion hat sich eine Praxis eingerichtet und sich auf die Behandlung von Kindern spezialisiert. Leider sind darunter einige „Rabauken", die völlig unsachgemäß mit dem Übungsmaterial umgehen. Bald kommt es deshalb zu zahlreichen Beschädigungen.*

Sachmangel — Marion kann sich nur dann auf die gesetzliche Gewährleistung berufen, wenn die Sache mit einem Mangel behaftet ist. Ein Sachmangel liegt vor, wenn der tatsächliche Zustand der Ware von dem Zustand abweicht, den die Parteien bei Abschluss des Kaufvertrages vereinbart haben. In der Juristensprache heißt dies „Abweichung der Soll - Beschaffenheit von der Ist - Beschaffenheit". Es kommt also zunächst einmal darauf an, was die Vertragsparteien vereinbart haben. Wenn Marion mit dem Verkäufer des Übungsmaterials vereinbart hat, dass dieses auch unsachgemäßem Gebrauch standhalten muss, dann stehen ihr die gesetzlichen Gewährleistungsansprüche zu. In der Regel wird es jedoch an einer solchen Vereinbarung fehlen. In diesem Fall muss die Sache für die nach dem Vertrag vorausgesetzte Verwendungsart geeignet sein bzw. die für eine entsprechende Sache übliche Beschaffenheit aufweisen. Hierzu zählen auch solche Eigenschaften, die der Kunde nach öffentlichen Werbeaussagen erwarten darf. Ein Verkäufer der damit wirbt, dass seine Sachen „besonders widerstandsfähig" oder „extrem robust" sind, muss hierfür auch einstehen. Das gilt allerdings dann nicht, wenn der Käufer die Werbeaussage nicht kannte oder wenn sie seine Kaufentscheidung nicht beeinflusste. Dies hat dann der Verkäufer zu beweisen. Ein Mangel liegt auch dann vor, wenn das Gerät fehlerhaft montiert wurde, oder die Montageanleitung fehlerhaft ist.

> *Heilpraktikerin Kristin kauft für ihre Praxis einen Rotlichtstrahler. Die Montage in der Praxis wird durch den Verkäufer durchgeführt. Nach einigen Behandlungen lösen sich die Dübel in der Wand und das Gerät fällt krachend zu Boden. Es wird dabei völlig zerstört.*

In diesem Fall ist der Strahler selbst einwandfrei. Allerdings hat der Verkäufer bei der Montage einen Fehler gemacht und deshalb für den Schaden einzustehen.

Nicht als Sachmangel gilt die übliche Abnutzung. Wer etwa eine zehn Jahre alte Therapieliege kauft, darf sich nicht wundern, wenn nach einem halben Jahr die Höhenverstellung versagt. Das ist kein Sachmangel, sondern lediglich eine normale Abnutzung.

Die übliche Abnutzung ist kein Sachmangel

Welche Gewährleistungsrechte gibt es?
Ist die gekaufte Sache mangelhaft, so hat der Käufer eine Vielzahl von Rechten:

Gewährleistungsrechte

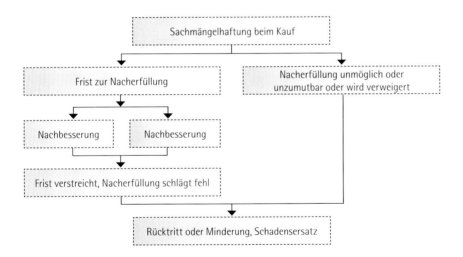

Nacherfüllungsanspruch
Zuerst muss der Käufer einen Anspruch auf Nacherfüllung (d.h. Beseitigung des Mangels oder Lieferung einer mangelfreien Sache) geltend machen. Der Käufer hat ein Wahlrecht, ob er Mangelbeseitigung oder Nachlieferung verlangt. Erst wenn die Nacherfüllung scheitert, kommen weitere Ansprüche wie Rücktritt, Minderung, Schadensersatz und Aufwendungsersatz in Betracht. Der Verkäufer hat dem Käufer auch die Vertragskosten zu ersetzen (Montage-, Transport- oder Untersuchungskosten).

Nacherfüllungsanspruch

Eine Ausnahme vom Nacherfüllungsanspruch besteht nur, wenn die Nacherfüllung für den Verkäufer unzumutbar wäre. Unzumutbarkeit liegt dann vor, wenn bei der Nacherfüllung unverhältnismäßige Kosten für den Verkäufer entstehen würden. In diesem Fall stehen dem Käufer die übrigen Rechte zu. Der Käufer ist verpflichtet, dem Verkäufer eine Frist zur Nacherfüllung zu setzen und den Fristablauf abzuwarten. Keine Fristsetzung ist nötig, wenn der Mangel nicht behebbar ist.

Ist der Mangel behebbar, so muss ausnahmsweise in folgenden Fällen keine Fristsetzung erfolgen:
- Verkäufer verweigert ernsthaft und endgültig die Leistung
- Es liegen besondere Umstände vor, die unter Abwägung der beiderseitigen Interessen die sofortige
- Geltendmachung des Schadensersatzanspruchs rechtfertigen.
- Verkäufer verweigert beide Arten der Nacherfüllung
- Verkäufer bewirkt die Leistung nicht zu dem im Vertrag bestimmten Termin oder innerhalb einer bestimmten Frist, obwohl der Gläubiger im Vertrag den Fortbestand seines Leistungsinteresses an die Rechtzeitigkeit der Leistung gebunden hatte.
- Die dem Käufer zustehende Art der Nacherfüllung ist für den Käufer unzumutbar (z.B. Nacherfüllung dauert zu lange)
- Die dem Käufer zustehende Art der Nacherfüllung ist fehlgeschlagen

Kommt der Verkäufer seiner Pflicht bis zum Fristablauf nicht nach, kann der Käufer weitere Rechte geltend machen:

Rücktritt / Minderung

Rücktritt / Minderung Der Käufer kann von dem geschlossenen Kaufvertrag zurücktreten und muss dann die gekaufte Sache gegen Erstattung des Kaufpreises zurückgeben. Er kann sich aber auch dafür entscheiden, die Sache zu behalten und den Kaufpreis zu mindern. Das bedeutet, dass er weniger zahlen muss. Handelt es sich nur um unerhebliche Mängel, besteht nur ein Recht auf Minderung, aber kein Rücktrittsrecht.

Schadensersatz

Schadensersatz Gleichgültig, ob sich der Käufer für den Rücktritt oder die Minderung entschlossen hat - in beiden Fällen hat er zusätzlich das Recht auf Schadensersatz. Dieser kann für den entstandenen Mangelschaden und Mangelfolgeschaden verlangt werden.

Mangelschaden: Ersatz des Schadens, der an der Sache selbst entsteht (z.B. Reparaturkosten)

Mangelfolgeschaden: Schaden der an anderen Rechtsgütern eintritt (z.B. defektes Elektrotherapiegerät führt zu Verbrennungen, Bremsen am Praxis – Pkw waren schon bei der Übergabe defekt und es ereignet sich ein Unfall, bei dem eine andere Person verletzt wird). In diesen Fällen muss keine Frist zur Nacherfüllung gesetzt werden.

Versicherungen

Hier erfahren Sie, mit welchen Versicherungen man sich am besten gegen Risiken absichert.

Jeder Selbstständige trägt vielfältige unternehmerische Risiken. Neue Konkurrenz in der Nachbarschaft oder die Veränderungen im Leistungsangebot privater Krankenversicherungen können die Praxis in wirtschaftliche Schwierigkeiten bringen. Gegen all diese Risiken gibt es keine Versicherung. Niemand wird einem Heilpraktiker die finanziellen Folgen abnehmen, wenn Patienten plötzlich in eine andere Praxis strömen.
Es gibt jedoch einige Wechselfälle des Lebens, die gravierende finanzielle Folgen nach sich ziehen können und gegen die sich jeder Unternehmer absichern sollte und manchmal auch absichern muss.

Rentenversicherung

Jeder Selbständige muss sich um seine Alterssicherung und um die Versorgung der Hinterbliebenen selbst kümmern. Die Frage der Rentenversicherung ist deshalb eine der wichtigsten Fragen bei der Existenzgründung.

Die gesetzliche Rentenversicherung
Heilpraktiker sind wie frei praktizierende Ärzte nicht rentenversicherungspflichtig, da sie aufgrund eigener Diagnose und eines eigenen Therapieplans tätig werden.
Alle Träger der gesetzlichen Rentenversicherung (Bundesversicherungsanstalt für Angestellte, Landesversicherungsanstalten, Seekasse, Bundesknappschaft) haben sich zur „Deutschen Rentenversicherung" zusammengeschlossen. Fragen zur Rentenversicherung beantwortet die örtliche Zweigstelle der Deutschen Rentenversicherung (Adresse im Telefonbuch).

Private Alterssicherung
Um im Alter ausreichend abgesichert zu sein, sollten ausreichend Rücklagen gebildet werden. In Frage kommen hier Geldanlagen in
- Immobilien
- Sparverträge
- Private Rentenversicherungen oder kapitalbildende Lebensversicherungen

Private Rentenversicherung
Bei der privaten Rentenversicherung handelt es sich um einen langfristigen Sparvertrag ohne Versicherungsschutz. Meist besteht die Wahlmöglichkeit zwischen einer einmaligen Auszahlung und lebenslangen monatlichen Raten. In der Regel ist die private Rentenversicherung mit einer Hinterbliebenenvorsorge verbunden, d.h. Angehörige erhalten im Todesfall die eingezahlten Beiträge mit einer geringen Verzinsung ausbezahlt. Die Rendite einer privaten Rentenversicherung kann nicht mit Sicherheit prognostiziert

werden. Die jetzt versprochenen Zahlungen orientieren sich an den aktuellen Sterbetafeln. Wegen des medizinischen Fortschritts ist aber mit einer weiter steigenden Lebenserwartung und infolgedessen mit geringeren Zahlungen zu rechnen.

Der Vorteil der privaten Rentenversicherung liegt darin, dass sie das sogenannte „Langlebigkeitsrisiko" absichert, d.h. der Versicherungsnehmer bekommt, falls er sich für die Auszahlung in monatlichen Raten entschieden hat, die Rente auf jeden Fall bis zu seinem Tode. Die Versicherung wird deshalb auch „Wette auf den Todeszeitpunkt" genannt, die der Rentenversicherer gewinnt, wenn der Versicherte früh stirbt, und die der Rentenversicherer verliert, wenn der Versicherte sich eines sehr langen Lebens erfreut.

Kapitalbildende Lebensversicherung

Kapitallebensversicherungen haben keinen guten Ruf

Rein statistisch hat fast jeder Bundesbürger eine Kapitallebensversicherung abgeschlossen. Sie zählt damit zu den beliebtesten Vorsorgeformen. Bei Verbraucherschützern genießt sie jedoch keinen guten Ruf, da andere Sparformen lukrativer seien.

Die durchschnittliche Laufzeit einer Lebensversicherung beträgt 27 Jahre. Wer in dieser Zeit finanzielle Probleme bekommt und seine monatlichen Raten nicht mehr bezahlen kann, ist in einer ungünstigen Situation. Bei Kündigung des Vertrages zahlt die Versicherung nur noch einen sehr geringen Rückkaufswert.

Seit Beginn des Jahres 2005 müssen alle Gewinne aus einer Kapitallebensversicherung versteuert werden, wodurch die Rendite deutlich absinkt. Nur für Policen, die vorher abgeschlossen wurden, muss weiterhin keine Steuer bezahlt werden.

Der Abschluss einer Kapitallebensversicherung sollte niemals spontan erfolgen. Meist sind andere Sparformen deutlich attraktiver.

Risikolebensversicherung

Die Risikolebensversicherung ist empfehlenswert

Wer Hinterbliebene zu versorgen hat, kommt an einer Risikolebensversicherung nicht vorbei. Sie ist erschwinglich und der monatliche Versicherungsbeitrag sorgt dafür, dass die Hinterbliebenen nach dem Tode des Hauptverdieners materiell gut versorgt sind. Die Versicherung ist deshalb vor allem für Existenzgründer mit Familie unentbehrlich.

Doch selbst der, der als lediger Selbständiger noch keine Hinterbliebenen zu versorgen hat, sollte sich über einen Abschluss Gedanken machen. Zum einen bekommen junge und gesunde Versicherte den Versicherungsschutz relativ günstig. Zum anderen sind die Kosten vor allem dann, wenn die Versicherung in Kombination mit einer Berufsunfähigkeitsversicherung abgeschlossen wird, kaum höher als eine reine Berufsunfähigkeitsversicherung.

Berufshaftpflichtversicherung

Heilpraktiker tragen eine große Verantwortung. Deshalb müssen sie eine Berufshaftpflichtversicherung abschließen. Sie schützt vor dem finanziellen Ruin, wenn Fehler gemacht und Patienten verletzt werden. Die Absicherung ist erschwinglich und kann meist kostengünstig mit einer privaten Haftpflichtversicherung kombiniert werden.

Die Berufshaftpflichtversicherung ist Pflicht

Einige Anbieter:

AXA, 51171 Köln
Debeka Allgemeine Versicherung AG, 56058 Koblenz
Gothaer Versicherungen, Gothaer Allee 1, 50969 Köln
HUK Coburg Allgemeine, 96444 Coburg
Mannheimer Versicherung AG, Augustaanlage 66, 68165 Mannheim

Betriebsversicherung – Betriebsunterbrechungsversicherung

Mit einer Betriebsversicherung können Schäden durch Feuer, Leitungswasser, Sturm, Einbruchdiebstahl, Raub, Vandalismus oder Schäden durch das Eindringen von Regen, Hagel oder Schnee abgedeckt werden. In der Regel entspricht die Versicherungssumme dem Neuwert, bei älteren Gegenständen dem Zeitwert.

Betriebsversicherung

Mit der Betriebsunterbrechungsversicherung können Schäden abgedeckt werden, die dadurch entstehen, dass an einer zum Betrieb gehörenden Sache ein Schaden auftritt, der zu einer Betriebsunterbrechung führt. Es besteht aber auch die Möglichkeit, Schäden abzudecken, die dadurch entstehen, dass der Praxisbetrieb wegen Krankheit oder Unfall des Praxisinhabers nicht wie gewohnt laufen kann.
Die Versicherung zahlt dann die fortlaufenden Kosten der Praxis während der Unterbrechung.
Meist wird die Betriebsversicherung zusammen mit einer Betriebsunterbrechungsversicherung abgeschlossen. Kommt es dann beispielsweise durch ein Hochwasser zu einer Beschädigung des Praxisinventars, so zahlt die Betriebsversicherung die Kosten, die durch eine Neuanschaffung der Gegenstände entstehen und die Betriebsunterbrechungsversicherung gewährleistet, dass in der Zeit bis zum Abschluss der Reparaturen die Miete und die Löhne weitergezahlt werden können.

Unfallversicherung

Die gesetzliche Unfallversicherung

Unfallversicherung

Die gesetzliche Unfallversicherung ist ein eigenständiger Zweig im deutschen Sozialversicherungssystem. Im Unterschied zu den anderen Zweigen muss der Arbeitgeber die Beiträge allein bezahlen. Die Versicherung sichert das Risiko von Berufs- und Wegeunfällen und die Folgen von Berufskrankheiten ab.

Für Heilpraktiker besteht nach § 4 SGB VII keine Versicherungspflicht, sie haben jedoch die Möglichkeit, sich freiwillig zu versichern.

Zuständig für Heilpraktiker ist die:

> **Berufsgenossenschaft für Gesundheit und Wohlfahrtspflege**
> Pappelallee 35/37
> 22089 Hamburg
> Telefon (040) 2 02 07 – 0
> Telefax (040) 2 02 07 – 525
> Postfach: 76 02 24
> 22052 Hamburg

Beitragshöhe:
Die Beitragshöhe ist abhängig von der jeweiligen Gefahrenklasse und der Höhe der Entgelte der Versicherten. Je geringer die Gefahrenklasse, desto niedriger die Beiträge. Heilpraktiker sind in der Gefahrenklasse 3,3, während Tierheilpraktiker nach der Gefahrenklasse 13,7 bemessen werden. Sie müssen deshalb einen erheblich höheren Beitrag bezahlen. Die Berufsgenossenschaft berechnet die entsprechende Beitragshöhe immer rückwirkend für das vergangene Jahr.

Leistungen:
Versicherungsschutz besteht bei:
- Arbeitsunfällen, die sich im Zusammenhang mit der freiwillig versicherten Tätigkeit ereignen.
- Wegeunfällen auf dem direkten Wege nach und von dem Ort der Tätigkeit.
- Berufskrankheiten, die sich der Versicherte auf dem direkten Wege nach und von dem Ort der Tätigkeit.
- Berufskrankheiten, die sich der Versicherte im Zusammenhang mit der freiwillig versicherten Tätigkeit zuzieht und die in der Berufskrankheitenverordnung als solche bezeichnet sind.

Im Versicherungsfall:
- trägt die Berufsgenossenschaft die Kosten der medizinischen, beruflichen und sozialen Rehabilitation,
- zahlt Verletztengeld als Ersatz für Verdienstausfall während der medizinischen Rehabilitation,
- zahlt eine Rente im Fall der Minderung der Erwerbstätigkeit.

Die private Unfallversicherung

Während die gesetzliche Unfallversicherung nur das Risiko von Berufs- und Wegeunfällen abdeckt, zahlt die private Unfallversicherung, wenn die Erwerbsfähigkeit durch einen Unfall vermindert ist. Abgedeckt ist hier auch das Risiko von Freizeitunfällen oder Unfällen zu Hause. Die private Unfallversicherung ist sinnvoll, weil sie Leistungen in den Fällen anbietet, in denen die Erwerbs- bzw. Berufsunfähigkeitsversicherung noch nicht leistet. Gezahlt wird bereits bei einem Invaliditätsgrad von 1,0 %.

Gezahlt wird keine monatliche Rente, sondern ein einmaliger Betrag. Die Versicherungssumme sollte deshalb ausreichend hoch sein. Es ist wichtig, sich Angebote zahlreicher Versicherer einzuholen, da es deutliche Unterschiede bei der Prämienhöhe gibt.

Krankenversicherung

Existenzgründer haben die Wahl zwischen der privaten und der gesetzlichen Krankenversicherung. Es besteht keine Möglichkeit, überhaupt keine Krankenversicherung abzuschließen, denn seit 2007 besteht eine Versicherungspflicht in der gesetzlichen Krankenversicherung (GKV) für alle Menschen, die GKV versichert waren, bevor sie ihren Versicherungsschutz verloren haben. Diese Menschen müssen sich dort wieder versichern. Seit Anfang 2009 besteht auch eine Versicherungspflicht in der privaten Krankenversicherung (PKV) für all diejenigen, die zuletzt in der PKV waren oder ihr aus anderen Gründen zuzuordnen sind.

Krankenversicherung

Wer gesetzlich versichert ist und mit dem Gedanken an einen Wechsel in die private Krankenversicherung spielt, sollte sich diesen Schritt gut überlegen. Denn wer sich als Selbstständiger privat krankenversichert, kann nur noch dann in die gesetzliche Krankenversicherung zurückkehren, wenn er eine krankenversicherungspflichtige Versicherung aufnimmt. Und selbst dieser Weg ist verschlossen, wenn bei der Beschäftigungsaufnahme das 55. Lebensjahr bereits vollendet wurde.

> ▶ *Dieter ist 26 Jahre alt und auf dem Sprung in die Selbstständigkeit. Er hat deshalb mit mehreren Versicherungsunternehmen Kontakt aufgenommen und sich Angebote eingeholt. Vor allem die „Superbillig – Versicherung" hat es ihm angetan. Deren Außendienstmitarbeiter hat ihm vorgerechnet, dass er jeden Monat erheblich Geld sparen könnte, wenn er in die private Krankenversicherung wechseln würde. Dieter steht deshalb kurz vor dem Wechsel zur „Superbillig – Versicherung".*

Gerade für jüngere, unverheiratete und gesunde Selbstständige können die günstigen Beiträge in der privaten Krankenversicherung zunächst sehr verlockend erscheinen. Es müssen jedoch auch die Vorteile der gesetzlichen Krankenversicherung bedacht werden.

Gesetzliche Krankenversicherung

Bei der gesetzlichen Krankenversicherung zahlt jedes Mitglied einen Beitrag, der mit einem einheitlichen Beitragssatz aus dem Einkommen berechnet wird. Nichtversiche-

Gesetzliche Krankenversicherung

rungspflichtige Familienangehörige sind kostenfrei mitversichert und Erkrankungen wirken sich nicht auf den Beitragssatz aus.

Selbstständige zahlen in der gesetzlichen Krankenversicherung grundsätzlich den Höchstbetrag – es sei denn, sie weisen geringere Einkünfte nach. Dabei werden alle Einnahmen zusammengerechnet (aus selbstständiger Tätigkeit, aus Kapitalerträgen, aus Vermietung und Verpachtung etc.) und davon die Betriebsausgaben und Werbungskosten abgezogen. Nach dem Gesetz sind allerdings Mindestbeiträge vorgeschrieben. Selbst bei sehr hohen Betriebsausgaben muss also jeder Selbstständige, der gesetzlich versichert ist, zumindest den Mindestbeitrag bezahlen.

Die Krankenkasse prüft einmal jährlich anhand des Einkommensteuerbescheides die Beitragshöhe. Versicherte, die den Steuerbescheid nicht vorlegen, zahlen automatisch den Höchstbeitrag.

Bei deutlichen Umsatzrückgängen oder deutlich gestiegenen Betriebsausgaben ist es möglich, eine Reduzierung des Beitrages zu beantragen (bis zur Höhe des Mindestbeitrages). Es ist hier nicht notwendig, erst abzuwarten, bis der Einkommensteuerbescheid vorliegt.

> ➤ *Im ersten Jahr seiner Selbstständigkeit läuft die Praxis von Dieter nur mäßig. Die Patientenzahlen steigen zwar kontinuierlich, aber sehr langsam. Nach Abzug aller Kosten bleibt kaum Geld übrig. Im zweiten Jahr hat Dieter „die" Idee. Er spezialisiert sich auf Migränepatienten, schreibt mehrere Artikel zu diesem Krankheitsbild in der örtlichen Zeitung und kann sich bald vor Anfragen kaum noch retten. Seine Einkünfte steigen rasant. Im dritten Jahr ist Dieter wegen eines Unfalls gezwungen, nur noch halbtags zu arbeiten. Sein Einkommen wird sich deshalb halbieren.*

Wenn Dieter gesetzlich krankenversichert ist, so muss er im ersten Jahr trotz minimalem Gewinn trotzdem den Mindestbeitrag bezahlen.

Im zweiten Jahr steigen seine Einkünfte und mit ihnen der Beitragssatz.

Im dritten Jahr sinken seine Einkünfte wieder. Damit er auch einen niedrigeren Beitragssatz bekommt, wird Dieter nicht warten, bis der Steuerbescheid für das Jahr 3 vorliegt, sondern eine Beitragssenkung beantragen, sobald sich abzeichnet, dass die Einkünfte deutlich unter denen des Vorjahres bleiben.

Private Zusatzversicherung

Über den Abschluss einer privaten Zusatzversicherung besteht die Möglichkeit, gesetzlich versichert zu sein und zusätzlich im Krankheitsfall wie ein Privatpatient behandelt zu werden. Die Kosten der Besserversorgung (Einbettzimmer, Chefarztbehandlung, Heilpraktikerbehandlung, ...) trägt dann die private Zusatzversicherung.

Private Krankenversicherung

Private Krankenversicherung

Private Krankenversicherungen werden von Wirtschaftsunternehmen angeboten, die auf Gewinn ausgerichtet sind. Es bestehen deshalb wesentliche Unterschiede zur gesetzlichen Versicherung.

In der privaten Krankenversicherung wird der Leistungsumfang durch den Versicherungsvertrag festgelegt. Es ist möglich, über die Grundsicherung hinaus einzelne Risiken zu versichern.

Eine kostenlose Mitversicherung von Familienmitgliedern gibt es nicht, weshalb die private Krankenversicherung vor allem für Familien finanziell unattraktiv sein kann.

Die Höhe der Versicherungsprämie orientiert sich an folgenden Kriterien:
- Vorerkrankungen
- Eintrittsalter in die Versicherung
- Leistungsumfang

Die Beitragshöhe orientiert sich nicht am Einkommen. Bei der privaten Versicherung sind die Beiträge für jüngere Versicherte oft günstiger als bei der gesetzlichen Versicherung. Sie steigen aber mit zunehmendem Alter in der Regel an. Dann kann es bei steigenden Beiträgen und sinkenden Einnahmen schwierig werden, die finanziellen Mittel für den Versicherungsschutz aufzubringen.

Krankengeldversicherung

Seit dem 1. Januar 2009 erhalten Selbständige kein Krankengeld mehr, wenn sie freiwillig in der gesetzlichen Krankenversicherung versichert sind. Da die Kosten der Praxis aber weiterhin zu tragen sind und auch der Lebensstandard während einer Erkrankung gesichert sein muss, ist es wichtig, eine entsprechende Versicherung abzuschließen, die Einkommenseinbußen nach Ablauf einer vereinbarten Frist ausgleicht.

Krankengeldversicherung

Es ist möglich, in der gesetzlichen Versicherung einen Wahltarif abzuschließen, der auch das Krankengeld mit versichert. Es werden hierbei jedoch Gesundheitsfragen gestellt und die Versicherung kann den Abschluss eines Vertrages auch ablehnen. Ein weiterer Nachteil liegt darin, dass man sich für 3 Jahre an den Tarif und an die Krankenversicherung binden muss.

Wer das 45. Lebensjahr vollendet hat und noch kein Krankengeld versichert hat, bekommt von den gesetzlichen Krankenkassen keinen Versicherungsschutz mehr.

Vor Abschluss der Krankengeldversicherung kann der Versicherte wählen, ob er eine Krankengeldzahlung ab dem 15. oder ab dem 43. Tag wünscht und in welcher Höhe das Einkommen abgesichert werden soll. Je früher die Zahlungen einsetzen sollen und je höher die ausgezahlten Beträge sein sollen, desto höher sind auch die Versicherungsbeiträge. Es kann deshalb lohnend sein, die ersten Wochen der Krankheit aus eigenen Mitteln zu finanzieren.

Krankengeldversicherungen werden sowohl von den gesetzlichen Versicherungen als auch von der privaten Versicherungswirtschaft angeboten.

Pflegeversicherung

Die Pflegeversicherung ist eine Pflichtversicherung und finanziert Pflegemaßnahmen im Alter, nach schwerer Krankheit oder nach einem Unfall. Wer als Selbstständiger in einer gesetzlichen Krankenversicherung versichert ist, ist dort auch pflegeversichert. Freiwillig Krankenversicherte haben allerdings das Recht, in die private Pflegeversicherung zu wechseln, wenn sie sich von der sozialen Pflegeversicherung befreien lassen. Der Antrag auf Befreiung muss innerhalb einer Frist von drei Monaten nach Eintritt der Versicherungspflicht bei der zuständigen Pflegekasse gestellt werden.

Pflegeversicherung

Die Pflege - Pflichtversicherung bietet im Falle der Pflegebedürftigkeit nur eine Grundversorgung. Wem dies nicht genügt oder wer seinen Angehörigen die finanzielle Inanspruchnahme nicht zumuten möchte, kann mit einer privaten Pflegezusatzversicherung vorsorgen.

Erwerbsminderung- oder Berufsunfähigkeitsversicherung

Berufsunfähigkeitsversicherung

Seit dem 01.01.2001 sind gesetzlich Versicherte gegen das Risiko der Berufsunfähigkeit nur noch dann abgesichert, wenn sie vor dem 2.1.1961 geboren sind. Versicherungsschutz tritt dann ein, wenn das Leistungsvermögen aufgrund von Krankheit oder Behinderung gegenüber einer gesunden Vergleichsperson auf weniger als 6 Stunden gesunken ist. Für Versicherte, die nach dem 2.1.1961 geboren sind, gibt es keine gesetzliche Berufsunfähigkeitsrente mehr, sondern nur noch die niedrige „Rente wegen Erwerbsminderung". Erwerbsminderungsrente von der Bundesversicherungsanstalt für Angestellte kann derjenige beziehen, der

- erwerbsgemindert ist,
- in den letzten fünf Jahren vor Eintritt der Erwerbsminderung drei Jahre Pflichtbeiträge für eine versicherte Beschäftigung gezahlt hat und
- vor Eintritt der Erwerbsminderung eine Wartezeit von fünf Jahren erfüllt hat.

Versicherte, die bereits vor Erfüllung der allgemeinen Wartezeit voll erwerbsgemindert waren und seitdem ununterbrochen voll erwerbsgemindert sind, haben Anspruch auf Rente wegen voller Erwerbsminderung, wenn sie die Wartezeit von 20 Jahren erfüllt haben. Renten wegen Erwerbsminderung werden längstens bis zum vollendeten 65. Lebensjahr gezahlt. Dann werden sie in eine Altersrente umgewandelt.

Erwerbsminderung liegt vor, wenn die Leistungsfähigkeit aus gesundheitlichen Gründen eingeschränkt ist. Es wird dabei zwischen der teilweisen und der vollen Erwerbsminderung unterschieden.

Volle Erwerbsminderung

Voll erwerbsgemindert ist, wer wegen Krankheit oder Behinderung auf nicht absehbare Zeit außerstande ist, unter den üblichen Bedingungen des allgemeinen Arbeitsmarktes mindestens 3 Stunden täglich erwerbstätig zu sein. Da in der Regel keine Erwerbstätigkeit mehr ausgeübt werden kann, ist die Rente hier so hoch wie die Altersrente, da sie den Lebensunterhalt des Versicherten auf Dauer sichern soll. Falls der Versicherte zwar gesundheitlich eine teilweise Erwerbstätigkeit ausüben kann, er jedoch keinen Teilzeitarbeitsplatz findet, kann sich seine teilweise Erwerbsminderung in einen Anspruch auf Rente wegen voller Erwerbsminderung verwandeln.

Teilweise Erwerbsminderung

Teilweise erwerbsgemindert ist derjenige, der wegen Krankheit oder Behinderung auf eine nichtabsehbare Zeit mindestens 3 Stunden, jedoch nicht mehr als 6 Stunden täglich im Rahmen einer 5-Tage-Woche unter den üblichen Bedingungen des allgemeinen Arbeitsmarktes erwerbstätig sein kann. Hier geht die Versicherung davon aus, dass der Versicherte mit seinem verbliebenen Leistungsvermögen noch eine Erwerbstätigkeit ausübt. Die Rente hat hier die Aufgabe, den Minderverdienst durch die Teilzeittätigkeit bzw. die geringer entlohnte Tätigkeit auszugleichen. Die Höhe der Rente beträgt deshalb

nur die Hälfte der Rente wegen voller Erwerbsminderung.
Wer sich gegen das Risiko der Berufsunfähigkeit privat absichern will und nicht auf die niedrigen Leistungen der Erwerbsminderungsrente angewiesen sein will, kann auf eine Vielzahl von Versicherungsangeboten zurückgreifen. In Deutschland wird etwa jeder Vierte vor dem regulären Rentenalter berufsunfähig. Private Berufsunfähigkeitsrenten sind deshalb sehr sinnvoll.

Nicht selten werden Anträge auf Berufsunfähigkeitsversicherungen von den Versicherungen abgelehnt, da sie bestimmte Berufsgruppen und Krankheiten nicht versichern oder Hobbys des Antragstellers nicht akzeptieren. In diesem Fall bleibt nur der Weg, sich bei einer anderen Versicherungsgesellschaft zu bewerben, da sich jeder Versicherer seine Kunden selbst aussuchen kann.

Einzelvertrag oder Kombivertrag?
Berufsunfähigkeitsversicherungen werden oft mit einer kombinierten Risikolebensversicherung angeboten. Hier sind die Kombinationsangebote für Frauen meist günstiger als der Abschluss einzelner Verträge, während für Männer meist die Einzelangebote günstiger sind.

Bedingungen
Das wichtigste Kriterium sind die Bedingungen des Vertrages. Erst in zweiter Linie ist der Preis entscheidend.

- In dem Vertrag sollte eine Nachversicherungsgarantie enthalten sein, d.h. die Versicherungssumme kann später ohne erneute Gesundheitsprüfung aufgestockt werden und so veränderten Lebensumständen (Heirat, Kinder) angepasst werden.
- Wichtig ist auch, dass die Vertragslaufzeit nicht zu kurz bemessen ist. Manche Versicherer bieten nur Verträge mit einer Laufzeit bis zum 55.Lebensjahr an. Die Laufzeit lässt sich im Regelfall nachträglich nicht mehr verlängern. Bei Berufsunfähigkeit entsteht dann eine finanzielle Lücke bis zum Beginn der Rente.
- In jedem Fall sollte eine Versicherung gewählt werden, die auf die so genannte „abstrakte Verweisung" verzichtet. Wird auf diese Bedingung nicht verzichtet, kann der Versicherer im Fall der Berufsunfähigkeit versuchen nachzuweisen, dass es theoretisch möglich wäre, in einem anderen Beruf zu arbeiten und mit dieser Begründung die Rentenzahlung ablehnen. *Verzicht auf die „abstrakte Verweisung"*
- Problematisch ist es, wenn der Vertrag Leistungsausschlüsse für bestimmte Erkrankungen enthält. Meist ist es sinnvoller, statt einem Leistungsausschluss einen Zuschlag auf den Beitrag zu bezahlen. Zusätzlich kann vereinbart werden, dass dieser Zuschlag nach einer gewissen Zeit entfällt.
- Die Höhe der vereinbarten Rente sollte ausreichend bemessen sein. Wer eine Berufsunfähigkeitsrente über 500 Euro abschließt, steht zwar besser, als wenn überhaupt keine Versicherung abgeschlossen worden wäre. Der Lebensunterhalt lässt sich mit einer solchen Rente aber nicht bestreiten.

Gesundheitsfragen

Die Antragsformulare enthalten zahlreiche Gesundheitsfragen, die sorgfältig und wahrheitsgemäß ausgefüllt werden müssen. Stellt der Versicherer später fest, dass falsche Angaben gemacht wurden oder gesundheitliche Probleme verschwiegen wurden, kann der Versicherungsschutz entfallen.

Üblich ist es, wenn die Versicherung nach Krankenhausaufenthalten der letzten zehn Jahre bzw. nach ambulanten Behandlungen der letzten fünf Jahre fragt. Wenn noch weiter zurück gefragt wird, entstehen schnell Unsicherheiten. Wer kann sich schon daran erinnern, weshalb er vor acht Jahren beim Arzt war? Deshalb sollte eine andere Versicherung gewählt werden, wenn die Antragsformulare Gesundheitsfragen ohne zeitliche Begrenzung enthalten.

Tipps zum Abschluss von Versicherungen

Schwerpunkte setzen
Versichern kann man sich gegen fast alles. Es sind jedoch nicht alle Versicherungen auch empfehlenswert. Gerade in der Aufbauphase einer Praxis fehlt in der Regel auch das Kapital, um viele unterschiedliche Versicherungen zu bezahlen. Es ist deshalb wichtig, Schwerpunkte zu setzen.

Immer mehrere Angebote einholen
Die meisten Versicherungen unterscheiden sich deutlich in der Höhe der Prämien, in den Bedingungen und den Leistungen. Es ist deshalb sinnvoll, immer mehrere Angebote unterschiedlicher Anbieter einzuholen. Nützliche Versicherungsvergleiche finden sich in den Zeitschriften der Stiftung Warentest, die in den meisten öffentlichen Bibliotheken und Verbraucherzentralen einsehbar sind.

Vorsicht bei Versicherungspaketen
Versicherungspakete, bei denen mehrere Versicherungen zusammen abgeschlossen werden, enthalten oft Verträge, die im speziellen Fall nicht geeignet sind. Deshalb ist bei Paketlösungen stets Vorsicht geboten.

Niemals unter Druck unterschreiben
Vor allem wenn es sich um einen langfristigen Vertrag handelt, sollte ein Abschluss stets gut überlegt werden und keinesfalls unter dem Druck eines Versicherungsvertreters erfolgen. Auch wenn es oft mühsam ist, die einzelnen Versicherungsbedingungen zu studieren, sollte nie darauf verzichtet werden.

korrekte Antragstellung
Antragsformulare sind immer sorgfältig und wahrheitsgemäß auszufüllen. Das Risiko falscher und nicht gemachter Angaben trägt der Versicherte.

Antragsdurchschlag fordern
Wer eine Versicherung unterschreibt, sollte darauf bestehen, dass ihm umgehend der Antragsdurchschlag ausgehändigt wird. Nur mit ihm ist es möglich, später die Konditionen mit der Police zu vergleichen.

Kurze Vertragslaufzeiten
Längere Vertragslaufzeiten sind nur bei der Lebens- und Berufsunfähigkeitsversicherung sinnvoll. Bei allen anderen Versicherungen sollte dagegen eine einjährige Vertragslaufzeit vereinbart werden. Nur dann ist es möglich, später auf günstigere Angebote anderer Versicherer umzusteigen.

Deckungsschutz bestätigen lassen
Es dauert oft lange, bis der Versicherte seine Police in den Händen hält. In der Zwischenzeit bestätigt die schriftliche Deckungszusage des Versicherers, dass die Risiken auch tatsächlich versichert sind.

Beiträge immer pünktlich zahlen
Ein Versicherungsvertrag kommt nur dann zustande, wenn der Beitrag unverzüglich bezahlt wird. Die Versicherer nehmen es mit dieser Regel sehr genau. Wer zu spät zahlt, ist deshalb unter Umständen ohne Versicherungsschutz.

Der passende Name für die Praxis

> *Nach bestandener Heilpraktikerprüfung will Carola Müller sich als Heilpraktikerin in München selbstständig machen. Sie überlegt noch, welche Namen sie ihrer Praxis geben soll. Einerseits gefällt ihr der Name „Naturheilpraxis Müller" ganz gut, andererseits überlegt sie aber auch ihren Leistungsschwerpunkt Ayurveda in den Mittelpunkt zu stellen. „Institut für Ayurveda" oder „Ayurveda – Zentrum München" käme für sie hier in Frage.*

Bei der Wahl spricht nichts gegen:
- Carola Müller, Heilpraktikerin
- Heilpraktikerin Carola Müller
- Ayurveda – Praxis Müller (Heilpraktikerin)

Irreführungen über den Namen sind verboten

Problematisch wird es aber immer dann, wenn der Praxisname von einem Laien falsch verstanden werden kann, denn Irreführungen sind nach § 3 Nr. 3 des Heilmittelwerbegesetzes verboten:

§ 3 HWG
Unzulässig ist eine irreführende Werbung. Eine Irreführung liegt insbesondere dann vor, wenn unwahre oder zur Täuschung geeignete Angaben über die Person, Vorbildung, Befähigung oder Erfolge des Herstellers, Erfinders oder der für sie tätigen oder tätig gewesenen Personen gemacht werden.

Unzulässig sind nicht nur solche Angaben, die bewusst über die wahren Verhältnisse hinwegtäuschen sollen, sondern auch solche, bei denen lediglich die Möglichkeit besteht, dass sie falsch verstanden werden.
So ist nach Meinung des Oberlandesgerichts Düsseldorf (Urteil v. 02.02.1999, 20 U 101/98) die Bezeichnung „Praxis für Naturheilverfahren" für die Praxis eines Heilpraktikers irreführend, „weil offen bleibt, ob es sich um eine Praxis eines Heilpraktikers oder eines approbierten Arztes handelt und ein erheblicher Teil der angesprochenen Verkehrskreise zu der Annahme veranlasst wird, es handele sich um die Praxis eines nach dem Naturheilverfahren behandelnden Arztes."
Nach Meinung des gleichen Gerichts ist auch die Verwendung der „Bezeichnung „Institut" durch einen Heilpraktiker unzulässig (OLG Düsseldorf WRP, 1977, 796). Ein Kranker verstehe darunter eine unter öffentlicher Aufsicht stehende Einrichtung und erwarte, dass das beworbene Institut „zumindest unter wissenschaftlich - ärztlicher Aufsicht steht" . „Institut für Ayurveda" kommt als Praxisname deshalb nicht in Betracht.
Ähnlich problematisch ist die Überlegung, der neuen Praxis die Bezeichnung „Ayurveda – Zentrum" München zu geben. Denn ein durchschnittlicher Patient wird die Bezeichnung „Zentrum" so auffassen, dass es sich hier hinsichtlich der angewendeten Methoden, der Praxisgröße und dem Leistungsspektrum um eine Einrichtung von besonderer Bedeutung handelt. Solange Carolas Praxis also kein deutlich umfangreicheres Leistungsangebot als andere Praxen hat und in Größe und Leistungsfähigkeit keine Führungsrolle

unter den Ayurveda – Anbietern im Einzugsbereich einnimmt, ist „Ayurveda – Zentrum" als Praxisname nicht zulässig.

Heilpraktiker auf dem Gebiet der Psychotherapie

> *Klaus ist Heilpraktiker, eingeschränkt auf das Gebiet der Psychotherapie. Vor kurzem hat er an einer Fernschule eine Ausbildung zum Psychotherapeuten und Praktischen Psychologen absolviert. Nach bestandener Prüfung erhielt er ein Zertifikat mit folgendem Wortlaut: „Der Inhaber des Zertifikates ist berechtigt, die Bezeichnung Psychotherapeut und Praktischer Psychologe zu verwenden und entsprechende Tätigkeiten in diesem Bereich aufzunehmen." Darf Klaus nun eine Praxis für Psychotherapie und praktischer Psychologie eröffnen?*

Die Tatsache, dass Klaus seiner Ausbildung erfolgreich bestanden hat, sagt zunächst einmal nichts darüber aus, ob er die Berufsbezeichnungen auch verwenden darf. Denn die Verwendung einer Berufsbezeichnung unterliegt Einschränkungen, wenn:
- es sich um eine geschützte Berufsbezeichnung handelt, die nur bei Vorliegen des entsprechenden fachlichen Befähigungsnachweises verwendet werden darf,
- wenn die Verwendung der Berufsbezeichnung irreführend ist.

Hier hat Klaus zwar eine Ausbildung an einer Fernschule erfolgreich bestanden. Dies genügt allerdings nicht, um sich als Psychotherapeut bezeichnen zu dürfen. Das Psychotherapeutengesetz regelt hier: „ Die Bezeichnung "Psychotherapeut" oder "Psychotherapeutin" darf von anderen Personen als Ärzten, Psychologischen Psychotherapeuten oder Kinder- und Jugendlichenpsychotherapeuten nicht geführt werden (§ 1 Abs. 1 Satz 4 PsychThG). Deshalb darf die Bezeichnung „Psychotherapeut" von Heilpraktikern nicht geführt werden. Für Verstöße sieht das Strafgesetzbuch (§ 132 a StGB) Freiheitsstrafe bis zu einem Jahr oder Geldstrafe vor.

Heilpraktiker dürfen sich nicht Psychotherapeuten nennen

Darüber hinaus ist es Klaus untersagt, sich „Praktischer Psychologe" zu nennen. Denn auch hier besteht die Gefahr, dass Patienten irregeführt werden. So hat der Bundesgerichtshof entschieden, dass die Verwendung der Berufsbezeichnung „Praktischer Psychologe" durch einen Heilpraktiker zu einer Irreführung der Bevölkerung führe, da diese annehme, es handele sich um eine qualifizierende Berufsbezeichnung, die im Rahmen einer gesetzlichen oder behördlichen Erlaubnis oder aber aufgrund eines akademischen Studienabschlusses geführt werde (BGHZ, I ZR 147/83).
Der Begriff „Psychologe" sei sprachlich verwandt mit einer Reihe ähnlich gebildeter Begriffe, die - wie etwa der des Philologen, Theologen, Pathologen, Sinologen usw. - ausschließlich für akademische Berufe gebräuchlich seien. Wer sich ohne entsprechenden Studienabschluss als Praktischer Psychologe bezeichne, verleite die Bevölkerung zu der Annahme, es handele sich wie bei einem Praktischen Arzt um einen Therapeuten mit akademischer Vorbildung.

Darüber hinaus ist es für Heilpraktiker verboten:
- sich „Familientherapeut zu nennen", wenn sie nicht über eine qualifizierte Ausbildung und Berufszulassung zum Psychotherapeuten verfügen (OLG Karlsruhe, 6 U 96/94),
- sich „Fachexperte für Psychologie" zu nennen, wenn der Erlangung dieser Bezeichnung keine qualifizierten theoretischen Kenntnisse auf dem Gebiet der Psychologie zugrunde liegen, die einer akademischen Ausbildung, insbesondere der Ausbildung eines Diplom-Psychologen entsprechen (OLG Karlsruhe 4 U 24/07),
- sich „Fachtherapeut für Psychotherapie" zu nennen (LG Bamberg 1 O 479/03).

Unzulässig für Heilpraktiker sind ferner die Bezeichnungen:
- Therapeut/in für heilkundliche Psychotherapie,
- Praxis für Psychotherapie,
- Psychotherapeutische Praxis.

Zulässig sind folgende Bezeichnungen:
- Heilpraktiker/in, eingeschränkt für den Bereich Psychotherapie
- Psychotherapeutische Heilpraktikerin, Psychotherapeutischer Heilpraktiker

Marketing

„Wer nicht wirbt, stirbt" sagt ein Sprichwort. Hier erfahren Sie, welche Möglichkeiten es gibt, Ihre Praxis gut zu „vermarkten".

Für viele ist Marketing ein rotes Tuch. Zahlreiche Heilpraktiker wollen sich nicht wie gewöhnliche Gewerbetreibende um Kunden bemühen, sondern fachlich hochwertige Therapien anbieten.
Wegen des harten Konkurrenzdrucks durch andere Heilpraktiker, Naturheilmediziner und Naturheilkliniken müssen sich Heilpraktiker deshalb mit einem für sie meist neuen Geschäftsfeld befassen - dem Absatz ihrer Leistungen (engl.: „marketing").

Marketing

Was ist Marketing?

Für Marketing gibt es so viele Definitionen, dass vermutlich für jede einzelne Therapiepraxis eine eigene Definition zur Verfügung steht. Grundsätzlich lässt sich jedoch sagen, dass Marketing alle Maßnahmen umfasst, um sich und seine Dienstleistungen zu vermarkten.
Dabei wird die Dienstleistung nicht marktschreierisch angeboten. Das Wichtigste am Marketing ist keineswegs der Verkauf. Vielmehr geht es darum, die Bedürfnisse des Patienten so zu verstehen, dass sich die angebotene Leistung wie von selbst verkauft.
Eine Praxis kann nur dann am Markt bestehen, wenn sie dort irgendeine Aufgabe erfüllt. Denn wenn andere Praxen in der Lage sind, die gleichen Therapien besser und zuverlässiger durchzuführen, macht eine Existenzgründung keinen Sinn.
Die Betriebswirtschaftslehre nennt diese Aufgabe „Mission".

Verfolgt der Heilpraktiker das Ziel, möglichst viel Geld zu verdienen, so ist das noch keine Mission – es ist nur sein persönliches Ziel. Den Patienten wird dieses Ziel herzlich gleichgültig sein. Keiner wird allein deshalb die Praxis aufsuchen, um dem Inhaber seinen Wunsch nach Reichtum zu erfüllen.
Bei der Mission geht es um die Beantwortung folgender Fragen:
- Was sind wir?
- Wofür stehen wir?
- Weshalb existieren wir?

Mission der Praxis

Dabei sollte nicht einfach nur die bisherige Geschäftstätigkeit aufgezählt werden. Ein „In unserer Praxis werden sie mit Homöopathie behandelt" ist keine Mission, sondern eine Beschreibung dessen, was in der Praxis gearbeitet wird.
Eine Mission kann etwa sein:

„Wir helfen Kindern, die an Konzentrationsstörungen leiden."

„Wir helfen orthopädischen Patienten gesund zu werden."

Vision der Praxis

Natürlich geht es bei einer Praxis nicht nur darum, den Status - quo zu definieren, sondern auch darum, in die Zukunft zu schauen. Wenn es darum geht, den eigenen Unternehmenszweck weiterzuentwickeln, spricht man von einer „Vision" des Unternehmens.

Eine Vision ist ein ehrgeiziger Anspruch an das Unternehmen.
Es geht dabei um die Beantwortung folgender Fragen:
- „Wo wollen wir hin?"
- „Wie können wir uns weiterentwickeln?"

Gerade im Gesundheitswesen besteht die Neigung, auf eine Vision zu verzichten.
Allzu oft herrschen angesichts unklarer Zukunftsaussichten ein Fatalismus und eine Tendenz, die bestehenden Verhältnisse als unveränderbar und gottgegeben zu akzeptieren.
Viele Heilpraktiker empfinden sich nicht als Handelnde, sondern als Opfer böser Pharmaunternehmen und Krankenkassen, die alternative Heilmethoden nicht nach oben kommen lassen und alle anderen medizinischen Berufsgruppen besser unterstützen als die Heilpraktiker. Schlägt das Hadern mit dem eigenen Schicksal um in Jammern gegenüber dem Patienten, so ist es nur eine Frage der Zeit, bis auch die letzten Patienten in eine Praxis abgewandert sind, in der ein Klima positiver Aufbruchsstimmung herrscht.
Geht man davon aus, dass der Konkurrenzdruck im Gesundheitswesen auch in Zukunft weiter zunehmen wird, so werden nicht alle heute bestehenden Praxen am Markt bestehen können.
Viele Ärzte werden ihre Angebote erweitern, um im „Kampf um den Patienten" zu bestehen. Und sie werden dabei weiter eine starke Konkurrenz für selbstständige Heilpraktiker sein.
Aber auch in Zukunft wird es innovativen und fortschrittlichen Heilpraktikern gelingen, sich durch ihre Angebote von der Konkurrenz abzuheben. Viele werden sich in einem bestimmten Bereich eine Kernkompetenz erwerben, die es ermöglicht, ganz bestimmte Krankheitsbilder besser zu behandeln als die Konkurrenten.
So haben viele Patienten auch heute noch selbst in Großstädten große Probleme, einen Heilpraktiker zu finden, der sich genau auf sein Krankheitsbild spezialisiert hat.
In Deutschland leiden schätzungsweise drei Millionen Menschen täglich oder fast täglich unter Kopfschmerzen.
Wer aber kann aus dem Stand eine Praxis in seiner Umgebung nennen, die sich auf dem Gebiet des Kopfschmerzes einen herausragenden Ruf erworben hat? Welche Praxis ist mit Vorträgen, Seminaren, Büchern und Schulungen auf dem Gebiet des Kopfschmerzes aktiv?

Zukunftschancen für Heilpraktikerpraxen ergeben sich insbesondere daraus,
- dass das Leistungsspektrum in der Kassenmedizin in den letzten Jahren immer schlechter geworden ist und sich viele Patienten mit einer "5-Minuten-Medizin" nicht mehr abfinden wollen,
- dass viele Chancen zur Spezialisierung im Gesundheitsbereich noch nicht ausgeschöpft sind,

- dass die Möglichkeiten des Marketings für viele Praxen noch weitgehend ungenutzt sind.

Ist Marketing erlaubt?

Viele Heilpraktiker sind nach wie vor der Ansicht, dass es verboten ist, Marketing zu betreiben. Werbung sei schließlich nicht erlaubt bzw. nur in solch engen Grenzen, dass es eh keinen Sinn mache.
Diese Meinung ist falsch. Werbung im Heilmittelbereich ist zwar eingeschränkt, aber nicht verboten.
Marketing ist allerdings mehr als Werbung und geht weit darüber hinaus. Es ist nicht nur die Schaltung einer Werbeanzeige in einer Tageszeitung, sondern die Ausrichtung des ganzen Unternehmens auf die Wünsche des Kunden.
Dennoch sind bestimmte Werbemaßnahmen verboten. So ist es etwa nicht erlaubt, in Kindergärten zu werben oder seine Behandlungen damit anzupreisen, dass ein Erfolg mit Sicherheit zu erwarten sei. Bei Werbemaßnahmen sind deshalb immer die einschlägigen Bestimmungen zu beachten.

Manche Werbemaßnahmen sind verboten

Bei der Werbung ist zu beachten, dass
- das Heilmittelwerbegesetz und
- das Gesetz gegen den unlauteren Wettbewerb

bestimmte Werbeaussagen verbieten.

Nicht zwingend zu beachten ist die Berufsordnung für Heilpraktiker, da diese kein verbindliches Recht, sondern nur eine Empfehlung darstellt. Danach sollen sich Heilpraktiker „gemäß ihrem Berufsbild Selbstbeschränkung auferlegen" (Artikel 8 BOH). So sollen sich alle Veröffentlichungen immer auf sachliche und berufsbezogene Informationen beschränken und folgende Werbeaktionen sollen aus „ethischen und berufsständischen Gründen" nicht erfolgen:
- Verbreiten von Werbematerial wie Flyern in Postwurfsendungen und Mailingaktionen o.ä.,
- Eigene Zeitungsbeilagen,
- Trikotwerbung, Bandenwerbung,
- Werbung auf Kraftfahrzeugen.

Da die Berufsordnung nicht rechtverbindlich ist, muss jeder Heilpraktiker selbst entscheiden, ob er etwa das Verteilen eines Flyers für ethisch bedenklich hält.

Unzulässig ist nach dem Heilmittelwerbegesetz u.a.
- Werbung mit Gutachten und Zeugnissen,
- Werbung mit Krankengeschichten,
- Werbung mit Bildern von Personen in der Berufsbekleidung,
- Werbung mit Bildern von erkrankten Personen,

- Werbung mit Fremd – oder fachsprachlichen Bezeichnungen,
- Werbung mit Empfehlungen,
- Werbung in Kindergärten und sonstigen Einrichtungen, in denen überwiegend Kinder unter 14 Jahren sind.

Unzulässig ist nach dem Gesetz gegen den unlauteren Wettbewerb jede unlautere Wettbewerbshandlung, die geeignet sind, den Wettbewerb zum Nachteil der Mitbewerber, der Verbraucher oder der sonstigen Marktteilnehmer nicht nur unerheblich zu beeinträchtigen.

Unlauter sind dabei u.a.
- Wettbewerbshandlungen, die geeignet sind, die geschäftliche Unerfahrenheit insbesondere von Kindern oder Jugendlichen, die Leichtgläubigkeit, die Angst oder die Zwangslage von Verbrauchern auszunutzen,
- das Verschleiern des Werbecharakters von Wettbewerbshandlungen,
- das Herabsetzen und Verunglimpfen von Dienstleistungen, Tätigkeiten oder persönlichen oder geschäftlichen Verhältnisse eines Mitbewerbers,
- irreführende Werbungen.

Für alle Rechtsstreitigkeiten aufgrund des Gesetzes gegen den unlauteren Wettbewerb sind die Landgerichte zuständig. Da vor den Landgerichten Anwaltszwang besteht, müssen beide Parteien (Kläger und Beklagter) einen Anwalt hinzuziehen.

Welche Praxis darf gegen eine unzulässige Werbung vorgehen?

Nur Wettbewerber dürfen gegen eine unzulässige Werbung vorgehen

Wirbt die Heilpraktikerin Maier aus Oberursel laufend heilmittelrechtswidrig in der örtlichen Zeitung, so kann nur derjenige gegen die Werbung vorgehen, der sich mit der Praxis Maier im Wettbewerb befindet.
Eine Praxis in Berlin ist von der Werbung nicht berührt. Denn es ist kaum zu erwarten, dass sich ein Patient in Folge der Werbung nun in Oberursel statt in Berlin behandeln lässt.
In der Regel sind Heilpraktiker nicht überregional tätig. Konkurrenten sind deshalb nur die Praxen am Ort und dem näheren Umkreis. Nur sie können rechtlich gegen eine unzulässige Werbung vorgehen.

Das Kundenverhalten

Manche Praxen wirtschaften sehr erfolgreich, obwohl die Behandlungen allenfalls durchschnittliche Qualität aufweisen. Manche diese Heilpraktiker haben seit Jahren keine Fortbildungen besucht, viele neue Therapieverfahren sind an ihnen vorübergegangen und keiner erinnert sich daran, wann das letzte Mal neue Literatur angeschafft wurde. Im Gegensatz dazu gibt es Praxen, die wirtschaftlich mit dem Überleben kämpfen, obwohl die Behandlungen hervorragend sind.

Wie ist es zu erklären, dass es manchen Heilpraktikern Therapeuten gelingt, eine hohe Patientenzufriedenheit zu erreichen, obwohl sie fachlich nicht auf dem höchsten Niveau arbeiten?

Patientenzufriedenheit

Zufriedenheit ist ein psychologisches Phänomen, von dem alle eine mehr oder minder genaue individuell unterschiedliche Vorstellung haben. Es ist eine positive, angenehme Empfindung, eine emotionale Reaktion.

Patientenzufriedenheit

Werden die Erwartungen des Patienten vor der Behandlung erfüllt, bzw. übertroffen, so ist Zufriedenheit gegeben. Entspricht das Resultat der Behandlung nicht den Vorstellungen des Patienten, so ist er unzufrieden.

Die Erwartungen sind die gesamten Vorstellungen eines Kunden über die Leistung des Unternehmens. Sie können höchst umfangreich und komplex sein.

Die Erwartungen eines Patienten einer Heilpraktikerpraxis können etwa sein:
Freundlicher, verständnisvoller und kompetenter Behandler, angenehme Atmosphäre, ausführliche Erklärung der Erkrankung, geduldige Durchführung der Therapien, Anleitungen für Übungen zuhause, problemlose Terminvereinbarung ...

Da jeder Patient unterschiedliche Erwartungen stellt, ist es für das Unternehmen oft sehr schwierig, die Erwartungen des Patienten zu erfüllen.

Generalisierte Aussagen („Patienten wollen immer...") sind nicht möglich. Ein und dieselbe Leistung der Praxis führt bei dem einen Patienten zu großer Zufriedenheit, da seine Erwartungen weit übertroffen wurden und beim anderen Patienten zu einer Enttäuschung, da seine Erwartungen nicht erfüllt wurden.

Die Erwartungen des Patienten bilden sich durch eine Vielzahl von Faktoren: Empfehlungen anderer Patienten, Ratschläge von Freunden und Bekannten, Erfahrungen....

Werden die Erwartungen des Kunden zu hoch geschraubt, so führt dies leicht zu Enttäuschungen.

> ➤ *Die Hotelkette Holiday – Inn warb mit dem Spruch „Bei uns gibt es keine Überraschungen". Die Kunden klagten nach wie vor über Probleme und waren enttäuscht, dass ihre Erwartungen, die durch die Werbebotschaft bewusst gesteigert worden war, nicht erfüllt wurden. Die Werbebotschaft verschwand deshalb nach kurzer Zeit sang- und klanglos.*

Ist der Patient nur knapp zufrieden gestellt, so ist eine langfristige Kundenbindung nicht sehr wahrscheinlich. Sobald ein besseres Angebot auftaucht, wird er es mit einer anderen Praxis versuchen. Ist der Patient allerdings hoch zufrieden, so neigt er erheblich weniger dazu.

Wann ist der Patient zufrieden?

Wann aber ist der Patient zufrieden? Mit welchen Erwartungen kommen die meisten Patienten in die Praxis? Da die Erwartungen der Patienten individuell unterschiedlich sind, kann nicht jede Erwartung eines jeden Patienten erfüllt werden. Darüber hinaus machen es auch ökonomische Notwendigkeiten manchmal unmöglich, die Erwartungen zu erfüllen. Ein Patient, der erwartet, für 10 Euro eine Stunde lang professionell therapiert zu werden, wird enttäuscht werden müssen – niemand kann von so einer Bezahlung leben.

> ➤ *Max hat früher eine Massagepraxis betrieben und will sich nun als Heilpraktiker selbstständig machen. Was Patienten wollen, weiß er genau: „Bei mir hat sich noch keiner beschwert. Ich hatte damals viele Stammkunden, die lange zu mir kamen. Offensichtlich ist es also richtig so, wie ich es mache."*

Diese Meinung ist ein wenig riskant. So kann der damalige hohe Anteil an Stammkunden auch daher kommen, dass andere Therapeuten als ebenso unzulänglich empfunden werden und deshalb aus Resignation ein Wechsel nicht erfolgte.

Bei vielen Befragungen von Patienten äußern sich mehr als 90 % der Patienten zufrieden oder sehr zufrieden. Wie in zahlreichen Studien nachgewiesen wurde, geben auch gänzlich unzufriedene Patienten eine weit positivere Bewertung ab, als es ihrer eigentlichen Empfindung entspricht.

Hierfür kann es viele Gründe geben. Manchen Patienten ist bewusst, dass sie eine zu positive Bewertung abgeben, aber sie wollen nicht als diejenigen dastehen, die nur klagen oder sie haben ein schlechtes Gewissen, weil sie die Ratschläge des Heilpraktikers nicht befolgt haben.

Manchmal findet auch etwas statt, was in der Wissenschaft „kognitive Dissonanz" genannt wird. Wenn etwa die Erwartungen des Patienten nicht erfüllt worden sind, wird die fehlende Übereinstimmung zwischen Erwartung und Ergebnis dadurch aufgelöst, dass unbewusst nachträglich die Erwartungen gesenkt werden. Der Patient, der erwartet hatte, durch Chiropraktik schmerzfrei zu werden, sagt nun: „Meine Schmerzen sind schon besser geworden". Wer hoffte, sein Bein nach den Behandlungen wie vor dem Unfall bewegen zu können, denkt nun: „Die Beweglichkeit ist schon besser geworden." Seine Erwartungen vor Beginn der Behandlung wurden nicht erfüllt. Dennoch ist er zufrieden, da ja eine Besserung eingetreten ist.

In manchen Fällen ist auch Dankbarkeit ein Grund dafür, dem Heilpraktiker die Treue zu halten. Findet der Patient seinen Therapeuten sympathisch und fühlt sich wohl bei ihm, so hat er das Gefühl, dort gut aufgehoben zu sein. Der Patient will deshalb eine positive Rückmeldung geben und den Heilpraktiker nicht enttäuschen.

Aus all diesen Gründen ist es schwer zu sagen, weshalb Max damals viele Stammkunden hatte. Es kann sein, dass er ein erstklassiger Therapeut ist. Es kann aber auch sein, dass es andere Ursachen hatte.

Was sind die Erwartungen des Patienten?

Was aber sind nun die Erwartungen, die Patienten an ihre Praxis haben? Um dies herauszufinden, wurden zahlreiche umfangreiche Untersuchungen durchgeführt, deren Ergebnisse sich so zusammenfassen lassen:

Problemloser Zugang zur Gesundheitsversorgung:
Patienten zeigen sich oft frustriert von den Hürden, die dem Zugang zum Gesundheitssystem im Wege stehen. Dazu zählen lange Wartezeiten, Auseinandersetzungen mit Krankenkassen und Probleme bei der Terminvereinbarung.

Respekt vor individuellen Bedürfnissen:
Patienten beklagen oftmals, dass ihre Vorstellungen und Werte nicht ausreichend in die Behandlung mit einbezogen werden. Sie erwarten, auch in ihrer Krankheit mit Respekt behandelt zu werden.

Koordination der Versorgungsleistungen:
Patienten können oftmals die Qualität der einzelnen Behandlung nicht ausreichend beurteilen, da es ihnen an Fachwissen fehlt. Ob sie ihren Behandler als kompetent wahrnehmen, hängt sehr stark davon ab, in wieweit die einzelnen Versorgungsleistungen koordiniert und aufeinander abgestimmt sind.

Information, Aufklärung und Mitbestimmung bei Therapie und Diagnose:
Viele Patienten haben die Befürchtung, dass sie nicht vollständig über ihre Erkrankung und die Therapie aufgeklärt werden. Sie möchten umfassend darüber informiert werden, wie sich ihre Erkrankung momentan darstellt, wie die Prognose aussieht und welche Möglichkeiten es gibt, so weit wie möglich ohne fremde Hilfe zurechtzukommen.

Körperliches Wohlbefinden und adäquate Schmerzbehandlung:
Am meisten leiden Patienten unter Schmerzen und Behinderungen. Alle Maßnahmen, die das körperliche Missempfinden lindern oder beseitigen können, werden deshalb von Patienten als besonders wichtig eingeschätzt. Untersuchungen haben gezeigt, dass vor allem während einer Krankheit eine angenehme, bequeme Umgebung als besonders wichtig empfunden wird.

Emotionale Unterstützung:
Oftmals werden durch die Erkrankung Sorgen und Befürchtungen ausgelöst, die den Patienten genauso beeinträchtigen können, wie die Erkrankung selbst. Sorgen bereiten vor allem die Krankheitsprognose, finanzielle Probleme, die Auswirkungen auf die eigene Selbstständigkeit und die Fähigkeit, für Angehörige sorgen zu können. Patienten erwarten hier emotionale Unterstützung.

Kontinuität beim Wechsel der Versorgungssektoren:
Vielen Patienten bereitet der Wechsel zwischen den verschiedenen Versorgungssektoren (ambulant - stationär - zu Hause) große Probleme. Sie legen deshalb besonderen Wert auf eine gute Vorbereitung bei der Entlassung aus dem Krankenhaus. Als sehr positiv wird auch bewertet, wenn die Möglichkeit besteht, vom gleichen Therapeuten in unterschiedlichen Versorgungssektoren behandelt zu werden (z.B. zu Hause und ambulant).

Therapeuten, denen es gelingt, diese Bedürfnisse weitestgehend zu erfüllen, haben gute Chancen, dass ihre Praxis von vielen Patienten aufgesucht wird.

Auswahl der Gesundheitseinrichtung

Jeder Patient ist auch Kunde. Was aber bringt ihn dazu, sich für die eine Heilpraktikerpraxis zu entscheiden und für die andere nicht?

Die Scheinwelt

1980 wurde eine groß angelegte Untersuchung mit Studenten der Universität Regensburg durchgeführt. Dabei sollten drei Pilsbiere, die in Regensburg gebraut werden und allen Beteiligten bekannt waren, nach eingehenden Geschmackstests beurteilt werden. Die Biere sollten nach 12 Merkmalen beurteilt werden und zusätzlich war für jedes Bier ein Gesamturteil abzugeben. Die zu beurteilenden Merkmale wurden nach Voruntersuchungen und nach Erfahrungen der Deutschen Landwirtschaftsgesellschaft ausgewählt.

Die im Test zu prüfenden Biere waren jedoch völlig identisch – ihnen wurden lediglich die verschiedenen Etiketten der konkurrierenden Hersteller (Taxis Pils / Bischofshof Pils / Kneitinger Pils) aufgeklebt.

Unabhängig davon, ob es sich bei den Versuchspersonen um Studenten handelte, die sich als bierunkundig bezeichneten oder nicht, übereinstimmend erhielt ein Bier die höchste Bewertung.

Die Unterschiede in der Beurteilung der Biere waren ganz eindeutig und können nicht mit Zufall erklärt werden.

Das „Sieger - Bier" wurde in neun von 12 Kriterien ganz eindeutig als besser eingestuft als das zweitplatzierte Bier und dieses unterschied sich wiederum ganz eindeutig in 9 Kriterien von Bier Nummer drei.

Dies zeigt ohne Zweifel, dass die äußere Erscheinung eines Produktes der entscheidende Faktor bei der Auswahl sein kann. Nicht die Braukunst hat das „Sieger – Bier" gewinnen lassen, sondern sein Label und Name. Gewonnen hatte der Schein des Produktes.

Heilpraktiker verkaufen kein Bier. Dennoch zeigt der Versuch, dass Patienten oft auf Reize reagieren, die außerhalb der therapeutischen Kunst liegen.

Praktische Möglichkeiten des Marketings

Werbung mit Zeitungsanzeigen

Zeitungsanzeigen können so oft geschaltet werden wie nötig. Es gibt keine Höchstgrenze etwa in der Art, dass es nur erlaubt wäre, zu bestimmten Anlässen Zeitungswerbung zu betreiben.

Entschließt sich ein Praxisinhaber, täglich mit einer Zeitungsanzeige auf das Leistungsangebot seiner Praxis hinzuweisen, so ist dies zulässig.

Besonderheiten der Werbung in Tageszeitungen

Tageszeitungen finanzieren sich meist nur zu 10% aus Verkaufserlösen. Die restlichen 90% werden durch den Verkauf von Anzeigen finanziert.

Anzeigen in Tageszeitungen sind deshalb meist teuer (je nach Auflage und Verbreitungsgebiet bis zu 4 Euro je Millimeter und Spalte). Die Verlage geben meist an, dass jede Zeitung von ca. 3 Lesern gelesen wird. Bei einer Auflage von 100.000 wäre dies eine Leserzahl von 300.000. Diesen Angaben sollte nicht unbedingt Glauben geschenkt werden. Es ist wohl realistisch anzunehmen, dass die Leserzahl der Auflagenzahl entspricht.

Entscheidet man sich für eine Werbung in einer Tageszeitung, sollte die Anzeige vor Feiertagen oder am Wochenende geschaltet werden. Erfahrungsgemäß wird Werbung an diesen Tagen besonders häufig gelesen.

Gestaltung einer Anzeige

Jede Werbung muss

- Aufmerksamkeit erregen. Wird die Aufmerksamkeit nicht erregt, wird die Werbung nicht wahrgenommen.
- verständlich sein. Die Werbebotschaft muss verstanden werden.
- überzeugend sein. Die Botschaft muss akzeptiert werden.
- einprägsam sein. Die Information muss zum richtigen Zeitpunkt verfügbar sein. In dem Moment, indem der Patient krank wird, muss er sich an die Werbung der Praxis erinnern.

Mit einer Anzeige in der Tageszeitung werden große Publikumskreise angesprochen. Wer sich mit seinem Angebot vor allem an eine kleine Zielgruppe wendet, hat deshalb hohe Streuverluste. Unter Umständen sind dann andere Werbemaßnahmen sinnvoll.

Anzeigen in Tageszeitungen nicht immer sinnvoll

Werbeschriften

Das Verteilen von Werbeschriften an Passanten ist möglich, wenn es nicht gleichzeitig mit einem Ansprechen oder einem sonstigen, unzulässigen Werbeverhalten verbunden ist.

Das Verteilen von Handzetteln unterliegt allerdings Beschränkungen, muss von der zuständigen Behörde z. B. dem "Amt für Öffentliche Ordnung" genehmigt werden und ist mit Kosten verbunden.

Insbesondere das Verteilen von Flyern an Fahrzeugen auf öffentlichem Straßenland ist nicht erlaubt.

Radiowerbung

Lokale Radiosender finanzieren sich in erster Linie über Werbung. Vom klassischen Radiospot bis zu Sponsoringmaßnahmen bieten sie deshalb viele Möglichkeiten, um mit einer breiten Zielgruppe in Kontakt zu treten.

Verkehrsmittelwerbung

Da es für Heilüraktiker keine Beschränkungen hinsichtlich der Größe einer Werbung gibt, sind auch Aufschriften auf Bussen, Straßenbahnen, Taxis oder dem Praxis - Pkw zulässig.

Pressearbeit

> *Heilpraktikerin Bettina Ehrmann wird im Lokalfernsehen als Spezialistin für das Thema"Entwicklungsstörungen bei Kindern" befragt. Ihre Konkurrenten sehen mit einigem Neid auf die Sendung und fragen sich, wie sie es wohl geschafft hat, von der Redaktion eingeladen zu werden.*

Die Erklärung kann darin liegen, dass Frau Ehrmann im Gegensatz zu ihrer Konkurrenz eine aktive und rege Pressearbeit betreibt.
Der Laie stellt sich die Arbeit einer Fernseh- oder Zeitungsredaktion meist so vor, dass dort eine Menge Redakteure emsig damit beschäftigt sind, neue Themen aufzuspüren. Das mag im Bereich der Prominentenskandale auch so stimmen. Besonders im Lokalbereich werden die Themen aber von außen an die Presse herangetragen.
Es ist deshalb zu vermuten, dass die Heilpraktikerin Ehrmann selbst an den Fernsehsender herangetreten ist und dort eine Sendung zum Thema Entwicklungsstörungen bei Kindern vorgeschlagen hat.
Diese Art der Pressearbeit wird trotz der vielen Vorteile von den meisten Heilpraktikern völlig vernachlässigt.

Aktive Pressearbeit

Vorteile einer aktiven Pressearbeit:
- Durch das Erscheinen in der Presse kann sich der Heilpraktiker als Spezialist profilieren.
- Die Pressearbeit steigert die Bekanntheit.
- Präsenz in der Presse wirkt nicht aufdringlich oder marktschreierisch.

Zu beachten ist aber immer:
Bei der Pressearbeit geht es nicht um werbliche Aussagen, sondern um das Wecken von Sympathie und einem Imagegewinn. Keineswegs sollte der Versuch gemacht werden, Schleichwerbung zu machen.

Den Unterschied zwischen Werbung und Öffentlichkeitsarbeit hat Alwin Münchmeyer so beschrieben:
„Wenn ein junger Mann ein Mädchen kennen lernt und ihr sagt, was für ein großartiger Mann er ist, so ist das Reklame.
Wenn er ihr sagt, wie reizend sie aussieht, so ist das Werbung.
Aber wenn das Mädchen sich für ihn entscheidet, weil sie von anderen gehört hat, was für ein feiner Kerl er ist, dann ist das Öffentlichkeitsarbeit."

Wie kommt man ins Fernsehen und in die Presse?

Anlaufstelle für die Pressearbeit ist der Redakteur. Er entscheidet, ob eine Vorlage bearbeitet wird oder nicht. Er wählt die Themen aus, die veröffentlicht werden. Hat ein Presseorgan mehrere Redaktionen, so ist vorab festzustellen, welche Redaktion zuständig ist.

> *Heilpraktiker Peter in München behandelt seit Jahren höchst erfolgreich mit der Akkupunkt - Massage. Er möchte seine Bekanntheit durch Auftritte im Fernsehen und Beiträgen in Zeitungen verbessern. Zuerst muss er deshalb in Erfahrung bringen, welche Redaktionen hierfür geeignete Ansprechpartner sind. Durch mehrere Anrufe bei Fernsehsendern und bei den örtlichen Tageszeitungen findet er heraus, wer bei welcher Redaktion zuständig ist. Die Anrufe bei den Fernsehsendern ergeben, dass es beim ZDF eine Redaktion Gesundheit und Natur gibt, an die sich Peter wenden wird.*

> *Heilpraktikerin Emma möchte ein Fachbuch über Allergien schreiben. Sie wird deshalb nach einem Verlag suchen, der ihr Buch veröffentlicht. Natürlich kommen nicht alle Verlage in Betracht. Viele haben sich auf ganz andere Themen spezialisiert. Sie wird deshalb erst einmal herausfinden, in welchem Verlag andere Autoren ähnliche Werke veröffentlicht haben. Soll das Buch überwiegend Heilpraktiker ansprechen, kommt nur ein Verlag in Frage, der auch bisher schon Bücher für Heilpraktiker herausgebracht hat. Soll sich das Buch auf eher populärwissenschaftliche Weise mit dem Thema Allergien beschäftigen, ist ein Verlag gefragt, der Bücher für die breite Masse der Leserschaft herausbringt.*

Wer die richtige Anlaufstelle herausgefunden hat, sollte sich dann mit einem freundlichen Brief oder einem Anruf an den zuständigen Ansprechpartner wenden und ihm seine Idee für ein Interview oder ein Buchprojekt vorstellen. Mitunter ist dabei eine gewisse Zähigkeit gefragt, die aber nicht ins Aufdringliche umschlagen darf.

Versenden von Pressemitteilungen

Es ist auch möglich, selbst Pressemitteilungen an Radiostationen, Fernsehsender oder Printmedien zu versenden, um so auf sich aufmerksam zu machen.

> *Pressemitteilung der Heilpraktikerpraxis Müller: „Wie das Bundesgesundheitsministerium vor kurzem mitgeteilt hat – Ihre Zeitung hat darüber berichtet – nimmt die Zahl von Hauterkrankungen bei Kindern weiterhin zu. Die Heilpraktikerpraxis Müller hat sich seit vielen Jahren auf die Behandlung von Hauterkrankungen und Allergien spezialisiert. Mit den Sorgen dieser Patienten sind wir deshalb gut vertraut. Sicherlich würde ein Bericht über die Möglichkeiten einer schonenden und effektiven Therapie von Hauterkrankungen bei ihrer Leserschaft auf großes Interesse stoßen. Hierfür stehen wir Ihnen gerne als Interviewpartner zur Verfügung."*

Literatur – Tipp:

„Pressemitteilungen schreiben"
Frankfurter Allgemeine Buch, 2008 ISBN: 978-3899811698

Beispiele für erlaubte Werbung

NEUERÖFFNUNG

Heilpraktiker Klaus Mustermann

Akkupunktur
- Akkupunktmassage
- Chinesische Medizin
- Blutwäsche
- Heilrituale

Hausbesuche. Termine nach Vereinbarung.

Klaus Mustermann
Heilpraktiker

Musterstraße 34
9999 Muster

Telefon 01234.24524
Telefax 01234.24525

NEUERÖFFNUNG

Heilpraktiker-Praxis für klassische Homöopathie
Heike Müller und **Petra Schmidt**

Wir eröffnen eine neue Praxis für klassische Naturheilverfahren in Muster.

Heike Müller: Heilpraktikerin, Dozentin an der Heilpraktikerschule in Muster
Petra Schmidt: Heilpraktikerin

Pädiatrie (Kinderheilkunde):
- Behandelt werden Kinder und Jugendliche mit Entwicklungsstörungen der Wahrnehmung und Verarbeitung,
- Aufmerksamkeits- Defizit- Syndrom (ADS)
- Hauterkrankungen.

Neurologie:
- Behandlung von Nervenschädigungen
- Behandlung nach Schlaganfällen

Innere Medizin:
- Herzerkrankungen
- Störungen des Magen - Darm Trakts
- Lungenerkrankungen

Heike Müller
Petra Schmidt

Lottenweg 3
9999 Muster

Telefon 01234.24524
Telefax 01234.24525

> Wir freuen uns, Sie ab 1. Februar in unseren
> **neuen Praxisräumen**
> begrüßen zu dürfen

Manuela Schmitt, Heilpraktikerin
Peter Schmitt, Heilpraktiker

Unsere Leistungen
- Ausleitungsverfahren
- Neuraltherapie
- Bachblüten
- Blutegel - Therapie
- Wirbelsäulenbehandlungen

Manuela Schmitt
Heilpraktikerin

Peter Schmitt
Heilpraktiker

Bahnhofstraße 3
9999 Muster

Telefon 01234.24524
Telefax 01234.24525

Unzulässige Werbung

Verbot der irreführenden Werbung

§ 3 HWG (Heilmittelwerbegesetz)
Unzulässig ist eine irreführende Werbung. Eine Irreführung liegt insbesondere dann vor,
1. wenn Arzneimitteln, Medizinprodukten, Verfahren, Behandlungen, Gegenständen oder anderen Mitteln eine therapeutische Wirksamkeit oder Wirkungen beigelegt werden, die sie nicht haben,
2. wenn fälschlich der Eindruck erweckt wird, dass
    a) ein Erfolg mit Sicherheit erwartet werden kann,
    b) bei bestimmungsgemäßem oder längerem Gebrauch keine schädlichen Wirkungen eintreten,
    c) die Werbung nicht zu Zwecken des Wettbewerbs veranstaltet wird,
3. wenn unwahre oder zur Täuschung geeignete Angaben
    a) über die Zusammensetzung oder Beschaffenheit von Arzneimitteln, Medizinprodukten, Gegenständen oder anderen Mitteln oder über die Art und Weise der Verfahren oder Behandlungen oder
    b) über die Person, Vorbildung, Befähigung oder Erfolge des Herstellers, Erfinders oder der für sie tätigen oder tätig gewesenen Personen gemacht werden.

In § 3 HWG werden einige Beispielsfälle für irreführende Werbung genannt, aber die Aufzählung ist nicht abschließend. Denn schlechthin jede irreführende Werbung ist unzulässig.

Unzulässig ist unter anderem eine Werbung, in der Heilmitteln eine therapeutische Wirkung zugesprochen wird, die sie nicht haben.

Ein Fußbad wurde mit folgenden Worten beworben:

> *„Unser Körper entgiftet jeden Tag. Es ist ein permanent ablaufender, natürlicher Prozess, um Schadstoffe über den Dickdarm, die Leber, die Nieren, die Lunge, die Lymphe und die Haut auszuscheiden oder zu neutralisieren. Jedoch sind in der heutigen Zeit unsere Körperfunktionen und Organe, welche einst imstande waren, sich selbst zu reinigen, völlig überlastet. Auf diese Weise verbleiben viele unerwünschte Substanzen in unseren Geweben ...*
> *Ziel der Anwendung ist die Wiederherstellung des ursprünglichen harmonischen Gleichgewichts, das häufig durch Schadstoffbelastungen, Stress, Rauchen, Alkohol und Ernährungsfehler beeinträchtigt ist. Eine Anwendung mit dem Iontophorese-Entgiftungsbad kann die Körperzellen restabilisieren, so dass die normalen physiologischen Funktionen, vor allem die Aufnahme der notwendigen Nährstoffe und die Eliminierung von unerwünschten Abfallprodukten, auf einem optimalen Niveau ablaufen. Folglich fühlen Sie sich nach der Anwendung grundsätzlich erholt."*

Irreführende Werbung

Nun hat ein Fußbad sicherlich viele Wirkungen: Dass es den Körper entgiftet und Körperzellen restabilisiert, konnte die werbende Firma im Gerichtsverfahren jedoch nicht beweisen. Und wer Wirkungen behauptet, diese aber selbst nicht beweisen kann, wirbt irreführend. Die Werbung wurde deshalb auch vom zuständigen Gericht (LG Düsseldorf 12 O 61/0) für unzulässig erklärt.

Maßstab für die Frage, ob der Werbende die Wirksamkeit beweisen kann, ist bei solchen Gerichtsverfahren immer der aktuelle Stand der wissenschaftlichen Forschung.

Besonders bei der Werbung für noch nicht wissenschaftlich anerkannte Außenseiterverfahren besteht deshalb die Gefahr der Irreführung. Denn wer hier Wirkungen behauptet, diese aber in einem Gerichtsverfahren nicht wissenschaftlich begründen kann, wirbt irreführend.

Heilpraktiker, die Außenseiterverfahren bewerben wollen, sollten deshalb bei der Behauptung von Wirkungen dieser Verfahren zurückhaltend sein.

Darüber hinaus muss Heilmittelwerbung sachlich, eindeutig und wahr sein. Hier gilt ein strenger Maßstab, da Kranke oftmals nicht über das notwendige Wissen verfügen, um schwierige gesundheitliche Themen zu beurteilen. Zum Schutz dieser Patienten verbietet das Gesetz deshalb, einen therapeutischen Erfolg zu versprechen bzw. den Eindruck zu erwecken, dass ein therapeutischer Erfolg mit Sicherheit erwartet werden kann.

Folgende Erfolgsversprechen wurden von den Gerichten bereits für unzulässig erklärt:
  · „Bei der Therapie, die keinerlei Schmerzen verursacht, können Beschwerden am

Bewegungsapparat nach 6 Behandlungen schon erheblich gelindert werden"
(OLG Düsseldorf 20 U 101/98). Nach Meinung des Gerichts ist die Werbeaussage
mehrdeutig und kann als sachlich unzutreffende Zusage aufgefasst werden,
Gelenkschmerzen würden unabhängig von den in Betracht kommenden unterschiedlichen Ursachen erfolgreich behandelt.
- „Der Erfolg wird sich sicher einstellen" (LG Konstanz HO 407/68).
- „Unter Garantie, Ihre Schmerzen sind weg ..." (OLG Koblenz, 2 U 688/67).

Es ist auch unzulässig, ein indirektes Garantieversprechen zu geben. Darunter versteht man die Ankündigung, dass bei einem Nichterfolg des beworbenen Heilmittels das gezahlte Geld zurückerstattet wird oder dass eine Bezahlung des Heilpraktikers erst bei einem Erfolg der Therapie fällig wird.

Garantieversprechen sind verboten

- Bei Nichterfolg Geld zurück (OVG Lüneburg, SRH IV, 77)
- Aufgrund meiner Erfolge kann ich Garantie geben: Umtauschrecht
  (LG Hamburg, SRH X, 124)

Weiterhin ist nach § 3 Heilmittelwerbegesetz die Irreführung über schädliche Wirkungen des Heilmittels unzulässig. Eine solche Irreführung liegt dann vor, wenn fälschlich der Eindruck erweckt wird, dass bei bestimmungsgemäßem oder längerem Gebrauch des Heilmittels keine schädlichen Wirkungen eintreten. Denn bei praktisch keiner Therapie lässt sich ausschließen, dass neben den erwünschten Wirkungen auch unerwünschte Nebenwirkungen auftreten können,.

Folgende Formulierungen wurden deshalb bereits für unzulässig erklärt:
- Harmlos
- Völlig unschädlich
- Völlig frei von Nebenwirkungen

Verbot der Werbung für Fernbehandlung

§ 9 HWG
Unzulässig ist eine Werbung für die Erkennung oder Behandlung von Krankheiten, Leiden, Körperschäden oder krankhaften Beschwerden, die nicht auf eigener Wahrnehmung an dem zu behandelnden Menschen oder Tier beruht (Fernbehandlung).

Nach § 9 Heilmittelwerbegesetz ist es unzulässig, für Fernbehandlungen zu werben.

> ► *Heilpraktiker Georg hat großen Erfolg mit seiner Telefonhotline für Migränepatienten. Für die Patienten hat dies den Vorteil, dass sie schnell und unkompliziert mit einem Heilpraktiker sprechen können und telefonisch einen Behandlungsplan erhalten. Und Georg freut sich über den großen Zustrom an Patienten. Um sein Angebot auszuweiten, plant er deshalb, in mehreren großen Tageszeitungen zu inserieren.*

Eine solche Werbung ist nicht zulässig. Wer seine Patienten am Telefon behandelt und berät, darf für diese Leistung nicht werben, denn die Werbung für solche Fernbehandlungen ist verboten. Das gilt auch dann, wenn Georg seinen Patienten anbietet, sich nach Erhalt des Behandlungsplanes noch zusätzlich in der Praxis behandeln zu lassen. Denn eine unzulässige Werbung für Fernbehandlungen liegt bereits dann vor, wenn der Heilpraktiker anbietet, er werde dem Erkrankten einen Behandlungsvorschlag unterbreiten, nachdem ihm dieser die Beschwerden telefonisch oder schriftlich geschildert habe. Nur wer seine Patienten selbst körperlich untersucht, sie in Augenschein nimmt, sie befragt, abklopft und sich einen persönlichen Eindruck vom Krankheitsbild verschafft, handelt entsprechend den anerkannten medizinischen Grundsätzen.

Verbot der Gutachtenwerbung

§ 11 Nr.1 HWG
Außerhalb der Fachkreise darf für Arzneimittel, Verfahren, Behandlungen, Gegenstände oder andere Mittel nicht geworben werden mit Gutachten, Zeugnissen, wissenschaftlichen oder fachlichen Veröffentlichungen sowie mit Hinweisen darauf.

Gutachtenwerbung

Von der Werbung mit Gutachten, Zeugnissen und fachlichen Veröffentlichungen geht eine besonders intensive Wirkung aus. Das liegt daran, dass medizinische Laien vielfach der Meinung sind, es handele sich bei diesen Äußerungen um Urteile objektiver, nicht mit der Praxis verbundener Personen, weshalb sie als besonders glaubwürdig empfunden werden. Denn viele Laien haben ein übergroßes Vertrauen in die Autorität und Sachkunde von Wissenschaftlern und sind deshalb oft bereit, deren Empfehlungen kritiklos zu vertrauen. Und medizinische Laien kaum in der Lage sind, Gutachten und Veröffentlichungen kritisch zu hinterfragen, soll § 11 Nr. 1 Heilmittelwerbegesetz vor einer Irreführungsgefahr schützen.

Unerheblich ist, von wem das Gutachten, das Zeugnis etc stammt (Patient, Wissenschaftler, usw.) und in welcher Form (mündlich oder schriftlich) es vorliegt.

Unzulässige Werbung:
- „Allein in den letzten 10 Jahren wurde die Bedeutung von Ginseng in über 470 wissenschaftlichen Publikationen dokumentiert" (LG Berlin, ES – HWG §11 Nr.1)
- „... was die Arzneimittelforschung bestätig"(LG Berlin, ES – HWG §11 Nr.1)

Verbot der Werbung mit fachlichen Empfehlungen

§ 11 Nr.2 HWG
Außerhalb der Fachkreise darf für Arzneimittel, Verfahren, Behandlungen, Gegenstände oder andere Mittel nicht geworben werden mit Angaben, dass das Arzneimittel, das Verfahren, die Behandlung, der Gegenstandoder das andere Mittel ärztlich, zahnärztlich, tierärztlich oder anderweitig fachlich empfohlen oder geprüft ist oder angewendet wird.

Ein Heilpraktiker darf damit werben, dass bestimmte Behandlungen, Verfahren, Gegenstände oder Mittel ärztlich oder anderweitig fachlich empfohlen, geprüft oder angewendet werden. Denn eine Werbung, die darauf hinweist, dass ein Heilmittel wissenschaftlich untersucht wurde und seine Wirksamkeit erwiesen wurde, wird von medizinischen Laien als besonders überzeugend und wirksam betrachtet.

Tatsächlich findet sich aber zu fast jedem Therapieverfahren eine Studie, die deren Wirksamkeit nachweist und eine andere Studie, die zu einem ganz anderen Ergebnis kommt und diese Wirksamkeit völlig ausschließt. Es ist deshalb für Patienten schwer zu erkennen, inwieweit die Studie objektiv und neutral ist und ob sie überhaupt glaubwürdig ist. Werbung mit fachlichen Empfehlungen beinhaltet deshalb eine hohe Irreführungsgefahr und ist daher unzulässig:

Unzulässige Werbung:
- „Klinisch erprobt"
- „Empfohlen von Professoren"
- „wirkt und wird gut vertragen – das zeigen Testresultate der Hamburger Universitätskliniken"

Verbot der Werbung mit der Wiedergabe von Krankengeschichten und Hinweisen darauf

§ 11 Nr. 3 HWG
Außerhalb der Fachkreise darf für Arzneimittel, Verfahren, Behandlungen, Gegenstände oder andere Mittel nicht geworben werden mit der Wiedergabe von Krankengeschichten sowie mit Hinweisen darauf.

Wiedergabe von Krankengeschichten

Es ist nicht zulässig, wenn ein Heilpraktiker in der Werbung außerhalb der Fachkreise Krankengeschichten widergibt oder darauf hinweist. Vom wem die Krankengeschichte berichtet wird (vom Patient selbst, von seinem Arzt, einem Wissenschaftler oder einem Laien) ist gleichgültig - alle Schilderungen von Krankheitsverläufen sind verboten.

Der Grund für das Verbot liegt darin, dass Patienten davor bewahrt werden sollen, Krankheitsgeschehen anderer Personen mit ihrer eigenen Krankheit zu vergleichen. Denn viele gelangen dann zu der medizinisch unbegründeten Meinung, dass die beworbenen Maßnahmen oder Mittel auch bei ihnen zu einer Heilung führen werden.

▶ *In einem vom Oberlandesgericht Bamberg (3 U 252/06) im Jahr 2007 entschiedenen Fall wurde in der Tageszeitung ein „Bauchkurs" beworben. Dabei wurde von der Anbieterin des Kurses versprochen, dass die Teilnehmer in dem 8-wöchigen Kurs bei genauer Befolgung der Anweisungen einfach und leicht, spielerisch und schnell sowie ohne Hungergefühl 15 Pfund am Bauch abnähmen. Als „Beleg" wurde dazu ein Interview mit einer 53-jährigen ... abgedruckt. Diese schildert dort, dass sie wegen ihres Übergewichts einen Arzt aufgesucht habe, der sie damit schockiert habe, dass ihr Blutdruck und ihre Cholesterin-Werte viel zu hoch seien und dass ihr Übergewicht und der „Schwimmreifen" am Bauch noch unangenehme Folgen für sie haben wür-*

> den. Die ihr vom Arzt angeratene Diät sei erfolglos geblieben. Die ihr daraufhin verschriebenen Medikamente hätten zwar in kurzer Zeit eine Gewichtsabnahme von 10 kg bewirkt. Nachdem Absetzen der Medikamente habe sie, ..., aber wieder zugenommen; es sei schlimmer als zuvor gewesen. Dann habe sie an dem „8-Wochen-Bauch-Weg-Kurs" der Beklagten teilgenommen und dabei 15 kg abgenommen, obwohl sie keine Diät gehalten und immer gegessen habe.
>
> Nach Meinung des Gerichts verstieß die Werbung in mehrfacher Hinsicht gegen das Heilmittelwerbegesetz. Zum einen war sie als irreführende Werbung unzulässig, da nach wissenschaftlichen Erkenntnissen eine Gewichtsabnahme bzw. ein Fettabbau nicht gezielt an einem Körperteil erreicht werden könne, schon gar nicht ohne Diät. Da die Beklagte auch nicht beweisen konnte, dass der beworbene „Bauchkurs" in 8 Wochen zu einer Gewichtsabnahme am Bauch von 15 Pfund führt und dieser Erfolg mit Sicherheit erwartet werden konnte, sei die Werbung irreführend. Außerdem verstieß sie gegen das Verbot, außerhalb der Fachkreise für Verfahren und Behandlungen nicht mit der Wiedergabe von Krankengeschichten sowie mit Hinweisen darauf zu werben. Dabei sei der Begriff der „Krankengeschichte" weit zu verstehen. Eine solche Krankengeschichte könne auch in Form einer redaktionell aufgemachten Anzeige in eine "Story" eingebettet werden, etwa so, dass der Kranke in die Rolle eines die Dinge jetzt überblickenden Erzählers schlüpfe. Das Interview mit der 53-jährigen sei eine solche Geschichte - Schilderung eines früher vorhandenen behandlungsbedürftigen Übergewichts und dessen Beseitigung mittels des „Bauchkurses" – weshalb mit ihr nicht geworben werden dürfe. Auch aus diesem Grund sei die Werbung unzulässig.

Verbot der Werbung mit bildlichen Darstellungen der Berufskleidung oder Berufsausübung

§ 11 Nr. 4 HWG

Darstellungen der Berufskleidung

Außerhalb der Fachkreise darf für Arzneimittel, Verfahren, Behandlungen, Gegenstände oder andere Mittel nicht geworben werden mit der bildlichen Darstellung von Personen in der Berufskleidung oder bei der Ausübung der Tätigkeit von Angehörigen der Heilberufe, des Heilgewerbes oder des Arzneimittelhandels.

Eine Werbung mit der bildlichen Darstellung von Personen in der Berufskleidung oder bei der Ausübung ihrer Arbeit ist für Heilpraktiker verboten. Der Gesetzgeber geht davon aus, dass andernfalls bei Laien die irrige Vorstellung erzeugt wird, es handele sich um besonders kompetente und erfolgversprechende Maßnahmen. Um Patienten zu schützen, verbietet das Gesetz deshalb Werbung mit Abbildungen von Heilpraktikern in ihrer Berufskleidung.

Unzulässig ist daher:
- Werbung mit einer Abbildung des Heilpraktikers bei der Arbeit an seinem Patienten
- Werbung mit einer Abbildung des Heilpraktikers in weißem Kittel oder weißem Hemd und weißer Hose.

OLG Karlsruhe: „Es ist unzulässig, eine Publikumswerbung für Heilbehandlung in der Weise zu gestalten, dass ein in weiten Kreisen bekannter Heilpraktiker in einer Kleidung abgebildet wird, die vom angesprochenen Verkehr als „weißer Kittel" angesehen kann" (OLG Karlsruhe 4 U 120/86).

> ▶ *In einem vom Oberlandesgericht Naumburg (OLG Naumburg, 09.12.2005, 10 U 13/05) entschiedenen Fall hatte ein Berufsverband der organisierten Heilpraktikerschaft gegen die Betreiberin einer Internetseite über Ayurveda und vedische Medizin unter anderem deshalb geklagt, weil auf der Interseite mit Bildern von Personen in ihrer Berufsbekleidung geworben wurde. Die Betreiberin der Seite verteidigte sich vor Gericht damit, dass der Berufsverband selbst vergleichbare Darstellungen im Internet dulde und sie von seinen Vorstandsmitgliedern vornehmen lasse. Wenn aber der Verband selbst sich rechtswidrig verhalte, dann könne er nicht andere wegen des gleichen Vergehens verklagen.*
>
> *Das Gericht ließ diese Argumente nicht gelten und folgte den Argumenten des Heilpraktikerverbandes. Die Abbildung von Heilpraktikern und anderen Mitgliedern ärztlicher Heilberufe in Berufskleidung sei bei der Laienwerbung untersagt, weil damit latent die Gefahr einer Beeinflussung dahingehend geschaffen werde, dass es sich um besonders kompetente und erfolgversprechende Maßnahmen handele und somit unterschwellig die fachliche Empfehlung angenommen werden könne. Eine konkrete Gefährdung des angesprochenen Publikums sei dabei nicht erforderlich, denn der Schutzzweck der Vorschrift setze bereits dabei an, dass die Entscheidung des Laien in einer für die Gesundheit wesentlichen Frage nicht der Beeinflussung durch Abbildungen des in ihrem Tatbestand beschriebenen Inhalts ausgesetzt werden solle. Unerheblich sei auch, ob der Verband selbst in gleicher oder vergleichbarer Weise wettbewerbswidrig gehandelt habe, da durch den Verstoß zugleich die Interessen der Allgemeinheit erheblich betroffen seien.*
>
> *Es sei auch nicht rechtsmissbräuchlich, wenn sich jemand gegen die Allgemeinheit betreffende unlautere Wettbewerbsmethoden eines Mitbewerbers wende, obwohl sein eigenes wettbewerbliches Verhalten ebenfalls nicht einwandfrei ist.*

Mittlerweile hat der Bundesgerichtshof als höchstes deutsches Gericht entschieden, dass wegen der durch das Grundgesetz gewährleisteten Berufsausübungsfreiheit eine Werbung mit Abbildungen in der Berufskleidung nur dann unzulässig sei, wenn „die Werbung geeignet ist, das Laienpublikum unsachlich zu beeinflussen und dadurch zumindest eine mittelbare Gesundheitsgefährdung zu bewirken" (BGH vom 01.03.2007 Az: I ZR 51/04).

Abbildungen in der Berufskleidung nicht immer rechtswidrig

Es ist daher nicht mehr jede Werbung mit der Abbildung eines Heilpraktikers in seiner Berufskleidung unzulässig. Nur dann, wenn die Werbung auch tatsächlich das angesprochene Publikum unsachlich beeinflussen kann, liegt ein Gesetzesverstoß vor.

Dennoch sollten Heilpraktiker weiterhin auf Werbung mit Abbildungen von Personen in Berufskleidung verzichten. Denn es ist schwierig zu sagen, wann eine Werbung das Laienpublikum unsachlich beeinflussen kann und wann nicht.

Verbot der Werbung mit bildlichen Darstellungen

§ 11 Nr. 5 HWG

Bildliche Darstellungen

Außerhalb der Fachkreise darf für Arzneimittel, Verfahren, Behandlungen, Gegenstände oder andere Mittel nicht geworben werden mit der bildlichen Darstellung
- a) von Veränderungen des menschlichen Körpers oder seiner Teile durch Krankheiten, Leiden oder Körperschäden,
- b) der Wirkung eines Arzneimittels, eines Verfahrens, einer Behandlung, eines Gegenstandes oder eines anderen Mittels durch vergleichende Darstellung des Körperzustandes oder des Aussehens vor und nach der Anwendung,
- c) des Wirkungsvorganges eines Arzneimittels, eines Verfahrens, einer Behandlung, eines Gegenstandes oder eines anderen Mittels am menschlichen Körper oder an seinen Teilen.

§ 11 Nr. 5 HWG verbietet es, Veränderungen des menschlichen Körpers oder seiner Teile durch Krankheiten, Leiden oder Körperschäden in der Werbung außerhalb der Fachkreise bildlich darzustellen. Grund des Verbots ist, dass viele Betrachter die dargestellten krankhaften Veränderungen auf ihren eigenen Körper beziehen, was zu einer unbegründeten Furcht und zu einer überzogenen Bewertung der eigenen Beschwerden führen kann.
Außerdem sind Darstellungen unzulässig, die den Körper vor und nach der Therapie mit dem beworbenen Heilmittel zeigen.

Verbot der Werbung mit fremd- oder fachsprachlichen Begriffen

§ 11 Nr.6 HWG

Außerhalb der Fachkreise darf für Arzneimittel, Verfahren, Behandlungen, Gegenstände oder andere Mittel nicht geworben werden mit fremd- oder fachsprachlichen Bezeichnungen, soweit sie nicht in den allgemeinen deutschen Sprachgebrauch eingegangen sind.

Fremd- oder fachsprachliche Begriffe

Nach den Regelungen des Heilmittelwerbegesetzes darf ein Heilpraktiker fremd- oder fachsprachlichen Begriffe in der Werbung außerhalb der Fachkreise nur dann verwenden, wenn es sich um Begriffe handelt, die in den deutschen Sprachgebrauch eingegangen sind. Zusätzlich erlaubt die Rechtsprechung die Verwendung solcher Begriffe, wenn sie unmittelbar erklärt werden, z.B. Hypertherapie (Wärmetherapie).
Wenn also ein Heilpraktiker auf seiner Internetseite dafür wirbt, dass er mittels der miasmatischen Homöopathie behandelt, so ist das nicht erlaubt. Denn es handelt sich – da die Homepage jeder lesen kann – um eine Werbung außerhalb der Fachkreise. Und der Begriff „miasmatischen Homöopathie" kommt aus der Fachsprache und ist für einen Durchschnittsbürger nicht verständlich. Genau vor solchen Unverständlichkeiten sollen aber Patienten geschützt werden, weshalb sich Heilpraktiker darum bemühen müssen, ihre Werbung so zu formulieren, dass sie für jedermann verständlich ist.

> *In einer vom Landgericht Düsseldorf entschiedenen Sache (Urteil v. 24.07.2006 - Az: 12 O 66/05) hatte ein Heilpraktiker auf seiner Internetseite mit folgenden Fachbegriffen geworben: „Osteopathie", „Chirotherapie", „Dunkelfelddiagnose„, „T.C.M.", „vegetativ", „B.F.D.", „bioelektrische Funktionsanalyse", „Kirlianphotographie", „Dunkelfeld-Mikroskopie", „Miasmatik", „craniosacrale", „Tuina", „Qi Gong", „H.O.T.", „Bioresonanztherapie" und „NLP", ohne diese Begriffe zugleich im direkten Zusammenhang mit dieser Werbung allgemeinverständlich zu erklären.*
>
> *Das Gericht sah in der Verwendung all dieser Begriffe einen Verstoß gegen das Heilmittelwerbegesetz. Die Bedeutung der Bezeichnungen erschließe sich nicht - wie erforderlich - spontan und ohne Zuhilfenahme weiterer Erkenntnisquellen. Was diese Angaben bedeuten, werde nicht erklärt, weshalb beachtliche Teile der angesprochenen Bevölkerung die Werbeangaben unzureichend, falsch oder überhaupt nicht verstehen würden.*
>
> *Zwar seien an das Verstehen der fachsprachlichen Bezeichnung nicht allzu hohe Anforderungen zu stellen, die verwendeten Aussagen seien jedoch einem durchschnittlich gebildeten medizinischen Laien bzw. den deutschsprechenden Durchschnittsleser nicht verständlich und deshalb irreführend.*

Nach der Rechtsprechung sind unter anderem folgende Werbeangaben unzulässig:
- Adipositas (OLG Bamberg, MD 1998, 381, 384)
- Sinusitis (OLG Schleswig – Holstein, MD 1998, 553, 561)
- Zervikalsyndrom (OLG Frankfurt, Pharma Recht 1995, 140)
- Tinnitus (OLG Bamberg, MD 1998, 381, 384)

Verbot der Werbung mit Angstgefühlen

§ 11 Nr.7 HWG
Außerhalb der Fachkreise darf für Arzneimittel, Verfahren, Behandlungen, Gegenstände oder andere Mittel nicht geworben werden mit einer Werbeaussage, die geeignet ist, Angstgefühle hervorzurufen oder auszunutzen.

Es ist nicht zulässig, in einer Art und Weise zu werben, die Angstgefühle hervorrufen kann. Denn Patienten, die angstauslösender Werbung ausgesetzt sind, sind oft bereit, nutzlose oder gar schädliche Therapien zu wählen. Irrationalität und Angst sind bei Erkrankungen meist schlechte Ratgeber und so will das Gesetz Erkrankte davor bewahren, Opfer solcher Werbung zu werden.

Wenn ein Gericht darüber zu urteilen hat, ob eine Werbung Angstgefühle hervorrufen kann oder nicht, orientiert es sich an den Vorstellungen eines sogenannten „mittleren Verbrauchers", also eines Verbrauchers, der weder besonders empfindsam noch besonders abgestumpft ist.

Angstgefühle

Außerdem wird berücksichtigt, an wen sich die Werbung richtet. Wenn also gezielt alte Menschen angesprochen werden sollen, ist davon auszugehen, dass diese oft ängstlicher und vorsichtiger als jüngere Menschen sind. Deshalb ist vom Werbenden in diesen Fällen besonders darauf zu achten, dass keine Ängste ausgelöst werden können.

Unzulässige Werbung:
- „Eingerostete Gelenke. Jede Bewegung in den Knien schmerzt. Treppensteigen, das Aufstehen und Laufen wird zur Qual" (KG Berlin 5 U 1104/90)
- Hinweis auf eine höhere Sterblichkeit dicker Personen (LG Hamburg 15 O 161/60)
- „... einige Menschen tragen zusätzlich noch bis zu 8 Kilogramm Schleim mit sich, der diesem Abfall ebenfalls als Speicher dient" (LG Düsseldorf 12 O 61/07)

Verbot der Werbung mit Vorträgen

§ 11 Nr. 8 HWG

Vorträge — Außerhalb der Fachkreise darf für Arzneimittel, Verfahren, Behandlungen, Gegenstände oder andere Mittel nicht geworben werden durch Werbevorträge, mit denen ein Feilbieten oder eine Entgegennahme von Anschriften verbunden ist.

Selbstverständlich dürfen Heilpraktiker Vorträge halten. Es ist ihnen jedoch untersagt, während oder nach dem Vortrag die Anschriften der Zuhörer zu sammeln.

Verbot von getarnter Werbung

§ 11 Nr. 9 HWG

Außerhalb der Fachkreise darf für Arzneimittel, Verfahren, Behandlungen, Gegenstände oder andere Mittel nicht geworben werden mit Veröffentlichungen, deren Werbezweck missverständlich oder nicht deutlich erkennbar ist.

Getarnte Werbung — Werbung ist unzulässig, wenn der Werbezweck nicht deutlich erkennbar ist. Das betrifft insbesondere solche Werbemaßnahmen, die als neutrale und objektive Informationen getarnt sind und beim angesprochenen Publikum die Meinung erzeugen sollen, es gehe hier ausschließlich darum, die Öffentlichkeit mit sachlichen Informationen zu unterrichten.
Da viele Menschen solcher Werbung ein hohes Maß an Glaubwürdigkeit zusprechen, besteht die Gefahr der unkritischen und falschen Anwendung von Heilmitteln.

Im örtlichen Anzeigenblatt der Musterstadt erscheint ein redaktionell aufgemachter Beitrag, in dem Heilpraktiker A. und seine Praxis ausgiebig vorgestellt werden. Dabei äußert sich der Bericht ausgesprochen wohlwollend über den bisherigen beruflichen Werdegang von A., seinen großen Erfahrungsschatz und seine Fähigkeit, gefühlvoll auf seine Patienten zuzugehen. Außerdem werden die patientenfreundlichen Öffnungszeiten und die gute Ausstattung der Praxis hervorgehoben.

Ganz offensichtlich handelt es sich hier um Werbung. Dafür spricht die einseitige und unkritische Berichterstattung. Falls der redaktionelle Beitrag nicht deutlich als Werbung gekennzeichnet ist, besteht eine Unzulässigkeit nach dem Heilmittelwerbegesetz.

Werbung mit Anleitungen zur Selbstmedikamentation

§ 11 Nr.10 HWG
Außerhalb der Fachkreise darf für Arzneimittel, Verfahren, Behandlungen, Gegenstände oder andere Mittel nicht geworben werden mit Veröffentlichungen, die dazu anleiten, bestimmte Krankheiten, Leiden, Körperschäden oder krankhafte Beschwerden beim Menschen selbst zu erkennen und mit den in der Werbung bezeichneten Arzneimitteln, Gegenständen, Verfahren, Behandlungen oder anderen Mitteln zu behandeln, sowie mit entsprechenden Anleitungen in audiovisuellen Medien.

Selbstmedikation

Die Vorschrift will den medizinischen Laien wegen der Gefahr von Fehldiagnosen und Fehlbehandlungen davon abhalten, sich aufgrund von irreführender Werbung selbst zu behandeln. Deshalb ist es verboten, mit Veröffentlichungen zu werben, die dazu anleiten, Diagnosen und Therapien selbst durchzuführen.

Werbung mit Äußerungen Dritter

§ 11 Nr.11 HWG
Außerhalb der Fachkreise darf für Arzneimittel, Verfahren, Behandlungen, Gegenstände oder andere Mittel nicht geworben werden mit Äußerungen Dritter, insbesondere mit Dank-, Anerkennungs- oder Empfehlungsschreiben, oder mit Hinweisen auf solche Äußerungen.

Vorgebeugt werden soll hier insbesondere dem irreführenden Eindruck, eine neutrale Person beurteile eine Gesundheitsleistung positiv. Die Vorschrift ist oft Gegenstand gerichtlicher Auseinandersetzungen, da gerade die Werbung mit Prominenten den Zweck hat, diese das beworbene Heilmittel empfehlen zu lassen.

Äußerungen Dritter

Unzulässige Werbung:
- Werbung mit dem Bild einer schlanken Frau und den Worten: „Endlich wieder schlank" (LG Hamburg, SHR VIII, 262)
- „L. hat mein Leben verändert. Erst war ich von Verstopfung erlöst, dann kam die alte Fröhlichkeit wieder" (LG Hamburg, ES-HWG §11, Nr. 11)
- „Überglücklich schreiben Männer und Frauen Dankesbriefe. Das ist der beste Beweis für den großen Erfolg" (LG Ravensburg ES-HWG §11, Nr. 11)

Werbung gegenüber Kindern

§ 11 Nr.12 HWG
Außerhalb der Fachkreise darf für Arzneimittel, Verfahren, Behandlungen, Gegenstände oder andere Mittel nicht geworben werden mit Werbemaßnahmen, die sich ausschließlich oder überwiegend an Kinder unter 14 Jahren richten.

Da Kinder oft das was sie in der Werbung sehen für bare Münze nehmen, ist bei ihnen die Gefahr besonders groß, dass sie unsachlich und irreführend beeinflusst werden. Heilpraktiker dürfen deshalb keine Werbemaßnahmen ergreifen, die sich überwiegend an Kinder unter 14 Jahren richtet.

Beispiel für unzulässige Werbung:
- Werbung in Kindergärten und Grundschulen
- Werbung in Kinderzeitschriften

Werbung mit Preisausschreiben und Verlosungen

§ 11 Nr.13 HWG

Preisausschreiben und Verlosungen

Außerhalb der Fachkreise darf für Arzneimittel, Verfahren, Behandlungen, Gegenstände oder andere Mittel nicht geworben werden mit Preisausschreiben, Verlosungen oder anderen Verfahren, deren Ergebnis vom Zufall abhängig ist.

Heilpraktiker dürfen ihre Therapien nicht unter Ausnutzung der Spielleidenschaft von Konsumenten bewerben.
Unzulässig ist daher:
- Versprechen einer Gratisbehandlung für die ersten 10 Patienten, die sich nach der Praxisneueröffnung anmelden,
- Ankündigung, dass jeder 100. Patient ein Geschenk erhält.

Werbung mit Arznei- oder Heilmittelmustern und Gutscheinen

§ 11 Nr.14 und Nr. 15 HWG

Außerhalb der Fachkreise darf für Arzneimittel, Verfahren, Behandlungen, Gegenstände oder andere Mittel nicht geworben werden:

Gutscheine
- durch die Abgabe von Mustern oder Proben von Arzneimitteln oder durch Gutscheine dafür,
- durch die nicht verlangte Abgabe von Mustern oder Proben von anderen Mitteln oder Gegenständen oder durch Gutscheine dafür.

Die Abgabe von Mustern und Proben von Arzneimitteln sowie Gutscheinen hierfür ist ohne Ausnahme verboten. Auf Verlangen dürfen allerdings Muster und Proben von anderen Mitteln abgegeben werden.

Verbot der Werbung für bestimmte Krankheiten

§ 12 HWG

Außerhalb der Fachkreise darf sich die Werbung für Arzneimittel und Medizinprodukte nicht auf die Erkennung, Verhütung, Beseitigung oder Linderung der in Abschnitt A der Anlage zu diesem Gesetz aufgeführten Krankheiten oder Leiden bei Menschen beziehen.

Anlage
- A. Krankheiten und Leiden beim Menschen
    1. Nach dem Infektionsschutzgesetz vom 20. Juli 2000 (BGBl. 1 S. 1045) meldepflichtige Krankheiten oder durch meldepflichtige Krankheitserreger verursachte Infektionen,
    2. bösartige Neubildungen,
    3. Suchtkrankheiten, ausgenommen Nikotinabhängigkeit,
    4. krankhafte Komplikationen der Schwangerschaft, der Entbindung und des Wochenbetts.
- B. Krankheiten und Leiden beim Tier
    1. Nach der Verordnung über anzeigepflichtige Tierseuchen und der Verordnung über meldepflichtige Tierkrankheiten in ihrer jeweils geltenden Fassung anzeige- oder meldepflichtige Seuchen oder Krankheiten,
    2. bösartige Neubildungen,
    3. bakterielle Eutererkrankungen bei Kühen, Ziegen und Schafen,
    4. Kolik bei Pferden und Rindern.

Auf manche Krankheiten darf sich ein Heilpraktiker in seiner Werbung nicht beziehen, da der Gesetzgeber davon ausgeht, dass manche Krankheiten so gravierend und kompliziert sind, dass die Diagnose und Therapie durch nicht fachkundiges Personal oder die Selbstmedikamentation erhebliche Gesundheitsgefahren nach sich ziehen kann. So sollen Patienten davon abgehalten werden, sich durch nutzlose Selbstbehandlungen in Gefahr zu bringen.

Beispiele für verbotene Werbung:
- Institut für prä- und postoperative Tumortherapie
  (LG Konstanz, ES-HWG §12 Nr. 5)
- „Krebsbehandlung, Krebsnachbehandlung mit wissenschaftlich anerkannten Methoden" (LG Hamburg, ES-HWG §12/Nr.6)
- „... hemmt Tumorbildung und Krebs" (OLG Köln, ES-HWG §12/Nr. 53)

Anmeldung der Praxis

Die Eröffnung der Praxis muss dem Finanzamt und dem Gesundheitsamt mitgeteilt werden. Eine Anmeldung beim Gewerbeamt ist nicht erforderlich, da Heilpraktiker zu den Heilberufen gehören und deshalb nach § 6 Satz 2 Gewerbeordnung von der Anmeldung freigestellt sind.

Anmeldung beim Finanzamt

Die Pflicht zur Anmeldung beim Finanzamt richtet sich nach §138 Abs. 1 Satz 3 Abgabenordnung:

§ 138 AO

„Wer eine freiberufliche Tätigkeit aufnimmt, hat dies dem zuständigen Finanzamt mitzuteilen"

Fragebogen zur steuerlichen Erfassung

Anmeldung beim Finanzamt

Die Mitteilung erfolgt mit dem Formular „Fragebogen zur steuerlichen Erfassung", der bei den Finanzämtern erhältlich ist und auf der Homepage des Bundesfinanzministeriums heruntergeladen werden kann: *https://www.formulare-bfinv.de/ffw/content.do* (Seite aufrufen und dann links unten in die Suchleiste Fragebogen zur steuerlichen Entlastung eingeben)

Wer zusammen mit anderen eine Praxis eröffnen will, wählt das Formular:
„Fragebogen zur steuerlichen Erfassung / Gründung einer Personengesellschaft/-gemeinschaft".

Wer sich alleine selbstständig machen will, füllt folgendes Formular aus:
„Fragebogen zur steuerlichen Erfassung / Aufnahme einer gewerblichen, selbständigen (freiberuflichen) oder land- und forstwirtschaftlichen Tätigkeit"

So füllen Sie den Fragebogen zur steuerlichen Erfassung aus:

Punkt 1.1 bis 1.7	Hier geben Sie die allgemeinen Angaben über sich an.
Punkt 2	Hier werden Angaben zur gewerblichen, selbständigen (freiberuflichen) oder land- und forstwirtschaftlichen Tätigkeit verlangt.
Punkt 2.1	Hier füllen Sie ein: Heilpraktikerpraxis
Punkt 2.2	Hier geben Sie die Anschrift der Praxis an

Punkt 2.3	Wenn Sie keine Zweitpraxis betreiben, müssen Sie hier keine Angaben machen
Punkt 2.4	Bei Kammerzugehörigkeit kreuzen Sie „Nein" an.
Punkt 2.5	Bei Handelsregistereintragung kreuzen Sie „Nein" an.
Punkt 2.6	Hier tragen Sie den Ort der Geschäftsleitung ein. In aller Regel ist das die Praxisadresse.
Punkt 2.7	Hier nennen Sie die Gründungsform (Neugründung oder Übernahme).
Punkt 2.8	Hier geben Sie an, ob ein Gründungszuschuss gezahlt wird.
Punkt 3.1	Hier geben Sie die Höhe der voraussichtlichen Einkünfte an. Je niedriger Sie die Einkünfte ansetzen, desto niedriger sind die Vorauszahlungen auf die Einkommensteuer. Die Schätzung sollte allerdings nicht unrealistisch niedrig sein.
Punkt 3.2	Hier geben Sie die voraussichtliche Höhe der Sonderausgaben und Steuerabzugsbeträge für das Jahr der Praxiseröffnung sowie das Folgejahr an.
Punkt 4	Hier kreuzen Sie an: „Einnahmeüberschussrechnung". Bei der Frage nach dem vom Kalenderjahr abweichenden Wirtschaftsjahr kreuzen Sie „Nein" an.
Punkt 5	Dieser Punkt ist für Heilpraktiker nicht relevant. Sie können diesen Punkt überspringen
Punkt 6	Falls Sie keine Mitarbeiter beschäftigen, können Sie diesen Punkt überspringen.
Punkt 7	Falls Sie Ihre Umsätze mit der Durchführung von Heilbehandlungen erwirtschaften, ist Punkt 7 für Sie nicht relevant, da diese Umsätze umsatzsteuerfrei sind. Sie können den Punkt dann überspringen.
Punkt 8	Hier müssen Sie nur Angaben machen, wenn Sie an einer anderen Personengesellschaft beteiligt sind.

Zum Schluss müssen Sie das Formular eigenhändig unterschreiben. Damit versichern Sie, dass Sie die Angaben nach bestem Wissen und Gewissen gemacht haben.

Anmeldung beim Gesundheitsamt

Die Pflicht zur Anmeldung richtet sich nach § 18 des Gesetzes über den öffentlichen Gesundheitsdienst.

ANMELDUNG DER PRAXIS

Anmeldung beim Gesundheitsamt

§ 18 ÖGDG

Wer einen Beruf des Gesundheitswesens selbständig ausüben möchte oder Angehörige der Berufe des Gesundheitswesens beschäftigen will, hat die Aufnahme und die Beendigung dieser Tätigkeit der unteren Gesundheitsbehörde anzuzeigen, in deren Bezirk die Tätigkeit ausgeübt wird.

Die untere Gesundheitsbehörde hat die Berechtigung zur Ausübung eines Berufes des Gesundheitswesens und zur Führung von Berufsbezeichnungen zu überwachen, soweit nicht andere Stellen zuständig sind.

Die Anmeldung geschieht mit einem formlosen Schreiben:

Brigitte Mustermann
Schlehenstraße 2
66666 Musterstadt

An die Stadt Musterstadt
- Gesundheitsamt -
Paracelsusstraße 1
66666 Musterstadt

Sehr geehrte Damen und Herren,
hiermit erlaube ich mir Ihnen mitzuteilen, dass ich ab dem 1.1.2010 im Heilerweg 1, 66666 Musterstadt eine Heilpraktikerpraxis eröffne.

Mit freundlichen Grüßen
Brigitte Mustermann

Personal

Wenn sich die Praxis gut am Markt durchsetzt, kann es notwendig werden, Mitarbeiter einzustellen. In diesem Kapitel erfahren Sie, was dabei zu beachten ist.

Neben dem Geschick des Praxisinhabers sind gute Mitarbeiter das wichtigste Kapital einer Praxis. Kein Patient wird auf Dauer die Praxis aufsuchen, nur weil er im Wartebereich eine schöne Sitzecke vorfindet oder weil an der Decke eine teure Beleuchtung hängt.

Patienten wollen kompetent und freundlich behandelt werden. Auch der Inhaber der Praxis will, dass seine Mitarbeiter diese Anforderungen erfüllen. Er muss aber zusätzlich noch darauf achten, dass sich die Beschäftigung des Mitarbeiters auch lohnt. An einem Angestellten, der bei den Patienten den Ruf eines magischen Heilers genießt, der aber ständig zu spät zur Arbeit kommt, keinen Termin einhalten kann und mehrere Monate im Jahr erkrankt ist, wird er deshalb wenig Freude haben.

Arbeitgeber suchen Mitarbeiter, die
- für die ausgeschriebene Stelle ausreichend qualifiziert sind,
- die geistigen und körperlichen Anforderungen erfüllen,
- sich gut in die Praxisgemeinschaft einfügen,
- beliebt bei den Patienten sind und
- einen Gewinn erwirtschaften.

Arbeitnehmer suchen einen Arbeitgeber, der
- einen sicheren Arbeitsplatz zur Verfügung stellt,
- einen guten Verdienst bei nicht zu langer Arbeitszeit garantiert,
- kompetent und kollegial ist.

Bei manchen Diskussionen mit Arbeitnehmern und Arbeitgeber lässt sich der Eindruck gewinnen, Leiter von Unternehmen seien nur daran interessiert, möglichst billige Arbeitskräfte zu bekommen und verfolgten nur wirtschaftliche Ziele. Das Interesse der Arbeitnehmer ginge demgegenüber nur dahin, bei möglichst wenig Arbeit möglichst viel Geld zu verdienen.

Die wirtschaftlichen Ziele des Arbeitgebers und die sozialen Ziele des Arbeitnehmers stehen jedoch nicht gegeneinander. Die Wünsche der Mitarbeiter können nur dann erfüllt werden, wenn es der Praxis wirtschaftlich gut geht. Der Arbeitgeber wiederum kann nur dann Erfolg haben, wenn sich die Mitarbeiter für die Praxis engagieren und ihr die volle Arbeitskraft zur Verfügung stellen. Das werden sie aber nur dann tun, wenn ihre Interessen in einem ausreichenden Maße befriedigt werden.

Es kommt deshalb bei jeder Beschäftigung von Mitarbeitern darauf an, ein Arbeitsverhältnis zu begründen, das den Interessen aller Beteiligten so weit wie möglich entspricht.

Mitarbeitersuche

Für die Suche nach einem Mitarbeiter stehen drei Möglichkeiten zur Verfügung:
- Mitarbeitersuche durch eine Arbeitsvermittlung
- Stellenanzeigen
- Personalabwerbung

Die Geschäfte von Heilpraktiker Peter laufen gut. Er sucht deshalb jemanden, der ihn an der Anmeldung und beim Schreiben von Rechnungen entlasten kann.

Bei einer Stellenanzeige sollte etwa vier Wochen vor der nächsten allgemeinen Kündigungsfrist inseriert werden, damit eine Arbeitskraft, die sich für die Stelle interessiert, ausreichend Zeit hat, das Angebot zu prüfen.

Angestellte kündigen zum Quartalsende
Zu berücksichtigen ist, dass Angestellte in der Regel zum Quartalsende kündigen. Am häufigsten sind dabei Kündigungen zum ersten Quartal, da hier das Weihnachtsgeld in der Regel nicht mehr zurückgezahlt werden muss.
Das Ende des zweiten Quartals fällt bereits in die Urlaubszeit und wird deshalb weniger für eine Kündigung genutzt.
Bei Kündigungen zum dritten Quartal erhält der Kündigende kein Weihnachtsgeld und bei einer Kündigung zum vierten Quartal muss es meist zurückgezahlt werden.

Welcher Mitarbeiter passt zu mir?

Es ist allerdings nicht immer leicht, den Mitarbeiter zu finden, der am besten zur Praxis passt. Für die Personalauswahl sollte man sich deshalb Zeit nehmen und einige grundsätzliche Regeln beachten.
Zunächst einmal sollte sich der Arbeitgeber bei jeder Bewerbung die vollständigen Bewerbungsunterlagen vorlegen lassen. Dazu gehören:
- Bewerbungsschreiben
- Zeugnisse (Schul – und Arbeitszeugnisse)
- Fortbildungsbescheinigungen
- Lebenslauf
- Darlegung des beruflichen Werdeganges
- Lichtbild

Bewerberfragebogen

Zusätzlich kann der Arbeitgeber bereits vor dem Vorstellungsgespräch fehlende Informationen über einen Bewerberfragebogen abfragen. Der Fragebogen dient dann im Vorstellungsgespräch als Gesprächsgrundlage.

Bewerberfragebogen

der Praxis ....
für Frau/Herrn Name: ....
Straße: ....
Wohnort: ....
Telefon: ....
Familienstand: ....

Dieser Fragebogen wird bei Einstellung zum festen Bestandteil des Arbeitsvertrages

Angabe von Wünschen zur zukünftigen Tätigkeit
Höhe des gewünschten Verdienstes: ....
Gewünschter Eintrittstermin: ....

Angaben zum Gesundheitszustand
Leiden Sie an einer ansteckenden Krankheit?
❏ Ja
❏ Nein
❏ Wenn ja, an welcher? ....

Erläuterung: Anzugeben ist etwa eine bereits ausgebrochene AIDS – Erkrankung und Krankheiten, bei denen einen unmittelbare Ansteckungsgefahr besteht.

Waren Sie in den letzten 2 Jahren wegen einer schwerwiegenden oder chronischen Erkrankung, die Einfluss auf die vorgesehene Tätigkeit haben könnte, arbeitsunfähig krank?
❏ Ja
❏ Nein

Erläuterung: Unter chronischen Erkrankungen sind insbesondere solche Erkrankungen zu verstehen, die auch unter ärztlicher Behandlung nicht vollständig auszukurieren sind und in gewissen Zeitabständen wieder auftreten. Von Interesse sind nur solche Erkrankungen, die direkten Einfluss auf den Arbeitsablauf haben.
Beispiel: Allergien gegen Arbeitsmaterialien, Überempfindlichkeiten bei künstlicher Beleuchtung und Ähnliches.

Ist zum Zeitpunkt der Arbeitsaufnahme oder in absehbarer Zeit mit einer längeren Arbeitsunfähigkeit zu rechnen, die auf Krankheit, Operation oder Kur beruht?
❏ Ja
❏ Nein
❏ Wenn ja, worum handelt es sich und wann ist mit diesem Arbeitsausfall zu rechnen? ....

Unterliegen sie den Bestimmungen des Schwerbehindertengesetzes?
❑ Ja
❑ Nein

Angaben zu Vorstrafen
Sind Sie wegen eines Vermögensdeliktes, wegen eines Verkehrsdeliktes oder wegen Datenmissbrauchs vorbestraft?
❑ Ja
❑ Nein

Erläuterung: Nicht zu nennen sind solche Vorstrafen, die gemäß §§ 32, 51, 53 Bundeszentralregistergesetz (BZRG) nicht in das Führungszeugnis aufgenommen bzw. aus dem Bundeszentralregister getilgt wurden. Unter Vermögensdelikten sind insbesondere Diebstahl, Unterschlagung, Betrug, Computerbetrug, Untreue und anderes zu verstehen.

Angaben zu Wettbewerbsverboten
Bestehen Wettbewerbsverbote aus vorangegangenen Arbeitsverhältnissen?
❑ Ja
❑ Nein

Angaben zu sonstigen Tätigkeiten
Üben sie eine Nebentätigkeit oder ein Ehrenamt aus?
❑ Ja
❑ Nein
❑ Wenn ja, geben Sie bitte Art und Umfang der Tätigkeit an:

....

Ort / Datum   Unterschrift

Wenn die eingereichten Bewerbungsunterlagen, der Fragebogen und ein eventuelles kurzes Telefonat einen positiven Eindruck vermittelt haben, kann der Bewerber zu einem Vorstellungsgespräch eingeladen werden.

Das Vorstellungsgespräch

Das Vorstellungsgespräch dient dazu, einen persönlichen Eindruck vom Bewerber zu gewinnen und seine Eignung festzustellen.

Durch die Einladung zum Vorstellungsgespräch wird dem Bewerber mitgeteilt, dass er zumindest formal für die Position in Frage kommt. Im Vorstellungsgespräch selbst wird abgeklärt
- ob sich der positive Eindruck, der sich aus den eingeschickten Bewerbungsunterlagen ergeben hat, auch im persönlichen Gespräch bestätigt,
- ob der Bewerber die erforderliche Qualifikation für die Stelle hat,
- ob er von seiner Persönlichkeit her zur Praxis passt und
- mit welchem Aufwand für Einarbeitung und Weiterbildung gerechnet werden muss.

Arbeitgeber, die sich von ihren Mitarbeitern eine große Professionalität erwarten, sollten sich für das Vorstellungsgespräch Zeit nehmen. Schließlich dient es in erster Linie dem gegenseitigen Kennenlernen.

Vorstellungsgespräche nicht zw. Tür und Angel

Phasen des Gesprächs:
- Zunächst erfolgt die Begrüßung des Bewerbers und ein kurzer Smalltalk über seine Anreise, das Wetter etc... Dem Bewerber dient dies zur Orientierung darüber, wie sich die Praxis darstellt und ob eine freundliche Atmosphäre in der Praxis herrscht.
- Dann wird dem Bewerber die Praxis erklärt. Wie viele Mitarbeiter sind beschäftigt, welche Patienten werden überwiegend behandelt, seit wann gibt es die Praxis?
- Der Bewerber erhält nun die Gelegenheit, sich selbst zu präsentieren. Er sollte darauf eingehen, warum er den Beruf ergriffen hat, warum er sich gerade in dieser Praxis beworben hat und wie sein bisheriger beruflicher Werdegang war.
- Nach der Selbstdarstellung sollte auf bestimmte Fragen vertieft eingegangen werden. Hier können zum einen Fragen über Herkunft, Familie und Freizeit gestellt werden. Zum anderen kann hier abgeklärt werden, warum der Bewerber seinen Arbeitsplatz wechseln will, wo seine Qualifikationen liegen und welche Ziele und Erwartungen er mit dem neuen Arbeitsplatz verbindet.
- Dann werden die genaueren Modalitäten des Arbeitsvertrages wie voraussichtlicher Einstellungstermin, Gehaltsvorstellungen, Übernahme von Fortbildungskosten etc. besprochen.
- Zum Abschluss des Gespräches sollte geklärt werden, wie die weitere Vorgehensweise aussieht.

Häufig stellt der Arbeitgeber nach einem Bewerbungsgespräch fest, dass wichtige Fragen im Gespräch nicht angesprochen wurden. Es empfiehlt sich deshalb einen Fragenkatalog zum Gespräch mitzunehmen.

Fragenkatalog Vorstellungsgespräch

Familienname:
Geburtsdatum:
Adresse:
Familienstand / Anzahl der Kinder:

Fragenkatalog

- Wie sind sie auf uns aufmerksam geworden?
- Wie war ihr beruflicher Werdegang?
- Wo arbeiten Sie zurzeit?
- Bitte beschreiben Sie ihre derzeitige Stelle
- Warum wollen Sie den Arbeitsplatz wechseln?
- Warum haben Sie sich gerade bei uns beworben?
- Was erwarten Sie von ihrer neuen Arbeitsstelle?
- Über welche Fortbildungen verfügen Sie?
- Sind Sie an bestimmte Arbeitszeiten gebunden?
- Haben Sie den Führerschein?
- In welchen Bereichen sehen Sie Ihre Stärken und Schwächen?
- Haben Sie Familie?
- Wie ist die Betreuung ihrer Kinder organisiert?
- Nennen Sie uns ihre Einkommensvorstellungen
- Üben Sie eine Nebentätigkeit aus?
- Unterliegen Sie einem Wettbewerbsverbot?

➤ *Bei Heilpraktiker Peter sind drei Bewerber in der engeren Auswahl.*
   - *Krankenschwester Katrin, 40 Jahre, viel Berufserfahrung*
   - *Bürokauffrau Kristin, 28 Jahre, 3 Jahre Berufserfahrung, alleinerziehende Mutter*
   - *Bürokauffrau Michaela, 25 Jahre alt, 1 Jahr Berufserfahrung*
     Bei den Bewerbungsgesprächen hat Max von allen einen guten Eindruck gewonnen. Bei Kristin und Michaela hat er jedoch Bedenken, ob ihre Berufserfahrung ausreicht. Bei Katrin hat ihn gestört, dass sie etwas zu spät zum Bewerbungsgespräch kam und nicht wirklich interessiert an der Arbeitsstätte schien.

Max kann hier für seine Entscheidungsfindung das so genannte Schichtenmodell zu Hilfe nehmen, das von Personalfachleuten entwickelt wurde.

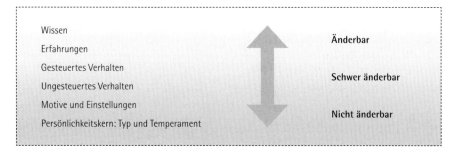

Wissen

In der obersten Schicht, der Wissensschicht, ist das enthalten, was der Bewerber durch Ausbildung oder Fortbildung an Wissen zur Verfügung hat.

Erfahrungen

Hier geht es um die Erfahrung des Bewerbers, wobei abzuklären ist
- welche Kenntnisse der Bewerber hat,
- ob die Kenntnisse noch aktuell sind,
- ob der Bewerber im Fall der Einstellung zusätzliche Weiterbildungen braucht,
- ob die Kenntnisse des Bewerbers genügen, seine Arbeit selbstständig durchzuführen,
- über welche Berufserfahrungen der Bewerber verfügt.

Gesteuertes Verhalten

Die Schicht des gesteuerten Verhaltens umschreibt das, was der Bewerber unter Kontrolle hat. Hierzu gehört etwa, dass sich der Bewerber in stressigen Situationen unter Kontrolle hat.

Ungesteuertes Verhalten

Ungesteuertes Verhalten ist das Verhalten, das der betreffenden Person selbst gar nicht bewusst ist (Hüsteln, Wutanfälle ...).
Um herauszufinden, zu welchem Verhalten der Bewerber neigt, können im Bewerbungsgespräch folgende Fragen gestellt werden:
- Was machen Sie, wenn wegen einer falschen Terminvergabe plötzlich mehrere Patienten zur selben Zeit erscheinen?
- Wie reagieren Sie, wenn ein Patient während der Behandlung in Ohnmacht fällt?
- Ein Patient kommt 5 Minuten vor Ende ihrer Arbeitszeit, um drei neue Termine zu vereinbaren. Was machen Sie in diesem Fall?
- Sie sind allein in der Praxis. Es kommt ein neuer Patient, schildert kurz seine Beschwerden und will sich anmelden. Sie sind sich aber unsicher, ob Heilpraktiker Patienten mit diesem Krankheitsbild Diagnose behandeln dürfen. Was machen Sie?

Motive und Einstellungen

Hier wird abgeklärt, ob dem Bewerber seine Arbeit Spaß macht, ob er positiv denkt, ob er sich engagieren will, ob er sich in einem Team zurechtfindet, ob er offen für Neuerungen ist und mit Kritik gut umgehen kann.

3 typische Fragen zu diesem Bereich:
- Was verstehen Sie unter beruflichem Erfolg (Qualität, Serviceorientierung ...)?
- Welche Erfahrungen haben Sie mit eigenen Niederlagen und Stresssituationen?
- Wie würden sie sich im folgenden Fall (Probleme in der Praxis ...) verhalten?

Persönlichkeitskern: Typ und Temperament

Bewährt hat sich hier das folgende System:

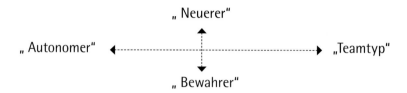

Persönlich-keitskern des Bewerbers

Ein **„Neuerer"** liebt Veränderungen. Er geht wagemutig auf neue Herausforderungen zu und versucht seine Arbeitsabläufe zu verändern und zu optimieren. In Arbeitsbereichen, die ein großes Maß an Routine mit sich bringen, fühlt sich ein Neuerer unterfordert und langweilt sich.

Der **„Bewahrer"** hält im Gegensatz zum Neuerer am Bewährten fest. Er arbeitet sich ein und bleibt dann möglicht lange bei dem, was ihm vertraut ist. Für neue Methoden kann er sich nur langsam begeistern. Erst will er sicher sein, dass das Neue tatsächlich Vorteile hat.

Der **„Autonome"** arbeitet gerne allein, was nicht bedeutet, dass er unkollegial oder teamunfähig ist. Seinen Reiz zieht er daraus, alleine mit Herausforderungen zurechtzukommen. Er ist derjenige, der schwierige Hausbesuche durchführt oder als Urlaubsvertretung die Praxis führt.

Der **„Teamtyp"** braucht den festen Kontakt zu einem festen Mitarbeiterkreis. Er spricht sich gerne mit anderen ab und bevorzugt es, gemeinsam zu Ergebnissen zu kommen.

Oft kann der Arbeitgeber durch genaues Hinhören herausfinden, ob der Bewerber eine realistische Vorstellung von seiner neuen Tätigkeit hat, ob er versucht, mit schauspielerischem Talent seine Einstellungschancen zu erhöhen und ob er sich selbst gut genug kennt, um seine Eignung beurteilen zu können.

Durch Fragen sollte nach Möglichkeit jede der sechs Schichten erforscht werden. Dabei gilt die Regel, dass Lücken in den drei oberen Schichten einer Einstellung nicht unbedingt im Weg stehen. Wissenslücken lassen sich durch entsprechende Schulungen beheben. Erfüllt der Bewerber die Anforderungen der drei unteren Schichten nicht, sollte von einer Einstellung Abstand genommen werden. Der Bewerber passt dann nicht zur Praxis.

Zusage / Absage

Das Bewerbungsverfahren sollte immer auch eine Werbung für die Praxis sein. Auch Absagen sollten deshalb in einem freundlichen Ton formuliert werden.

Formulierungsvorschlag Zusage

Herr Frau
Ihre Bewerbung vom ..... als ....

Sehr geehrte (r) Frau / Herr
Es freut uns, Ihnen mitteilen zu können, dass wir uns für Sie entschieden haben. Wir heißen Sie daher als neuen Mitarbeiter unserer Praxis herzlich willkommen.
Der Arbeitsvertrag wurde bereits vorbereitet und liegt in unserer Praxis zur Unterzeichnung bereit. Wir bitten Sie, im Laufe der nächsten Tage einen Termin zur Unterzeichnung zu vereinbaren.

Mit freundlichen Grüßen

Formulierungsvorschlag Absage

Herr Frau
Ihre Bewerbung vom ..... als ....

Sehr geehrte (r) Frau / Herr
Leider müssen wir Ihnen mitteilen, dass wir Ihre Bewerbung nicht berücksichtigen konnten. Die an uns übersandten Bewerbungsunterlagen schicken wir Ihnen anliegend zurück.
Angesichts der Vielzahl der Bewerbungen fiel es uns sehr schwer, eine Entscheidung zu treffen. Letztlich waren es nur Nuancen, die für die Entscheidung ausschlaggebend waren.

Wir wünschen Ihnen für die weitere Stellensuche viel Erfolg und verbleiben mit freundlichen Grüssen

So viel kostet ein Mitarbeiter

Die Kosten der Beschäftigung eines Angestellten setzen sich aus mehreren Faktoren zusammen.
- Bruttogehalt
    Arbeitgeberanteile an der Sozialversicherung
    ca. 7,3 Prozent Krankenkassenbeiträge
    ca. 9,95 Prozent Rentenversicherungsbeiträge
    ca. 1,4 Prozent Arbeitslosenversicherungsbeiträge
    ca. 0,95 Prozent Pflegeversicherungsbeiträge
- Kosten für den Arbeitsplatz und seine Ausstattung
    anteilige Kosten an der Praxismiete
    anteilige Kosten an Versicherungen

Beispiel:
Ein Mitarbeiter verdient 1.800 Euro brutto.
Hinzu kommen in jedem Fall 19,6 % Arbeitgeberanteile an der Sozialversicherung: 352,80 Euro.

```
  1.800,00 Euro
+   352,80 Euro
```

2152,80 Euro Gesamtkosten

Zusätzlich sind noch die anteiligen Kosten an Praxismiete und Versicherungen zu zahlen.

> *Marianne ist als Masseurin in einer Heilpraktikerpraxis beschäftigt. Sie arbeitet 38 Wochenstunden, hat Anspruch auf 24 Tage Urlaub + 6 Tage Fortbildungsurlaub pro Jahr und verdient 2.000 Euro brutto pro Monat. Ihre Beschäftigung lohnt sich für ihren Arbeitgeber nur dann, wenn Marianne auch einen entsprechenden Umsatz erwirtschaftet.*

Umsatz:
- Umsatz pro Stunde: 35,00 Euro
- Umsatz pro Tag: 266,00 Euro
- Umsatz pro Monat: 5586,00 Euro

Marianne hat allerdings Anspruch auf bezahlten Erholungsurlaub und Fortbildungsurlaub und manchmal ist sie auch krank. Außerdem kommt es auch vor, dass Patienten absagen und der Terminplan deshalb kleine Lücken aufweist. Diese Zeiten müssen vom Umsatz abgezogen werden.

Monatlicher Umsatz: 5586,00 Euro
- Erholungsurlaub (2 Tage pro Monat): 532,00 Euro

- Fortbildungsurlaub (0,5 Tage pro Monat): 133,00 Euro
- Krankheit (1 Tag pro Monat): 266,00 Euro
- 10% Lücken im Terminplan: 558,60 Euro

Effektiver monatlicher Umsatz: **4100,40 Euro**

Hiervon sind das Bruttogehalt einschließlich der Arbeitgeberbeiträge an der Sozialversicherung und die Kosten für den Arbeitsplatz und seine Ausstattung abzuziehen.

Effektiver monatlicher Umsatz: 4100,40 Euro
- Bruttogehalt: 2.000,00 Euro
- Arbeitgeberanteil an Sozialversicherung: 392,00 Euro
- Anteilige Kosten für Praxismiete: 400,00 Euro
- Anteilige Kosten für Versicherungen: 100,00 Euro

Effektive monatliche Kosten: **2892,00 Euro**

- Effektiver monatlicher Umsatz: 4100,40 Euro
- Effektive monatliche Kosten: 2892,00 Euro

Überschuss: **1208,40 Euro**

Diesem Beispiel wurde die durchschnittliche jährliche Zahl von 10 Krankheitstagen pro Arbeitnehmer zugrunde gelegt. Selbstverständlich ändert sich die Kalkulation, wenn Marianne öfters oder länger krank ist oder wenn sie schwanger wird und deshalb Fehlzeiten entstehen.

Lohnformen

Zeitlohn
Beim Zeitlohn erfolgt die Entlohnung nach der Dauer der geleisteten Arbeitszeit (z. B. Stunde, Woche, Monat) ohne Berücksichtigung der während dieser Zeit geleisteten Arbeit. Während Arbeiter vor allem in der Vergangenheit einen Stundenlohn erhielten, wurde Angestellten seit jeher ein Monatslohn bezahlt.

Zeitlohn

Zu unterscheiden sind
- der reine Zeitlohn
- der Zeitlohn mit Leistungszulage

Reiner Zeitlohn
Beim reinen Zeitlohn richtet sich die Vergütung nach der Zeit, die der Mitarbeiter der Praxis zur Verfügung steht.

> *Masseurin Leistner ist in einer Praxis angestellt. Sie bekommt eine monatliche Vergütung von 1000,00 Euro brutto.*

Eine feste Beziehung zwischen dem, was Leistner tatsächlich arbeitet und wie viel sie verdient, besteht nicht. Erhalten Patienten irrtümlich falsche Termine und ergeben sich daraus Ausfallzeiten, so erhält sie trotzdem ihr volles Gehalt. Auch bei überdurchschnittlichen Leistungen erhält sie nur das vereinbarte Gehalt. Der Lohn ist also unabhängig davon, ob der Leistungsgrad über- oder unterschritten wird.

Die Vereinbarung reinen Zeitlohns ist sinnvoll, wenn
- es bei der Tätigkeit mehr auf Sorgfalt und Genauigkeit ankommt als auf Quantität und deshalb ein Anreiz zu überdurchschnittlicher Arbeitsmenge nicht sinnvoll ist,
- die Leistung nicht messbar ist,
- durch zu hohes Arbeitstempo Gesundheitsschäden entstehen können,
- die Leistungsintensität vom Mitarbeiter nicht beeinflusst werden kann (z.B. Pförtner).

Der *Vorteil des Zeitlohns* ist die einfache Abrechnung und die Vermeidung von zu schnellem Arbeitstempo mit den damit verbundenen Gefahren.

Der *Nachteil des Zeitlohns* liegt darin, dass der Mitarbeiter keinen Anreiz hat, seine Leistungen zu steigern und der Arbeitgeber das volle Risiko trägt. Hoch motivierte Mitarbeiter mit überdurchschnittlicher Arbeitsleistung empfinden dieses System oft als ungerecht.

Zeitlohn mit Leistungszulage

Zeitlohn mit Leistungszulage

Beim Zeitlohn mit Leistungszulage richtet sich die Vergütung nach der Zeit und nach der Leistung des Mitarbeiters. Der Vorteil liegt darin, dass der Mitarbeiter ein eigenes finanzielles Interesse an einem hohen Praxisumsatz bekommt.

Eine denkbare Vertragsformulierung ist:
„Der Masseur erhält für seine vertragliche Tätigkeit ein monatliches Bruttogrundgehalt in Höhe von ... Euro. Zusätzlich erhält er eine prozentuale Beteiligung an dem von ihm erwirtschafteten Umsatz in Höhe von 25%."

Personalkosten

Unter Personalkosten versteht man alle Kosten, die durch den Einsatz des Faktors Arbeit mittelbar und unmittelbar entstehen.
Eine Kalkulation, in welcher Höhe Arbeitnehmer und Arbeitgeber in der Zukunft an die Sozialversicherungssysteme (Arbeitslosenversicherung, Rentenversicherung, Krankenversicherung, Pflegeversicherung) Beiträge abführen müssen, ist ausgesprochen schwierig, wenn nicht unmöglich. Ursache ist die demographische Entwicklung, die die Sozialsysteme in eine finanzielle Schieflage bringt. Finanzieren heute noch drei Aktive

einen Rentner, so werden es 2030 nur noch zwei Aktive sein. Die Rente kann dabei bereits heute nicht mehr allein aus den von Arbeitnehmern und Arbeitgebern aufgebrachten Beiträgen finanziert werden. Um die Beiträge nicht weiter nach oben steigen zu lassen, wird das Rentensystem über einen staatlichen Bundeszuschuss unterstützt. Der Bundeszuschuss ist mit 78 % der größte Einzelposten im Etat des Bundesarbeitsministeriums.

Wie sich die Beitragshöhe in Zukunft entwickeln wird, lässt sich deshalb nur schwer prognostizieren.

> *Heilpraktiker Eilmann beschäftigt einen fest angestellten Mitarbeiter. Dieser erhält einen Bruttolohn von 2000,00 Euro. Wie hoch sind die Personalkosten des Eilmanns?*

- Arbeitgeberanteile an der Sozialversicherung
- ca. 7,3 Prozent Krankenkassenbeiträge
- ca. 9,95 Prozent Rentenversicherungsbeiträge
- ca. 1,4 Prozent Arbeitslosenversicherungsbeiträge
- ca. 0,95 Prozent Pflegeversicherungsbeiträge

Legt man die Beitragssätze des Jahres 2009 zu Grunde, so ergibt sich folgende Berechnung:

Bruttoarbeitsentgelt:	2000 Euro
+ Arbeitgeberanteile zur Sozialversicherung:	
Rentenversicherung:	199 Euro
Arbeitslosenversicherung:	28 Euro
Krankenversicherung:	146 Euro
Pflegeversicherung:	19 Euro

+ Unfallversicherung
+ freiwillige Sozialleistungen
+ gesetzliche Sozialleistungen (z. B. Entgeltfortzahlung)

= Gesamte Personalkosten

Personalführung

Jeder Praxisinhaber will, dass seine Mitarbeiter ihr Bestes geben. Er versucht deshalb, seine Angestellten so zu motivieren, dass das Ziel der Praxis erreicht wird.
Was aber ist eigentlich das Ziel der Praxis?

Ziele
Worum geht es der Praxis? Was soll erreicht werden? Maximaler Profit, das Beste für den Patienten, beides zusammen? Am Anfang jeder Entscheidung steht ein Ziel. Denn

jeder, der eine Entscheidung zu treffen hat, muss wissen, was er mit der Entscheidung bewirken will.

Merkmale guter Ziele:

Ziele der Praxis
- Die Ziele sollten möglichst konkret sein,
- Die Ziele sind positiv formuliert,
- Die Ziele sollten kontrollierbar sein,
- Die Ziele sollten für den Mitarbeiter attraktiv sein,
- Die Ziele sollen anspruchsvoll, aber realistisch sein,
- Die Ziele müssen aufeinander abgestimmt sein.

Konkret

Nicht geeignet ist es etwa, wenn das Motto ausgegeben wird: „In Zukunft sind wir so freundlich wie möglich zu den Patienten."
Jeder Mitarbeiter hat eine andere Vorstellung davon, was freundlich ist. Was also soll der einzelne mit diesem Motto anfangen?
Konkret wäre deshalb: „In den beiden vorigen Quartalen haben 20 Patienten die Behandlung abgebrochen. In den nächsten beiden Quartalen soll die Zahl auf unter 15 sinken."

Positiv formuliert

„Unsere Praxis soll dieses Jahr 10 Prozent mehr Patienten behandeln" ist besser als „dieses Jahr soll kein so schlimmes Jahr wie das letzte werden". Positive Zielformulierungen sind wichtig, weil das Unterbewusstsein Negationen nicht zur Kenntnis nimmt. Das Ziel „kein so schlimmes Jahr werden" wird deshalb als „ein schlimmes Jahr werden" wahrgenommen.

Kontrollierbar

Ein Ziel, von dem später keiner sagen kann, ob es erreicht wurde, nützt nichts. Es sollten deshalb nur Ziele gewählt werden, bei denen sich auch überprüfen lässt, ob das Ziel erreicht oder verfehlt wurde.

Attraktiv

Nur dann, wenn das Ziel für den Mitarbeiter eine Herausforderung darstellt, wird er versuchen, es zu erreichen.

Realistisch

Wird das Ziel ausgegeben, die Zahl abgebrochener Behandlungen auf Null zu senken, ist ein Scheitern bereits vorprogrammiert. Es wird immer Patienten geben, die die Behandlung etwa wegen Krankheit oder Umzug abbrechen müssen. Um Frustrationen zu vermeiden, sollten deshalb nur Ziele ausgegeben werden, die auch erreichbar sind.

Abgestimmt

Verschiedene Ziele müssen aufeinander abgestimmt werden, um zu verhindern, dass ein Ziel auf Kosten des anderen verfolgt wird.

Führungsstil

Jeder Praxisinhaber pflegt seinen individuellen Führungsstil. Einen generell anzuwenden, immer geeigneten Führungsstil gibt es nicht.
Wie der Vorgesetzte führt, hängt nicht zuletzt von seiner Persönlichkeit, der konkreten Situation und dem Verhalten der Mitarbeiter ab.

Führungsstile

Üblicherweise werden mehrere Arten von Führungsstilen unterschieden:
Arten von Führungsstilen:
- passiver Führungsstil
- autoritärer Führungsstil
- kooperativer Führungsstil
- situativer Führungsstil

Passiver Führungsstil

Dieser Führungsstil verzichtet auf jegliche Führung. Man findet ihn im Gesundheitswesen recht häufig. Kollegen werden als gleichberechtigt angesehen und das Bestehen einer Hierarchie bestritten. Es besteht auch eine große Scheu, Führungsinstrumente wie Kritik, Abmahnung etc. anzuwenden. Das geht oft so lange gut, bis Schwierigkeiten oder Konflikte auftreten und dann kein System zur Verfügung steht, um mit dieser Krisensituation umzugehen.

Charakteristisch für den passiven Führungsstil ist:
- Es werden keine Ziele vorgegeben,
- Es gibt keine klare Linie, nach der gearbeitet werden soll.

Dieser Führungsstil muss nicht immer zum Nachteil der Mitarbeiter sein. Disziplinierte und verantwortungsbewusste Mitarbeiter können sich oft in diesen Freiräumen gut entwickeln.

Autoritärer Führungsstil

Dem autoritären Führungsstil liegt in der Regel ein Menschenbild zu Grunde, das davon ausgeht, dass
- der Mensch geführt werden will,
- der Mensch nur unter Zwang befriedigende Leistungen bringt und
- der Mensch nach Sicherheit strebt.

Charakteristisch für den autoritären Führungsstil sind:
- Die Entscheidungen werden nur vom Vorgesetzten getroffen,
- eine Beratung durch die Mitarbeiter erfolgt nicht,
- Widerspruch wird nicht geduldet,
- der Mitarbeiter ist Untergebener, der sich unterordnen muss,
- es besteht eine strenge Hierarchie im Unternehmen.

Konsultativer Führungsstil
Einer der am häufigsten angewandten Führungsstile ist die konsultative Führung. Im Unterschied zur autoritären Führung ist der Arbeitnehmer Mitarbeiter und nicht nur Ausführender. Die konsultative Führung wurde bereits im Altertum verwendet. So bestimmte der hl. Benedikt 500 n. Chr.:

„So oft im Kloster eine wichtige Angelegenheit zu entscheiden ist, rufe der Abt die ganze Klostergemeinde zusammen und lege selbst dar, worum es sich handelt. Und er höre den Rat der Brüder an, überlege dann bei sich und tue, was nach seinem Urteil das Nützlichste ist."

Kooperativer Führungsstil
Beim kooperativen Führungsstil werden die Arbeitnehmer an den Entscheidungen mitbeteiligt. Diesem Führungsstil liegt das Menschenbild zu Grunde, dass der Mensch
- als soziales Wesen mit anderen zusammenarbeiten will,
- der Arbeit nicht abgeneigt ist und
- Verantwortung übernehmen will.

Voraussetzung ist eine positive Beziehung und ein hohes Maß an persönlichem Vertrauen. Dieser Führungsstil ist deshalb sehr anspruchsvoll und setzt Offenheit, Lernfähigkeit und Vertrauen in die Mitarbeiter voraus.
Von vielen wird er zu Unrecht als NATO – Führungsstil verspottet (No Aktion, Talk Only), denn es lassen sich auch hier gute Ergebnisse erzielen.

Situativer Führungsstil
Beim situativen Führungsstil ist die Art und Weise der Führung abhängig von der Situation und dem Mitarbeiter. Dieser Führungsstil geht davon aus, dass Menschen unterschiedlich auf ein und dieselbe Verhaltensweise reagieren. Während beim einen Mitarbeiter eher mit einem autoritären Auftreten Erfolge zu verzeichnen sind, spricht ein anderer eher auf ein partnerschaftliches Verhalten an.
Um den betreffenden Mitarbeiter immer zu erreichen, wird der Führungsstil entsprechend angepasst.
Der situative Führungsstil ist am schwierigsten durchzuführen und stellt die höchsten Anforderungen.

Pflichten des Arbeitgebers

Jeder Arbeitgeber hat Pflichten zu erfüllen.

Anmeldung
Jeder angestellte Mitarbeiter ist bei der Krankenkasse, Rentenversicherung und Arbeitslosenversicherung anzumelden. Grundlage für die Anmeldung ist die Betriebsnummer, die kostenlos von der Agentur für Arbeit ausgegeben wird. Mit ihr werden die Beiträge zur Kranken-, Renten-, und Arbeitslosenversicherung abgerechnet. Die Nummer ist an

den jeweiligen Inhaber einer Praxis gebunden. Beim Verkauf einer Praxis muss deshalb der Erwerber eine neue Betriebsnummer beantragen.

Der Arbeitgeber ist verpflichtet, den Arbeitnehmer innerhalb von zwei Wochen nach Arbeitsaufnahme bei der Krankenkasse anzumelden. Dazu legt der Arbeitnehmer seinem Arbeitgeber die Mitgliedsbescheinigung seiner Krankenkasse und den Sozialversicherungsausweis vor, die die Versicherungsnummer enthält. Zusätzlich erfolgt die Meldung an die Berufsgenossenschaft für Wohlfahrtspflege. Formulare für diese Anmeldung sind dort erhältlich.

Beiträge zahlen

Die regelmäßige und fristgerechte Zahlung der Beiträge ist eine der wichtigsten Pflichten des Arbeitgebers.

Vom Lohn seines Angestellten behält er die Hälfte der Sozialversicherungsbeiträge ein, die andere Hälfte trägt er selbst. Die Beiträge zur Berufsgenossenschaft bezahlt der Arbeitgeber ganz.

Die Lohnsteuer des Angestellten wird von seinem Gehalt einbehalten und an das zuständige Finanzamt abgeführt.

Die Beiträge zur Sozialversicherung sind in der voraussichtlichen Höhe der Beitragsschuld spätestens am drittletzten Bankarbeitstag des Monats fällig, in dem die Beschäftigung ausgeübt wird. Ein verbleibender Restbeitrag wird zum drittletzten Bankarbeitstag des Folgemonats fällig

Lohn zahlen

Eine der wesentlichsten Pflichten des Arbeitgebers ist es, für die geleistete Arbeit den vereinbarten Lohn zu zahlen. Das gilt auch dann, wenn zu wenig Patienten die Praxis aufsuchen und der Mitarbeiter deshalb nicht voll beschäftigt werden kann. Das Risiko von Umsatzrückgängen trägt der Arbeitgeber, nicht der Arbeitnehmer.

Jeder Arbeitnehmer hat Anspruch auf den gesetzlich vorgeschriebenen Mindesturlaub von 24 Werktagen. Der Arbeitgeber ist verpflichtet, diesen Urlaub zur Verfügung zu stellen.

Sozialversicherungsausweis

Der Arbeitgeber muss sich vor Beginn der Beschäftigung den Sozialversicherungsausweis des Beschäftigten vorlegen lassen. Kann der Beschäftigte den Sozialversicherungsausweis nicht vorlegen, muss er dies unverzüglich nachholen.

Beschäftigungspflicht

Es verstößt gegen das Persönlichkeitsrecht, wenn ein Arbeitnehmer trotz bestehenden Arbeitsverhältnisses nicht beschäftigt wird. Nur bei außergewöhnlichen betrieblichen Interessen (z.B. Verrat von Betriebsgeheimnissen) kann der Arbeitgeber die Beschäftigung des Arbeitnehmers verweigern.

Schutz- und Fürsorgepflicht

Der Arbeitgeber hat Räume, Vorrichtungen oder Gerätschaften, die er zur Verrichtung der Dienste zu beschaffen hat, so einzurichten und zu unterhalten, dass der Arbeitnehmer gegen Gefahren für Leben und Gesundheit so weit wie möglich geschützt ist.

Mini - Jobber

Bis 400 Euro kann jeder monatlich dazuverdienen, ohne dass ihm Steuern oder Sozialabgaben abgezogen werden.

Für Arbeitgeber fallen dabei folgende Abgaben an:
- pauschal 2 Prozent Steuern
- pauschal 13 Prozent zur Krankenversicherung
- pauschal 15 Prozent zur Rentenversicherung
- (Keine Umlage für Aufwendungen bei Schwangerschaft und Mutterschaft)

Lohnnebenkosten für einen Mini - Jobber, der 400 Euro monatlich verdient:

15 % Rentenversicherung	= 60,00 Euro
13 % Krankenversicherung	= 52,00 Euro
	112, 00 Euro zzgl. 2 % Steuern

Alle Mini - Jobber müssen bei der Minijob - Zentrale angemeldet werden:

Minijob - Zentrale
45115 Essen
Tel: 01801 200 504

Die Anmeldeformulare stehen auch zum Download im Internet bereit unter www.minijob-zentrale.de (dort das „Download Center" anklicken).

Werden mehrere geringfügig entlohnte Beschäftigungen ausgeübt, bleiben diese für den Arbeitnehmer versicherungsfrei, wenn das Einkommen aus diesen Beschäftigungen insgesamt 400 EUR monatlich nicht übersteigt.

Werden mehrere Mini Jobs neben einer versicherungspflichtigen Hauptbeschäftigung ausgeübt, bleibt die erste geringfügig entlohnte Beschäftigung für den Arbeitnehmer versicherungsfrei.

Gleitzone
Bei einem Gehalt zwischen 400,01 und 800,00 EUR im Monat spricht man von der so genannten „Gleitzone".
Darunter versteht man, dass zwar Versicherungspflicht in allen Zweigen der Sozialver-

sicherung besteht, der Arbeitnehmeranteil allerdings geringer ist, wobei die Beitragsbelastung des Arbeitnehmers mit dem Einkommen bis zu einem Verdienst von 800,00 EUR ansteigt. Je näher das Einkommen an die 800,00 EUR kommt, desto höher wird der Arbeitnehmeranteil, bis er bei 800,00 EUR den normalen Beitragsanteil erreicht.
Die Gleitzone soll verhindern, dass Arbeitnehmer beim Überschreiten der 400-Euro-Grenze sofort mit dem vollen Beitragsanteil von etwa 28 % belastet werden.
Die Berechnung vollzieht sich pro Versicherungszweig in mehreren Schritten und nach der vom Gesetzgeber vorgegebenen Formel:

$F \times 400 + (2-F) \times (AE-400)$
F = Faktor 0,5952
AE = tatsächliches Arbeitsentgelt

In der Regel gibt es keinen Existenzgründer, der das Bedürfnis verspürt, sich mit den Feinheiten versicherungsmathematischer Formeln zu beschäftigen. Diese Arbeit übernimmt deshalb meist der Steuerberater.

Wird eine Nebenbeschäftigung mit einem Verdienst von 400,01 EUR bis 800 EUR neben einer rentenversicherungspflichtigen Hauptbeschäftigung von mehr als 800 EUR ausgeübt, so gelten die Regelungen zur Gleitzone nicht. Es sind dann für beide Beschäftigungen die vollen Sozialversicherungsbeiträge abzuführen, die jeweils zur Hälfte vom Arbeitgeber und vom Arbeitnehmer zu tragen sind.

Beispiele zur Lohnabrechnung

A: Hausfrau mit einem 400 Euro Job

> ➤ *Erika ist Heilpraktikerin, Krankenschwester und Mutter zweier Kinder. Ihr Mann ist Angestellter bei einem Unternehmen und verdient 2500,00 Euro pro Monat. Gelegentlich arbeitet Erika vormittags in einer Praxis. Hierfür erhält sie einen Monatslohn von 400,00 Euro.*

Monatslohn: 400,00 Euro

Der Arbeitgeber muss folgende Beträge zahlen:
Pauschal 2 % Steuern   8,00 Euro
13 % Krankenversicherung   52,00 Euro
15 % Rentenversicherung   60,00 Euro

Arbeitnehmer, die eine geringfügig entlohnte Beschäftigung ausüben und damit rentenversicherungsfrei sind, können auf diese Versicherungsfreiheit verzichten und dadurch Leistungsansprüche in der Rentenversicherung erwerben. Der Verzicht muss schriftlich gegenüber dem Arbeitgeber erklärt werden.

Entscheidet sich Erika für den Verzicht auf die Versicherungsfreiheit, so ergibt sich folgende Rechnung:

Monatslohn: 400,00 Euro

Arbeitnehmerin Erika muss folgende Beträge zahlen:
Lohnsteuer	0,00 Euro
Solidaritätszuschlag	0,00 Euro
Kirchensteuer	0,00 Euro
7,5 Prozent Arbeitnehmeranteil zur Rentenversicherung	30,00 Euro

Nettolohn des Arbeitnehmers : 370 Euro

Der Arbeitgeber muss folgende Beträge zahlen:
Pauschal 2 % Steuern	8,00 Euro
13 % Krankenversicherung	52,00 Euro
15 % Rentenversicherung	60,00 Euro

B: 400 Euro Job neben einer Hauptbeschäftigung

> *Marie ist Masseurin in einer Massagepraxis. Hier verdient sie 2000 Euro pro Monat. Daneben hat sie einen 400,00 Euro Job bei einem Heilpraktiker.*

Für den Arbeitnehmer fallen bei dieser Konstellation keine Abgaben auf die Einkünfte aus dem 400,00 Euro Job an.

Der Arbeitgeber muss folgende Abgaben zahlen:
Pauschal 2 % Steuern	8,00 Euro
13 % Krankenversicherung	52,00 Euro
15 % Rentenversicherung	60,00 Euro

C: Hausfrau mit mehreren 400 Euro - Jobs

> *Sandra ist Heilpraktikerin und verheiratet. Neben einem 400,00 Euro Job in einem Gesundheitszentrum arbeitet sie zusätzlich auf einer weiteren 400,00 Euro Stelle als medizinische Wellnesstrainerin in einer Kureinrichtung.*

Die beiden 400-Euro-Jobs werden sozialversicherungsrechtlich zusammengerechnet. Es entsteht eine volle Sozialversicherungspflicht für beide Tätigkeiten. Beide Arbeitgeber müssen in diesem Fall nicht den 15%-igen Arbeitgeberanteil zur Rentenversicherung zahlen, sondern den üblichen Arbeitgeberanteil von 9,75%. Es entfällt der 2%-ige pauschale Steuersatz. Grundsätzlich muss Sandra deshalb bei beiden Arbeitgebern eine

Lohnsteuerkarte abgeben. Der jeweilige Arbeitgeber kann jedoch grundsätzlich bis zu einem Arbeitslohn von 400 Euro monatlich unter Verzicht auf die Vorlage einer Lohnsteuerkarte die Lohnsteuer des geringfügigen Beschäftigungsverhältnisses mit einem Pauschalsteuersatz in Höhe von 20 % des Arbeitsentgelts erheben. Hinzu kommen dann Solidaritätszuschlag und Kirchensteuer.

Behandlung beim Arbeitgeber 1 (Gesundheitszentrum)

▶ Variante 1: Vorlage der Lohnsteuerkarte
Monatslohn: 400,00 Euro

Lohnsteuer (Steuerklasse V)	48,50 Euro
Kirchensteuer 8 %	3,88 Euro
Rentenversicherung 9,95 %	39,80 Euro
Krankenversicherung 7,3 %	29,20 Euro
Pflegeversicherung 0,95 %	3,80 Euro
Arbeitslosenversicherung 1,4 %	5,60 Euro
	130,70 Euro
Nettolohn:	**269,30 Euro**

Arbeitgeberanteil:

Rentenversicherung 9,95 %	39,80 Euro
Krankenversicherung 7,3 %	29,20 Euro
Pflegeversicherung 0,95 %	3,80 Euro
Arbeitslosenversicherung 1,4 %	5,60 Euro
	78,40 Euro

▶ Variante 2: Pauschalierung der Lohnsteuer.
Monatslohn: 400,00 Euro

Lohnsteuer	0,00 Euro
Kirchensteuer	0,00 Euro
Rentenversicherung 9,95 %	39,80 Euro
Krankenversicherung 7,3 %	29,20 Euro
Pflegeversicherung 0,95 %	3,80 Euro
Arbeitslosenversicherung 1,4 %	5,60 Euro
	78,40 Euro

Zusätzlich wird folgende Pauschalsteuer an das Finanzamt abgeführt:

Lohnsteuer 20 %	80,00 Euro
Solidaritätszuschlag 5,5 % (von 80 Euro)	4,40 Euro
Kirchensteuer 8 % (von 80 Euro)	6,40 Euro

90,80 Euro
Nettolohn: 224,00 Euro

Arbeitgeberanteil:

Rentenversicherung 9,95 %	39,80 Euro
Krankenversicherung 7,3 %	29,20 Euro
Pflegeversicherung 0,95 %	3,80 Euro
Arbeitslosenversicherung 1,4 %	5,60 Euro

78,40 Euro

Die Pauschalierung der Lohnsteuer ist deshalb ungünstiger als der Lohnsteuerabzug über die Lohnsteuerkarte.

Behandlung beim Arbeitgeber 2 (Kureinrichtung)

▶ Variante 1: Vorlage der Lohnsteuerkarte
Monatslohn: 400,00 Euro

Lohnsteuer (Steuerklasse VI)	60,00 Euro
Kirchensteuer 8 %	4,80 Euro
Rentenversicherung 9,95 %	39,80 Euro
Krankenversicherung 7,3 %	29,20 Euro
Pflegeversicherung 0,95 %	3,80 Euro
Arbeitslosenversicherung 1,4 %	5,60 Euro

143,20 Euro
Nettolohn: 256,80 Euro

Arbeitgeberanteil:

Rentenversicherung 9,95 %	39,80 Euro
Krankenversicherung 7,3 %	29,20 Euro
Pflegeversicherung 0,95 %	3,80 Euro
Arbeitslosenversicherung 1,4 %	5,60 Euro

78,40 Euro

▸ Variante 2: Pauschalierung der Lohnsteuer.
Monatslohn: 400,00 Euro

Lohnsteuer	0,00 Euro
Kirchensteuer	0,00 Euro
Rentenversicherung 9,95 %	39,80 Euro
Krankenversicherung 7,3 %	29,20 Euro
Pflegeversicherung 0,95 %	3,80 Euro
Arbeitslosenversicherung 1,4 %	5,60 Euro
	78,40 Euro

Zusätzlich wird folgende Pauschalsteuer an das Finanzamt abgeführt:

Lohnsteuer 20 %	80,00 Euro
Solidaritätszuschlag 5,5 % (von 80 Euro)	4,40 Euro
Kirchensteuer 8 % (von 80 Euro)	6,40 Euro
	90,80 Euro

Nettolohn: 224,00 Euro

Arbeitgeberanteil:

Rentenversicherung 9,75 %	39,00 Euro
Krankenversicherung 7,45 %	29,80 Euro
Pflegeversicherung 0,85 %	3,40 Euro
Arbeitslosenversicherung 3,25 %	13,00 Euro
	85,20 Euro

Auch hier ist die Pauschalierung der Lohnsteuer ungünstiger als der Lohnsteuerabzug über die Lohnsteuerkarte.

Personalfragebogen für geringfügig Beschäftigte und Beschäftigte mit einem Entgelt innerhalb der Gleitzone

Angaben zur Person

Familienname, Vorname

Geburtsdatum

Geburtsort / Geburtsname

Familienstand

Anschrift (Straße, Hausnummer, Postleitzahl, Ort)

Staatsangehörigkeit

Rentenversicherungsnummer

Krankenkasse
(Bitte Mitgliedsbescheinigung einreichen)

Angaben zur Beschäftigung

Art der Beschäftigung
(kurze Bezeichnung)

Beginn der Beschäftigung

Ende der Beschäftigung

Ist die Beschäftigung befristet?

Vergütung:

Stundenlohn ... Euro

fester Monatslohn ... Euro

Angaben zu Beschäftigungen im laufenden Kalenderjahr

Im Kalenderjahr .... werden/wurden folgende Beschäftigungen ausgeübt:
(Bitte geben Sie Dauer, wöchentliche Arbeitszeit, monatliches Arbeitsentgelt und den Arbeitgeber an)

_____

_____

Angaben über geplante Beschäftigungen in absehbarer Zeit

Falls Sie in absehbarer Zeit die Aufnahme einer weiteren Beschäftigung planen, geben Sie bitte Dauer, wöchentliche Arbeitszeit, monatliches Arbeitsentgelt und den Arbeitgeber an.

_____

_____

Angaben zu sonstigen Tätigkeiten

Bitte geben Sie an, ob Sie neben ihrer Beschäftigung Arbeitnehmer/in, Schüler/in, Student/in, Hausfrau/Hausmann, in Elternzeit, Rentner/in oder selbständig tätig sind. Beziehen Sie Geldleistungen der Agentur für Arbeit oder sind Sie dort als arbeitssuchend gemeldet?

_____

_____

Erklärung zum Verzicht auf die Rentenversicherungsfreiheit

Wenn das monatliche Arbeitsentgelt 400,00 Euro nicht überschreitet, ist diese Beschäftigung für den Arbeitnehmer versicherungsfrei. Gemäß den gesetzlichen Bestimmungen zahlt der Arbeitgeber u.a. einen monatlichen Pauschalbeitrag zur gesetzlichen Rentenversicherung von 1%.
Hiermit werden Sie darauf hingewiesen, dass die Möglichkeit besteht, auf diese Versicherungsfreiheit in der Rentenversicherung zu verzichten. In diesem Fall zahlen Sie selbst einen Beitrag in Höhe von 7,5%.

Hiermit erkläre ich, von meinem Arbeitgeber über die Möglichkeit des Verzichts auf die Versicherungsfreiheit belehrt worden zu sein.

....

Ich nehme von dieser Möglichkeit keinen Gebrauch und zahle damit auch keinen zusätzlichen eigenen Anteil zu der Rentenversicherung ein.

....

oder

Hiermit erkläre ich ausdrücklich meinen Verzicht auf die Versicherungsfreiheit als geringfügig Versicherter in der gesetzlichen Rentenversicherung. Die Erklärung ist für die Dauer der Beschäftigung bindend.

....

Erklärung für Beschäftigte in der Gleitzone 400,01 Euro bis 800 Euro
Versicherungspflichtige Arbeitnehmer, die Beschäftigungen mit einer Vergütung zwischen 400,01 Euro und 800 Euro ausüben, haben in der Rentenversicherung die Möglichkeit, auf die Reduzierung des beitragspflichtigen Arbeitsentgelts zu verzichten und den vollen Arbeitnehmeranteil zahlen. Durch den Verzicht werden die damit verbundenen rentenmindernden Auswirkungen in der gesetzlichen Rentenversicherung vermieden.
Hiermit erkläre ich, von meinem Arbeitgeber über die Möglichkeit des Verzichts auf die Versicherungsfreiheit belehrt worden zu sein.

....

Ich nehme von dieser Möglichkeit keinen Gebrauch und zahle damit nur vom reduzierten Arbeitsentgelt einen eigenen Anteil in die Rentenversicherung ein.

....

oder

Hiermit erkläre ich meinen Verzicht auf die Reduzierung des beitragspflichtigen Arbeitsentgelts.
Der Beitragsberechnung für die Rentenversicherung soll das tatsächliche Arbeitsentgelt zugrunde gelegt werden. Die Erklärung ist für die Dauer der Beschäftigung bindend.

....

Heilpraktiker – Patient

Der Behandlungsvertrag

> *Patient Müller kommt in die Heilpraxis Muster und vereinbart einen Termin zur Behandlung seiner Rückenbeschwerden. Nachdem er sich mit Heilpraktikerin Muster auf einen Termin verständigt hat, verlässt er die Praxis.*

Hier wurde zwischen Patient und Heilpraktikerin ein Dienstvertrag geschlossen, durch den sich Frau Muster zur Durchführung einer Behandlung und Herr Müller zur Bezahlung der entsprechenden Vergütung verpflichtet hat.

Ein solcher Vertrag muss nicht zwingend schriftlich geschlossen werden. Es genügt eine mündliche Vereinbarung wie z.B. die Vereinbarung eines Termins.

Rechtlich handelt es sich bei einem Behandlungsvertrag um eine Sonderform des Dienstvertrages, der in § 611 ff. BGB geregelt ist. Das heißt, der Heilpraktiker schuldet dem Patienten kein konkretes Behandlungsergebnis, sondern eine mit der gebotenen Sorgfalt durchgeführte Behandlung nach dem Stand der medizinischen Wissenschaft.

Heilpraktiker schuldet kein Behandlungsergebnis

§ 611 BGB
Durch den Dienstvertrag wird derjenige, welcher Dienste zusagt, zur Leistung der versprochenen Dienste, der andere Teil zur Gewährung der vereinbarten Vergütung verpflichtet.
Gegenstand des Dienstvertrags können Dienste jeder Art sein.

Die Bezahlung des Heilpraktikers

Durch den Dienstvertrag wird der Patient verpflichtet, die vereinbarte Vergütung zu bezahlen. Was aber ist, wenn vor der Behandlung gar nicht über Geld gesprochen wurde?

Nachdem die Behandlung eine Woche später stattgefunden hat, ist Patient Müller glücklich und zufrieden. Seine Beschwerden haben sich deutlich gebessert.
Die Freude vergeht ihm allerdings nur wenige Tage später, als er die Rechnung in Händen hält. 350,00 Euro soll er für die knapp einstündige Therapie überweisen.

Patienten sind zwar zur Bezahlung der angefallenen Gebühren verpflichtet. Das gilt aber natürlich nicht für Gebühren in jeder Höhe. § 612 BGB bestimmt hier:

§ 612 BGB
Eine Vergütung gilt als stillschweigend vereinbart, wenn die Dienstleistung den Umständen nach nur gegen eine Vergütung zu erwarten ist. Ist die Höhe der Vergütung nicht bestimmt, so ist bei dem Bestehen einer Taxe die taxmäßige Vergütung, in Ermangelung einer Taxe die übliche Vergütung als vereinbart anzusehen.

Hier wurde vorab keine bestimmte Vergütung vereinbart. Es ist deshalb zu prüfen, ob die Heilpraktikerin sich an eine bestimmte Taxe hätte halten müssen.

Unter Taxen versteht man nach Bundes- oder Landesrecht zugelassene und festgelegte Gebühren, die feste Höchst- oder Mindestsätze darstellen. Als Taxe gilt etwa die Gebührenordnung der Ärzte. Wer als Privatpatient zum Arzt geht, kann sich deshalb vorab durch einen Blick in die ärztliche Gebührenordnung davon überzeugen, was an Kosten auf ihn zukommt.

Gebühren-
ordnung der
Heilpraktiker

Wie ist das aber bei Heilpraktikern? Auch hier gibt es eine Gebührenordnung, die Gebührenordnung der Heilpraktiker (GebüH). Diese ist jedoch nicht eine nach Bundes- oder Landesrecht zugelassene und festgelegte Gebühr, sondern lediglich das Ergebnis einer Umfrage unter Heilpraktikern, mit welcher ein durchschnittlicher Honorarrahmen ermittelt werden sollte. Die GebüH ist deshalb keine Taxe im Sinne des Gesetzes und die Heilpraktikerin musste sich nicht an den in der Gebührenordnung festgelegten Gebührensätzen orientieren.

Maßgebend war daher allein die übliche Vergütung für solche Behandlungen.

Die übliche Vergütung ist das, was Heilpraktiker in vergleichbaren Fällen von Ihren Patienten verlangen. Hier sollte der Patient Müller für eine einstündige Behandlung 350,00 Euro bezahlen. Eine so hohe Vergütung ist allerdings völlig unüblich und kann deshalb auch nicht verlangt werden.

Bei völlig
ungeeigneter
Behandlung
muss Patient
nicht bezahlen

Wie das Oberlandesgericht Koblenz in einem Urteil entschieden hatte, schuldet der Patient dann kein Honorar, wenn sich die Maßnahmen des Heilpraktikers als völlig ungeeignet erweisen. Zwar schulde ein Heilpraktiker wie auch ein Arzt für sein Honorar keinen bestimmten Behandlungserfolg. Für eine sinn- und konzeptionslose Diagnostik und Behandlung müsse ein Patient jedoch nichts bezahlen. Das Gericht wies damit die Zahlungsklage einer Heilpraktikerin ab, die ein Resthonorar in Höhe von knapp 4000 Euro eingeklagt hatte. Die Eltern eines minderjährigen Jungen hatten sich geweigert den Betrag zu zahlen, nachdem sie schon rund 61 000 Euro aufgebracht hatten. Ein Patient könne erwarten, dass sich der Heilpraktiker eines plausiblen und schlüssigen Behandlungskonzepts bediene. Das sei hier offenbar nicht der Fall gewesen (OLG Koblenz 12 U 1433/04).

Um Streitigkeiten über das Honorar zu vermeiden, empfiehlt es sich für jeden selbstständigen Heilpraktiker, mit seinen Patienten schriftliche Honorarvereinbarungen zu schließen. Dann weiß jeder woran er ist. Der Patient kann sich auf die Höhe der Rechnung einstellen und der Patient ist vor unliebsamen Überraschungen gefeit.

Gesetzliche Krankenversicherungen

Von den gesetzlichen Krankenversicherungen werden die Kosten einer Heilpraktikerbehandlung nicht übernommen: Nur Ärzte und Therapeuten mit Kassenzulassung sind berechtigt, gesetzlich Versicherte auf Kosten der Kasse zu behandeln.

Beihilfe

Die Beihilfe ist eine Krankenfürsorge der Beamten, da diese in der gesetzlichen Krankenversicherung versicherungsfrei sind.

Die Kosten für wissenschaftlich nicht anerkannte Heilbehandlungen werden von der Beihilfe nicht erstattet. Wissenschaftlich noch nicht anerkannte Heilbehandlungen oder Heilmittel können auf Grund eines amtsärztlichen Gutachtens für beihilfefähig erklärt werden, wenn wissenschaftlich anerkannte Heilbehandlungen nachweisbar ohne Erfolg angewandt wurden. In solchen Fällen sollte den Patienten geraten werden, die Frage der Kostenerstattung vorab mit der Beihilfestelle abzuklären.

Wissenschaftliche nicht anerkannt sind:

- Anwendung tonmodulierter Verfahren, Audio-Psycho-Phonologische Therapie (z.B. nach Tomatis, Hörtraining nach Dr. Volf, Audiovokale Integration und Therapie, Psychophonie-Verfahren zur Behandlung einer Migräne)
- Autohomologe Immuntherapien (z.B. ACTI-Cell-Therapie)
- Autologe-Target-Cytokine-Therapie (ATC) nach Dr. Klehr
- Ayurvedische Behandlungen, z. B. nach Maharishi
- Behandlung mit nicht beschleunigten Elektronen nach Dr. Nuhr
- Biophotonen-Therapie
- Bioresonatorentests
- Blutkristallisationstests zur Erkennung von Krebserkrankungen
- Bogomoletz-Serum
- Brechkraftverändernde Operation der Hornhaut des Auges (Keratomileusis) nach Prof. Barraquer
- Bruchheilung ohne Operation
- Chelat-Infusionstherapie
- Colon-Hydro-Therapie und ihre Modifikationen
- Cytotoxologische Lebensmitteltests
- Elektro-Neural-Behandlungen nach Dr. Croon
- Elektro-Neural-Diagnostik
- Frischzellentherapie
- Ganzheitsbehandlungen auf bioelektrisch-heilmagnetischer Grundlage (z.B. Bioresonanztherapie, Decoderdermographie, Elektroakupunktur nach Dr. Voll, Elektronische Systemdiagnostik, Medikamententests nach der Bioelektrischen Funktionsdiagnostik (BFD), Mora-Therapie)
- Gezielte vegetative Umstimmungsbehandlung oder gezielte vegetative Gesamtumschaltung durch negative statische Elektrizität
- Heileurythmie
- Höhenflüge zur Asthma- oder Keuchhustenbehandlung
- Immuno-augmentative Therapie (IAT)
- Immunseren (Serocytol-Präparate)
- Iso- oder hyperbare Inhalationstherapien mit ionisiertem oder nichtionisiertem Sauerstoff/Ozon einschließlich der oralen, parenteralen oder perkutanen Aufnahme (z.B. Hämatogene Oxydationstherapie, Sauerstoff-Darmsanierung,

Wissenschaftlich nicht anerkannte Heilbehandlungen

- Sauerstoff-Mehrschritt-Therapie nach Prof. Dr. von Ardenne)
- Kariesdetektor-Behandlung
- Kinesiologische Behandlung
- Kirlian-Fotografie
- Kombinierte Serumtherapie (z.B. Wiedemann-Kur)
- Konduktive Förderung nach Petö, sofern nicht als heilpädagogische Behandlung bereits von der Beihilfefähigkeit ausgeschlossen
- Laser-Behandlung im Bereich der physikalischen Therapie
- Modifizierte Eigenblutbehandlung (z.B. nach Garthe, Blut-Kristall-Analyse unter Einsatz der Präparate Autohaemin, Antihaemin und Anhaemin) und sonstige Verfahren, bei denen aus körpereigenen Substanzen des Patienten individuelle Präparate gefertigt werden (z. B. Gegensensibilisierung nach Theurer, Clustermedizin)
- Neurotopische Diagnostik und Therapie
- Niedrig dosierter, gepulster Ultraschall
- Osmotische Entwässerungstherapie
- Psycotron-Therapie
- Pulsierende Signaltherapie (PST)
- Pyramidenenergiebestrahlung
- Radiale Stoßwellentherapie
- Regeneresen-Therapie
- Reinigungsprogramm mit Megavitaminen und Ausschwitzen
- Rolfing-Behandlung
- Schwingfeld-Therapie
- Thermoregulationsdiagnostik
- Trockenzellentherapie
- Vaduril-Injektionen gegen Parodontose
- Vibrationsmassage des Kreuzbeins
- Zellmilieu-Therapie

Außerdem bestimmt § 5 der Beihilfeverordnung folgendes:

§ 5 Abs. 1 Satz 3 Beihilfeverordnung

Beihilfe-verordnung Aufwendungen für Leistungen eines Heilpraktikers sind angemessen bis zur Höhe des Mindestsatzes des im April 1985 geltenden Gebührenverzeichnisses für Heilpraktiker, jedoch höchstens bis zum Schwellenwert des Gebührenrahmens der Gebührenordnung für Ärzte bei vergleichbaren Leistungen.

Nach einem Urteil des Oberverwaltungsgericht für das Land Nordrhein-Westfalen wird diese Beschränkung allerdings der Fürsorgepflicht des Staates für seine Beamten nicht mehr gerecht (Az: 1 A 1088/07).

Oberverwaltungsgericht Nordrhein Westfalen:
„Die Begrenzung der Beihilfefähigkeit von Aufwendungen für Heilpraktiker-

behandlungen in § 5 Abs. 1 Satz 3 BhV wird der Fürsorgepflicht des Dienstherrn aktuell insoweit nicht mehr gerecht, als sie im Wege statischer Verweisung ausnahmslos an den jeweilgen Mindestsatz des Gebührenverzeichnisses für Heilpraktiker aus dem Jahre 1985 anknüpft."

Geklagt hatte ein pensionierter Ministerialdirigent, der Beihilfe zu den Aufwendungen für die Behandlung durch einen Heilpraktiker beantragt hatte. Der geltend gemachte Rechnungsbetrag von 352,65 Euro wurde allerdings nur in Höhe von 202,70 Euro als beihilfefähig anerkannt. Dabei wurde bei den einzelnen Gebührenpositionen jeweils der Mindestsatz des Gebührenverzeichnisses für Heilpraktiker und nur falls niedriger der Schwellenwert nach der Gebührenordnung für Ärzte zugrunde gelegt.

Dagegen legte der Pensionär Widerspruch ein. Er war der Ansicht, dass es nicht zulässig sei, jeweils nur den niedrigsten Satz des Gebührenverzeichnisses für Heilpraktiker anzusetzen. So sei etwa zu berücksichtigen, dass die Akupunktur-Behandlungen längere Zeit als gewöhnlich (jeweils 35 statt 20 Minuten) in Anspruch genommen hätten. Außerdem habe die Behörde keine Berechtigung, die Beihilfefähigkeit von Aufwendungen für die Behandlung bei Heilpraktikern derart einzuschränken. Es stelle einen Ermessensmissbrauch dar, wenn lediglich der unterste Satz des Gebührenverzeichnisses für Heilpraktiker anerkannt werde. Auch sei zu berücksichtigen, dass das Gebührenverzeichnis keine Rechtsvorschrift, sondern lediglich ein unverbindliches Verzeichnis von in der Praxis gefundenen Leistungsberechnungen darstelle. Die vorliegende Ungleichbehandlung zwischen der Beihilfefähigkeit von Arzt- und Heilpraktikerrechnungen sei sachlich nicht zu begründen und deshalb als willkürlich zu qualifizieren.

Im anschließenden Gerichtsverfahren verlor der Pensionär zunächst in erster Instanz. Das Verwaltungsgericht war der Auffassung, dass es sachlich vertretbar sei, maßgeblich auf das Gebührenverzeichnis für Heilpraktiker abzustellen. Zwar handele es sich hierbei nicht um eine verbindliche Rechtsvorschrift. Da dieses Verzeichnis aber auf der Grundlage der Auswertung von tatsächlich in der Praxis abgerechneten Leistungen erstellt worden sei, könne es regelmäßig zur Grundlage der Überprüfung der Angemessenheit herangezogen werden. Es liege auch innerhalb des zulässigen Gestaltungsspielraums des Vorschriftengebers, dabei lediglich den in dem Gebührenverzeichnis aufgeführten Mindestbetrag zugrunde zu legen.

Gericht: Staat muß mehr zahlen

Gegen dieses Urteil ging der Pensionär mit folgenden Argumenten in Berufung:
Die Regelung in § 5 Abs. 1 Satz 3 BhV sei mit der Fürsorgepflicht des Dienstherrn nicht vereinbar und deshalb wegen Verstoßes gegen höherrangiges Recht unwirksam. Das in der Vorschrift in Bezug genommene Gebührenverzeichnis für Heilpraktiker aus dem Jahre 1985 sei seitdem nicht aktualisiert worden. Bei dem Inhalt des Gebührenverzeichnisses für Heilpraktiker gehe es um reine Zufallsergebnisse einer im Jahre 1985 von Privatleuten durchgeführten Erhebung. Die Kriterien dieser Erhebung seien im Übrigen nicht bekannt. Mit den Sätzen von 1985 könne kein Heilpraktiker wirtschaftlich überleben, weshalb sich viele an die Gebührenordnung der Ärzte angepasst hätten. Diese Entwicklung dürfe nicht einseitig zu Lasten der Bundesbeamten gehen. Der schwerste Verstoß gegen die Fürsorgepflicht des Dienstherrn liege indes in der Bestimmung, dass

für das Beihilferecht des Bundes nur der jeweils untere Satz der Spanne der ermittelten Entgelte als angemessen anzusehen sei. Dafür sei keinerlei sachgerechte Begründung denkbar. Hintergrund könnten allein rein fiskalische Interessen sein, ohne jede Berücksichtigung auch der Interessen der betroffenen Beamten. Das sei das Gegenteil von Fürsorge.

Das Oberverwaltungsgericht, das in der nächsten Instanz mit dem Fall betraut war, folgte dieser Argumentation und gab der Klage statt.
Die Begrenzung der Höhe beihilfefähiger Heilpraktikerleistungen verstoße gegen die Fürsorgepflicht des Staates seinen Beamten gegenüber.
Grundlage für die Gewährung von Beihilfeleistungen sei die Fürsorgepflicht des Dienstherrn. Deshalb habe der Staat die Beihilfe grundsätzlich nach den Aufwendungen zu bemessen, die dem Beamten bei der notwendigen Inanspruchnahme von Angehörigen der Heilberufe in Übereinstimmung mit der Rechtslage tatsächlich entstehen.
Zum Schutz der betroffenen Beamten vor unzumutbaren Belastungen mit Eigenanteilen an den entstehenden Kosten seien im Grundsatz die vom Heilpraktiker fehlerfrei abgerechneten Kosten maßgeblich. Es spreche bei lebensnaher Betrachtung überhaupt nichts dafür, dass es heute noch möglich sei, Heilpraktikerleistungen zu den Konditionen zu erlangen, die dem Mindestsatz des Gebührenverzeichnisses für Heilpraktiker aus dem Jahre 1985 entsprächen.
Die Beihilfeverordnung nehme zwar Bezug auf die Untergrenze des Gebührenrahmens, diese sei jedoch inzwischen völlig veraltet. Entsprechende empirische Untersuchungen aus jüngerer Zeit gebe es nicht. Da sich 20 Jahre nach der 1985 erfolgten Einführung des Gebührenverzeichnisses für Heilpraktiker aber die Lebenshaltungskosten um ca. 35 bis 40 Prozent verteuert haben dürften, werde mit dem weiteren statischen Festhalten an dem "Mindestsatz" von 1985 der angesprochene tatsächliche Gebührenrahmen inzwischen völlig verfehlt. Außerdem würden die Heilpraktiker sich jedenfalls auch, wenn nicht vornehmlich, an dem Schwellenwert nach der Gebührenordnung für Ärzte orientieren. Dies sei ein weiterer Anhalt dafür, dass der Beihilfegeber des Bundes in Bezug auf das vom Kläger angegriffene erste Begrenzungselement bei den Aufwendungen für Heilpraktikerleistungen zurzeit von einem völlig realitätsfernen Ansatz ausgehe.
Es seien schließlich auch keine in Abwägung mit den fürsorgerischen Gesichtspunkten überwiegenden sonstigen Belange des Dienstherrn ersichtlich, welche die hier insbesondere streitige Begrenzung der Angemessenheit der Aufwendungen für Heilpraktikerleistungen im ersten Halbsatz des § 5 Abs. 3 Satz 1 BhV sachlich rechtfertigen könnten.

Daraus ergebe sich der Anspruch des Klägers auf einen neuen Bescheid.

➤ *Beispiel: Zwei Wochen nachdem Heilpraktiker Ferdinand seinem Patienten, Herrn Scheidler, die Rechnung geschickt hatte, steht dieser empört in der Praxis. Die Beihilfe habe ihm nur die Hälfte der Rechnung bezahlt. Ganz offensichtlich sei ihm eine viel zu hohe Rechnung ausgestellt worden.*

In diesem Fall wird Ferdinand seinen Patienten auf die Rechtsprechung des Oberverwaltungsgerichts Nordrhein-Westfalen hinweisen und ihn darüber aufklären, dass sich die Beihilfe an völlig veralteten, rechtlich nicht relevanten Maßstäben orientiert. Herr Scheidler solle sich deshalb noch einmal mit der Beihilfe in Verbindung setzen und eine höhere Erstattung einfordern.

Private Krankenversicherungen

Bei den meisten privaten Krankenversicherungen sind auch Erstattungen für Heilpraktiker und Naturheilverfahren vorgesehen. Pro Jahr wenden die privaten Versicherungsunternehmen hierfür rund 150 Millionen Euro auf. Nach den Zahlenberichten des Verbands der privaten Krankenversicherung waren es im

Jahr 2002	114,9 Mio. Euro
Jahr 2003	120,5 Mio. Euro
Jahr 2004	136,2 Mio. Euro
Jahr 2005	151,5 Mio. Euro
Jahr 2006	166,1 Mio. Euro

Hiervon entfallen:
51,66 % auf die Behandlung von Frauen
35,67 % auf die Behandlung von Männern
12,67 % auf die Behandlung von Kindern

Private Krankenversicherung

Im Einzelnen regeln die Musterbedingungen für die private Krankenversicherung

§ 4 Umfang der Leistungspflicht
(1) Art und Höhe der Versicherungsleistungen ergeben sich aus dem Tarif mit Tarifbedingungen.
(2) Der versicherten Person steht die Wahl unter den niedergelassenen approbierten Ärzten und Zahnärzten frei. Soweit die Tarifbedingungen nichts anderes bestimmen, dürfen Heilpraktiker im Sinne des deutschen Heilpraktikergesetzes in Anspruch genommen werden.

§ 5 Einschränkung der Leistungspflicht
Keine Leistungspflicht besteht
...
c) für Behandlungen durch Ärzte, Zahnärzte, Heilpraktiker und in Krankenanstalten, deren Rechnungen der Versicherer aus wichtigem Grunde von der Erstattung ausgeschlossen hat, wenn der Versicherungsfall nach der Benachrichtigung des Versicherungsnehmers über den Leistungsausschluss eintritt. Sofern im Zeitpunkt der Benachrichtigung ein Versicherungsfall schwebt, besteht keine Leistungspflicht für die nach Ablauf von drei Monaten seit der Benachrichtigung entstandenen Aufwendungen;

Darüber hinaus gibt es bei manchen Versicherungen die Möglichkeit, die Heilpraktikerbehandlungen besonders abzusichern. Es werden dann nicht nur die Kosten bis zur Höhe der Gebührenordnung für Heilpraktiker übernommen, sondern gemäß dem Hufelandverzeichnis erstattet. Dieses Verzeichnis beinhaltet eine große Anzahl von Therapien, die sich in der Praxis bewährt haben. Dazu zählen etwa ayurvedische und traditionelle chinesische Medizin, Elektroakupunktur, Bioresonanz-Therapie, Shiatsu, Yoga und Akupressur.

Psychotherapeutische Behandlungen

PKV zahlt keine Psychotherapie

Die Kosten für psychotherapeutische Behandlungen durch Heilpraktiker werden von den privaten Krankenversicherungen nicht übernommen. In den Allgemeinen Versicherungsbedingungen heißt es hierzu (§4 Nr. 3a AVB):

„Bei ambulanter oder bei stationärer Psychotherapie wird geleistet, wenn und soweit der Versicherer vor der Behandlung eine schriftliche Zusage gegeben hat und die Therapie von einem niedergelassenen approbierten Arzt mit einer Zusatzausbildung auf dem Gebiet der Psychotherapie oder einem in eigener Praxis tätigen und im Arztregister eingetragenen nichtärztlichen Psychologischen Psychotherapeuten oder Kinder- und Jugendlichenpsychotherapeuten durchgeführt wird.

Nicht erstattungsfähig sind Aufwendungen für Psychotherapie durch andere Behandler."

Private Zusatzversicherungen

Gesetzlich versicherten Patienten, die regelmäßig einen Heilpraktiker aufsuchen, sollte empfohlen werden, eine private Zusatzversicherung abzuschließen. Erstattungsfähig sind im Rahmen einer solchen Zusatzversicherung Leistungen durch Heilpraktiker, wie zum Beispiel Akupunktur, Phytotherapie sowie verordnete Heil- und Arzneimittel.

Die Beiträge für eine Zusatzversicherung für Heilpraktiker richten sich im Wesentlichen nach Geschlecht und Alters des Versicherungsnehmers sowie Umfang des versicherten Leistungsspektrums. Einige Versicherer bieten eine Zusatzversicherung für Heilpraktiker an, deren Erstattungsbetrag sich ab einem bestimmten Alter ohne Mehrkosten erhöht.

Die Zusatzversicherung übernimmt allerdings nur einen Teil der Kosten, die bei der Behandlung mit alternativen Heilmethoden für den Patienten entstehen. In der Regel sind das zwischen 50 und 80 % der Kosten, die für die Behandlung und die Arznei-, Heil- und Verbandsmittel anfallen. Zusätzlich dazu erstatten viele Versicherer die Kosten nur bis zu einem vertraglich festgelegten jährlichen Höchstbetrag, der sich je nach Vertrag zwischen 250 und 1000 bewegen kann.

Allerdings erhält nicht jeder Antragsteller von der privaten Versicherung einen Vertrag. So sind Neukunden oft nur bis zu einem Höchsteintrittsalter willkommen. Manche Versicherungen verweigern bereits 61-Jährigen die Aufnahme, während andere die Grenze bei 66, 71 oder 76 Jahren ziehen. Tarife ohne Höchsteintrittsalter bieten Barmenia, Deutscher Ring, HanseMerkur und LVM an. Es lohnt sich deshalb für viele Patienten, bereits in jüngeren Jahren eine Zusatzversicherung abzuschließen. Denn bestehende Verträge darf der Versicherer nach Ablauf von drei Jahren nicht mehr kündigen, egal wie alt der Kunde ist.

Wenn der Patient nicht zum vereinbarten Termin kommt

> Heilpraktikerin Mareike hat Ärger mit ihrer Patientin Frau Schulze. Für eine umfangreiche Diagnostik hatte sie Frau Schulze einen mehrstündigen Termin gegeben, die diese jedoch ohne Angabe von Gründen nicht eingehalten wurde. Nun steht Mareike in ihrer Praxis, hat nichts zu tun und ärgert sich über den Verdienstausfall.

Kann Mareike ihren Verdienstausfall eventuell bei Frau Schulze geltend machen und ihr eine Rechnung schreiben, obwohl gar keine Behandlung stattfand?
Das ist umstritten.

Manche Gerichte gehen davon aus, dass Terminvereinbarungen lediglich dem geregelten Praxisablauf dienten und daher keine Vergütung zu zahlen sei, wenn der Termin nicht eingehalten werde. Außerdem könnten beide Vertragsparteien gemäß den Behandlungsvertrag kurzfristig kündigen (so etwa LG Oldenburg, Urteil vom 12.01.2007, Az.: 8 S 515/06).
Andere Gerichte berufen sich auf § 615 BGB und sprechen den Praxisinhabern einen Anspruch auf Vergütung zu.

Nicht abgesagte Termine

§ 615 BGB
Kommt der Dienstberechtigte mit der Annahme der Dienste in Verzug, so kann der Verpflichtete für die infolge des Verzugs nicht geleisteten Dienste die vereinbarte Vergütung verlangen, ohne zur Nachleistung verpflichtet zu sein. Er muss sich jedoch den Wert desjenigen anrechnen lassen, was er infolge des Unterbleibens der Dienstleistung erspart oder durch anderweitige Verwendung seiner Dienste erwirbt oder zu erwerben böswillig unterlässt. Die Sätze 1 und 2 gelten entsprechend in den Fällen, in denen der Arbeitgeber das Risiko des Arbeitsausfalls trägt.

Anhand der unterschiedlichen Rechtsprechung kann es Mareike deshalb geschehen, dass sie einen Anspruch gegen Frau Schulze nicht durchsetzen kann. Ohnehin ist es jedoch besser, bereits vorab mit dem Patienten (nach Möglichkeit schriftlich) zu vereinbaren, dass für nicht rechtzeitig abgesagte Termine eine Vergütung zu zahlen ist. Das hebt bei Patienten meist spürbar die Bereitschaft, vereinbarte Termine auch einzuhalten.

Das muss auf die Rechnung
Die Rechnung des Heilpraktikers muss folgende Angaben enthalten:
- Vollständiger Name und Anschrift der Praxis
- Vollständiger Name und Anschrift des Patienten
- Ausstellungsdatum der Rechnung
- Fortlaufende Rechnungsnummer
- Zeitpunkt der Leistung
- Geschuldeter Betrag
- Hinweis auf Steuerbefreiung („Leistungen des Heilpraktikers sind umsatzsteuer-

befreit nach §4 Nr. 14 UStG)
- Darüber hinaus sollte aus der Rechnung hervorgehen, bis wann der Betrag zu überweisen ist („Bitte überweisen Sie den Betrag bis zum .....").

Die privaten Krankenkassen erstatten die angefallenen Kosten nur dann, wenn die Therapie medizinisch notwendig war. Ob eine medizinische Notwendigkeit vorlag, muss der Versicherte gegenüber seiner Versicherung darlegen und gegebenenfalls auch beweisen (BGH IV ZR 151/90).
Das gelingt ihm aber nur, wenn er eine Rechnung in den Händen hat, die möglichst genau beschreibt, welche Diagnose erfolgt ist und welche Therapie durchgeführt wurde.

Die Rechnung muss deshalb zusätzlich beinhalten:

Inhalt der Rechnung

- Die konkrete Diagnose. Dabei werden medizinische Oberbegriffe HWS – Syndrom, Bauchschmerzen, Funktionsstörung des Herzens etc.) nicht anerkannt.
- Art und Umfang der Untersuchung bzw. Behandlung (welche Therapien und Untersuchungen wurden wie oft durchgeführt?).
- Die genaue Beschreibung der erbrachten Leistung nach dem Gebührenverzeichnis der Heilpraktiker.
- Den Namen des Medikaments, wenn eine Injektion durchgeführt wurde.
- Wenn eine Bestrahlung erfolgte, ist die genaue Bezeichnung des verwendeten Gerätes anzugeben.

Wenn ein Labor mit einer Untersuchung beauftragt wurde, muss die Laborrechnung im Original bei der Versicherung eingereicht werden.
Praxiskosten, wie etwa Desinfektionsmittel, Sprechstundenbedarf, Tupfer etc. können nicht gesondert in Rechnung gestellt werden.

Heilpraktikerin Brigitte Muster   15.9.2009
Gesundbrunnen 1
77777 Musterstadt

An Herrn
Thorsten Dolor
Letalisweg 12
77777 Musterstadt

Rechnung Nr. 09/85

Sehr geehrter Herr Dolor,

für meine Bemühungen erlaube ich mir folgenden Betrag in Rechnung zu stellen.

Tag der Behandlung	GebüH (Gebührenverzeichnis Heilpraktiker)	Preis
01.08.2009	Pos.1 (Eingehende Untersuchung)	12,30
	Pos. 4 (Eingehende Beratung)	16,40
05.08.2008	Pos. 21.1 (Akupunktur)	10,30
	Pos. 34.1 (Chiropraktische Behandlung)	10,50
11.08.2008	Pos. 21.1 (Akupunktur)	10,30
	Pos. 25.2 (Injektion intramuskulär)	5,20
	Injiziert wurde das Medikament Lidocain	
gesamt	**65,00 Euro**	

Diagnose: Cervicale Tendomyosen, Spondylarthrose C5 bis C7, Rotatorenmanschetten-
tendinose

Die Leistung ist umsatzsteuerbefreit gemäß §4 Nr. 14 UStG.
Der Betrag ist innerhalb von 14 Tagen zur Zahlung fällig.

....

Heilpraktiker

Wenn Patienten nicht zahlen

➤ *Patient Wilmermann erhält am 1.3. die Rechnung seiner Heilpraktikerin über 4 Behandlungen á 60 Euro. Pünktliche Zahlungen zählen jedoch nicht zu den Stärken von Herrn Wilmermann. Und so wartet seine Heilpraktikerin monatelang auf ihr Geld.*

Nicht immer steckt böser Wille dahinter, wenn eine Rechnung nicht pünktlich bezahlt wird. Manchmal verschwindet sie einfach in einem Papierstapel oder wird schlicht vergessen. Deshalb ist es nicht ratsam, sofort eine Mahnung zu schreiben, wenn der Patient nicht zahlt. Denn Mahnungen führen eher zu Verärgerungen als zu schnellen Zahlungseingängen.

Bei Zahlungsverzug des Patienten empfiehlt sich deshalb folgendes Vorgehen:

Zahlungsverzug des Patienten

1. Zunächst einmal sollte man dem Patienten einen freundlichen Brief schreiben, in dem man noch einmal an die Rechnung erinnert und ihn bittet, den Betrag bis zu einem bestimmten Termin auf das angegebene Konto zu überweisen.
2. Falls dann noch immer kein Geld eingeht, sollte man den Kunden anrufen, freundlich danach fragen, ob die Rechnung vergessen wurde und darum bitten, diese in 3 Tagen zu begleichen. Gerade bei Dauerpatienten ist dies wesentlich diplomatischer, als sofort eine Mahnung zu verschicken. Nicht zu vergessen sind auch die Fälle, in denen der Patient mit der Rechnung nicht zufrieden ist und sie deshalb nicht bezahlt. Dann gelingt es in einem persönlichen Telefonat meist schneller als in einem langwierigen Briefwechsel, Unstimmigkeiten auszuräumen.
3. Geht trotz telefonischer Vereinbarung keine Zahlung ein, sollte dem Patienten eine freundliche und bestimmte Zahlungserinnerung geschickt werden. Diesem Schreiben sollte eine Kopie der Rechnung beigefügt werden. So kann der Patient später nicht behaupten, die Rechnung nie gesehen zu haben.
4. Wenn alles nicht hilft, sollte man den Patienten eine Mahnung schicken, die folgende Punkte enthält:
    - Überschrift: Mahnung
    - Gegenstand der Rechnung
    - Rechnungsnummer
    - Datum der Rechnung
    - Neue Zahlungsfrist von 5 - 10 Tagen („Bitte begleichen Sie die Rechnung bis zum ....") .
5. Wenn auch das keinen Erfolg hat, kann eine weitere Mahnung erfolgen oder der Weg des gerichtlichen Mahnverfahrens beschritten werden. Das entsprechende Formular ist im Schreibwarenhandel erhältlich und kann auch von juristischen Laien ausgefüllt werden. Darüber hinaus besteht auch die Möglichkeit einen Rechtsanwalt mit dem Forderungseinzug zu beauftragen. Allerdings trägt der Heilpraktiker hier das Risiko, dass sein Patient pleite ist und er deshalb auf den Rechtsanwaltskosten sitzen bleibt.

Wie viel verdient man als Heilpraktiker?

Wie bei allen Selbstständigen bemisst sich auch beim Heilpraktiker die Höhe seines Einkommens danach, ob er erfolgreich in seinem Beruf ist und ob sein Angebot auf eine ausreichende Nachfrage stößt. Deshalb ist die Frage, wie viel ein Heilpraktiker verdient, nicht pauschal zu beantworten.

Aus Erhebungen des Statistischen Bundesamtes lässt sich jedoch entnehmen, dass Heilpraktiker deutlich weniger verdienen als Ärzte und dass ihre Einkommenschancen regional sehr unterschiedlich sind. So zeigte sich, dass Ärzte und Zahnärzte die höchsten Einkünfte aus freiberuflicher Tätigkeit hatten. 75% von ihnen hatten Einkünfte von mehr als 47 000 Euro und 25% hatten Einkünfte von mehr als 145 000 Euro. Dem gegenüber hatten 75% der Heilpraktiker Einkünfte aus ihrer freiberuflichen Tätigkeit von weniger als 27 000 Euro. Ein Viertel erwirtschaftete maximal 2900 Euro pro Jahr. Interessanterweise waren die Einkünfte der Heilpraktiker in Mecklenburg - Vorpommern am höchsten. Dort verdienten Heilpraktiker im Mittel 18283 Euro, während es bei den Heilpraktikern in Bremen nur 8839 Euro waren.

Land	Ärzte insgesamt	Zahnärzte	Tierärzte	Heilpraktiker	Sonstige Heilberufe
Baden-Württemberg	99819	99280	40111	11883	28010
Bayern	98826	102000	34045	11099	29570
Berlin	69053	65188	16269	9049	22727
Brandenburg	78976	84363	25743	14572	27215
Bremen	94003	96191	25338	8839	25676
Hamburg	90639	83767	35768	10226	27054
Hessen	65407	83288	29295	11705	28133
Mecklenburg-Vorpommern	82512	81174	26507	18283	28057
Niedersachsen	103804	93269	36607	11386	27767
Nordrhein-Westfalen	102088	97224	40277	11151	31019
Rheinland-Pfalz	98101	104976	38758	13223	29416
Saarland	105486	104861	40572	10677	28671
Sachsen	77600	81161	25281	12861	31990
Sachsen-Anhalt	75341	87811	25694	9840	30099
Schleswig-Holstein	92461	85053	35266	10571	27239
Thüringen	79010	75098	25998	11638	25556

(aus: Buschle,Nicole, Klein-Klute Axel, Freie Berufe in Deutschland, Ergebnisse der Einkommensteuerstatistik 2001, in: Statistisches Bundesamt Wirtschaft und Statistik 11/2007)

Steuern – Die Basics

Unter vielen Heilpraktikern herrscht der Glaube, man brauche sich um steuerrechtliche Angelegenheiten nicht selbst zu kümmern. Schließlich habe man einen Steuerberater, der diese Angelegenheiten regelt. Das ist allerdings zu kurz gedacht. Jeder Praxisinhaber muss sich selbst ein wenig im Steuerrecht auskennen, denn er ist selbst dafür verantwortlich, dass seine Steuern pünktlich und korrekt zu bezahlt werden und dass keine Steuerhinterziehung betrieben wird. Außerdem ist es das Interesse jedes Selbstständigen, dass nicht zu viele Steuern gezahlt werden. Er muss deshalb wissen, wie er am besten legal Steuern sparen kann.

Niemand erwartet dabei von einem Heilpraktiker, dass er sich bis in die letzten Verästelungen des Steuerrechts auskennt. Das gelingt mittlerweile auch den meisten Steuerberatern nicht mehr. Aber ein grober Überblick über das Steuersystem und die einschlägigen Vorschriften ist im geschäftlichen Alltag ausgesprochen hilfreich.

Die Einkommensteuer

Das Einkommen

Wie der Name schon sagt, besteuert die Einkommensteuer das Einkommen. Zentrale Frage ist damit: „Was ist das Einkommen"?

Einkommensteuer

Im Internet findet man das:
- gesamte Einkommensteuergesetz unter
  http://www.gesetze-im-internet.de/estg
- gesamte Umsatzsteuergesetz unter
  http://www.gesetze-im-internet.de/ustg_1980/index.html

Im Einkommensteuergesetz definiert §2 IV EStG:
„Der Gesamtbetrag der Einkünfte, vermindert um die Sonderausgaben und die außergewöhnlichen Belastungen, ist das Einkommen."
Das erscheint zunächst einmal ein wenig kompliziert zu sein. Ist es aber nicht. Und es lohnt sich durchaus, sich ein wenig mit diesen Begriffen zu beschäftigen.

Denn ein Selbstständiger sollte wissen, was ein Einkommen ist, was man unter Sonderausgaben und unter außergewöhnlichen Belastungen versteht und wie man den Gesamtbetrag der Einkünfte ermittelt.

Gesamtbetrag der Einkünfte

Nach § 2 II EStG sind Einkünfte:
1. bei Land- und Forstwirtschaft, Gewerbebetrieb und selbständiger Arbeit der Gewinn (§§ 4 bis.7k),

2. bei den anderen Einkunftsarten der Überschuss der Einnahmen über die Werbungskosten (§§ 8 bis 9a).

Welche Einkunftsarten es genau gibt, regelt §2 I EStG.
Der Einkommensteuer unterliegen *Einkunftsarten*
1. Einkünfte aus Land- und Forstwirtschaft,
2. Einkünfte aus Gewerbebetrieb,
3. Einkünfte aus selbständiger Arbeit,
4. Einkünfte aus nichtselbständiger Arbeit,
5. Einkünfte aus Kapitalvermögen,
6. Einkünfte aus Vermietung und Verpachtung,
7. sonstige Einkünfte im Sinne des § 22, die der Steuerpflichtige während seiner unbeschränkten Einkommensteuerpflicht oder als inländische Einkünfte während seiner beschränkten Einkommensteuerpflicht erzielt. Zu welcher Einkunftsart die Einkünfte im einzelnen Fall gehören, bestimmt sich nach den §§ 13 bis 24.

Andere Einnahmen sind steuerlich nicht relevant. Wenn also der Steuerpflichtige den Jackpot im Lotto knackt, dann muss er für diesen Spielgewinn keine Steuern zahlen. Denn Spielgewinne fallen unter keine der genannten Einkunftsarten.

> *Herr Paschulke arbeitet nebenberuflich als selbstständiger Heilpraktiker. Im Hauptberuf ist er angestellter Krankenpfleger in einem Krankenhaus. Das erste Stockwerk seines Zweifamilienhauses hat er vermietet.*

> *Herr Müller bezieht damit Einkünfte aus 3 verschiedenen Einkunftsarten, aus selbstständiger Arbeit, aus nichtselbständiger Arbeit und aus Vermietung und Verpachtung. Für seine Einkünfte aus Land- und Forstwirtschaft ist nach § 2 II EStG der Gewinn zu ermitteln, für die anderen beiden Einkunftsarten der Überschuss der Einnahmen über die Werbungskosten.*

> *Klara Müller hat sich als Heilpraktikerin selbständig gemacht. Nach einiger Zeit kommen die ersten Patienten und Geld wird auf ihr Konto überwiesen. Bei diesen Einkünften handelt es sich entweder um Einkünfte aus Gewerbebetrieb oder Einkünfte aus selbständiger Arbeit. In jedem Fall ist also der Gewinn zu ermitteln.*

Wichtig ist die Unterscheidung zwischen Einkünften aus Gewerbebetrieb und selbstständiger Arbeit vor allem für die Gewerbesteuer. Denn Gewerbesteuerpflicht besteht nur bei gewerblichen Einkünften, bei Einkünften aus selbstständiger Arbeit jedoch nicht.

Eine genaue Regelung erfolgt durch § 18 I EStG:
Einkünfte aus selbständiger Arbeit sind
1. Einkünfte aus freiberuflicher Tätigkeit. Zu der freiberuflichen Tätigkeit gehören die selbständig ausgeübte wissenschaftliche, künstlerische,

schriftstellerische, unterrichtende oder erzieherische Tätigkeit, die selbständige Berufstätigkeit der Ärzte, Zahnärzte, Tierärzte, Rechtsanwälte, Notare, Patentanwälte, Vermessungsingenieure, Ingenieure, Architekten, Handelschemiker, Wirtschaftsprüfer, Steuerberater, beratenden Volks- und Betriebswirte, vereidigten Buchprüfer, Steuerbevollmächtigten, **Heilpraktiker**, Dentisten, Krankengymnasten, Journalisten, Bildberichterstatter, Dolmetscher, Übersetzer, Lotsen und ähnlicher Berufe. Ein Angehöriger eines freien Berufs im Sinne der Sätze 1 und 2 ist auch dann freiberuflich tätig, wenn er sich der Mithilfe fachlich vorgebildeter Arbeitskräfte bedient; Voraussetzung ist, dass er auf Grund eigener Fachkenntnisse leitend und eigenverantwortlich tätig wird. Eine Vertretung im Fall vorübergehender Verhinderung steht der Annahme einer leitenden und eigenverantwortlichen Tätigkeit nicht entgegen;

2. Einkünfte der Einnehmer einer staatlichen Lotterie, wenn sie nicht Einkünfte aus Gewerbebetrieb sind;
3. Einkünfte aus sonstiger selbständiger Arbeit, z.B. Vergütungen für die Vollstreckung von Testamenten, für Vermögensverwaltung und für die Tätigkeit als Aufsichtsratsmitglied;
4. Einkünfte, die ein Beteiligter an einer vermögensverwaltenden Gesellschaft oder Gemeinschaft, deren Zweck im Erwerb, Halten und in der Veräußerung von Anteilen an Kapitalgesellschaften besteht, als Vergütung für Leistungen zur Förderung des Gesellschafts- oder Gemeinschaftszwecks erzielt, wenn der Anspruch auf die Vergütung unter der Voraussetzung eingeräumt worden ist, dass die Gesellschafter oder Gemeinschafter ihr eingezahltes Kapital vollständig zurückerhalten haben; § 15 Abs. 3 ist nicht anzuwenden.Einkünfte nach Absatz 1 sind auch dann steuerpflichtig, wenn es sich nur um eine vorübergehende Tätigkeit handelt. Zu den Einkünften aus selbständiger Arbeit gehört auch der Gewinn, der bei der Veräußerung des Vermögens oder eines selbständigen Teils des Vermögens oder eines Anteils am Vermögen erzielt wird, das der selbständigen Arbeit dient.

Heilpraktiker sind Freiberufler

Wer sich als Heilpraktiker selbstständig macht, erzielt also Einkünfte aus selbstständiger, freiberuflicher Tätigkeit.

Anders ist es jedoch bei Geistheilern und Hellsehern. Denn freiberuflich ist nur tätig, wer selbständig eine wissenschaftliche, künstlerische, schriftstellerische, unterrichtende oder erzieherische Tätigkeit ausübt. Unerheblich ist dabei, ob die Tätigkeit im Haupt- oder Nebenberuf ausgeführt wird.

Da Geist- und Wunderheiler keine künstlerische, schriftstellerische, unterrichtende oder erzieherische Tätigkeit ausüben, könnte es sich allenfalls um eine wissenschaftliche Tätigkeit handeln. Hier hat jedoch der Bundesfinanzhof als oberstes Steuergericht entschieden, dass Geistheiler und Hellseher nicht freiberuflich tätig sind. Ihre Tätigkeit sei weder nachprüfbar noch nachvollziehbar.

Gewinnermittlung bei Einkünften aus freiberuflicher Tätigkeit

Nochmals zur Erinnerung:
Nach § 2 II EStG sind Einkünfte
1. bei Land- und Forstwirtschaft, Gewerbebetrieb und selbständiger Arbeit der Gewinn (§§ 4 bis.7k),
2. bei den anderen Einkunftsarten der Überschuss der Einnahmen über die Werbungskosten (§§ 8 bis 9a).

Es ist also bei Einkünften aus freiberuflicher Arbeit der Gewinn zu ermitteln.

Der Gewinn
Der Gewinnbegriff wird im Gesetz, § 4 I EStG, definiert:
Gewinn ist der Unterschiedsbetrag zwischen dem Betriebsvermögen am Schluss des Wirtschaftsjahrs und dem Betriebsvermögen am Schluss des vorangegangenen Wirtschaftsjahrs, vermehrt um den Wert der Entnahmen und vermindert um den Wert der Einlagen. Entnahmen sind alle Wirtschaftsgüter (Barentnahmen, Waren, Erzeugnisse, Nutzungen und Leistungen), die der Steuerpflichtige dem Betrieb für sich, für seinen Haushalt oder für andere betriebsfremde Zwecke im Laufe des Wirtschaftsjahrs entnommen hat.

Gewinn

Vereinfacht lässt sich sagen, dass der Gewinn die positive Differenz der Betriebseinnahmen über die Betriebsausgaben ist.

Entnahmen sind deshalb auf den Gewinn aufzuaddieren, Einlagen sind vom Gewinn abzuziehen. Nimmt der Heilpraktiker einen privaten Computer mit in die Praxis, um ihn dort zukünftig betrieblich zu verwenden, so stellt dies eine Einlage dar. Alles was der Unternehmer dem Betrieb zuführt, ist eine Einlage. Diese sind vom Gewinn abzuziehen. Wenn der Heilpraktiker jedoch Geld vom Praxiskonto abhebt, um damit Lebensmittel fürs Wochenende zu kaufen, so ist das eine Entnahme. Wenn er allerdings Geld vom Praxiskonto dafür verwendet, Therapiematerial zu kaufen, so ist das keine Entnahme, da die Ausgabe betrieblich veranlasst ist, §4 Abs. 4 EStG.

Betriebsausgaben
Was aber sind Betriebsausgaben?
Handelt es sich um eine Betriebsausgabe, wenn sich ein Heilpraktiker einen schicken Anzug für seine Fortbildungen kauft? (Nein)
Ist der Flug auf die Malediven, um dort an einer Fortbildung teilzunehmen, eine Betriebsausgabe? (in der Regel nein)

Für Selbstständige ist es wichtig, dass möglichst viele Ausgaben als Betriebsausgaben anerkannt werden, da nur sie den Gewinn und damit die Steuerbelastung schmälern. Denn Betriebseinnahmen abzüglich Betriebsausgaben ergeben den Gewinn.
Je höher also die Betriebsausgaben, desto geringer ist der Gewinn.
Deshalb gibt es zahllose Gerichtsentscheidungen, die sich mit der Frage beschäftigen, was eine Betriebsausgabe ist und was nicht.

Definition:
„Betriebsausgaben sind alle Ausgaben, die durch das Unternehmen veranlasst sind und der Gewinnerzielung dienen."

Um Steuern zu sparen, folgen viele Steuerpflichtige den Ratschlägen von Buchautoren, die mit unzähligen Tipps dem Leser vormachen, er könne alles Mögliche steuerlich absetzen. Die meisten dieser Vorschläge zum Steuersparen werden von den Finanzverwaltungen aber nicht anerkannt.

Betriebsausgaben sind etwa:

Betriebsausgaben

- Praxismiete
- Maklergebühren
- Betriebshaftpflichtversicherung
- Fachliteratur
- Fortbildungskosten
- Zinsen für betriebliche Darlehen
- Betriebliche Rechtschutzversicherung
- Büromaterial
- Betriebshaftpflicht

Keine Betriebsausgaben sind:
Alle Ausgaben, welche die private Lebensführung betreffen.
Auch hier ist die Abgrenzung im Einzelfall recht schwierig.
So hatte eine Heilpraktikerin bis vor den Bundesfinanzhof geklagt, nachdem ihr das Finanzamt die Kosten der Heilpraktikerprüfung nicht als Betriebsausgaben anerkennen wollte. Die Klägerin arbeitete zunächst als angestellte Bilanzbuchhalterin, musste dort jedoch erkennen, dass sie wegen der Personalpolitik in ihrem Betrieb aufgrund ihres Alters und ihres hohen Gehalts nicht mehr lange beschäftigt sein würde. Deshalb belegte sie Kurse bei einem Bildungsverband für Naturheilkunde, um sich später als Heilpraktikerin selbstständig zu machen. Nach bestandener Prüfung eröffnete sie in drei Erdgeschossräumen ihres Wohnhauses eine Praxis für Naturheilverfahren.
Das Finanzamt wollte ihr jedoch die Kosten der Ausbildung nicht als Betriebsausgaben anerkennen, da Ausbildungskosten immer der privaten Lebensführung zuzuordnen seien. Außerdem sei zweifelhaft, ob die privaten Neigungen für die Ausbildung überwogen hätten, da sie bereits ein Jahr vor ihrer Entlassung mit einer von ihrem bisherigen Berufsbild völlig abweichenden Ausbildung begonnen habe.
Dagegen argumentierte die Klägerin, dass ihr neuer Beruf zwar ihren persönlichen Neigungen entspreche, dass dies aber schließlich nicht verboten sei. Außerdem sei die Ernsthaftigkeit ihrer neuen Berufsausübung bereits daran zu erkennen, dass sie schon nach kurzer Zeit einen Jahresumsatz von fast 10.000 Euro erwirtschaftet habe.
Der Bundesfinanzhof folgte der Argumentation der Klägerin und verpflichtete das Finanzamt, die Kosten der Heilpraktikerausbildung als Betriebsausgaben anzuerkennen.
Denn Kosten für den Erwerb eines neuen Berufes seien immer dann als vorweggenommene Betriebsausgaben oder Werbungskosten anzuerkennen, wenn diese Kosten

in einem hinreichend konkreten Zusammenhang mit erwarteten späteren Einnahmen aus dem neuen Beruf stünden und die Ausbildung für den Beruf der Überwindung oder Vermeidung von Arbeitslosigkeit diene (BFH IV R 44/01).

Absetzung für Abnutzung (AfA)

► *Heilpraktiker Klaus kauft sich einen Anatomieatlas für 60 Euro, eine Behandlungsliege für 800 Euro und eine Telefonanlage für 400 Euro.*

Anschaffungen, die unter 150 Euro liegen, können im Jahr der Anschaffung komplett als Betriebsausgaben geltend gemacht werden. Die Kosten für den Atlas sind deshalb in der Steuererklärung in voller Höhe steuermindernd anzugeben.
Etwas komplizierter ist es mit den Kosten für die Behandlungsliege.
Denn bei Wirtschaftsgütern die mehr als 150 Euro kosten und länger als ein Jahr nutzungsfähig sind, können die Aufwendungen nicht sofort einkünftemindernd geltend gemacht werden, sondern nur mit einem jährlichen Teil, verteilt auf die betriebliche Nutzungsdauer. Man spricht hier von Absetzung für Abnutzung (AfA)
Alle Wirtschaftsgüter, die zwischen 150 und 1.000 Euro kosten, müssen jährlich in einem Pool zusammengefasst und gemeinsam über 5 Jahre abgeschrieben werden.

AfA

► *Die Anschaffungskosten für die Behandlungsliege und die Telefonanlage liegen jeweils über 150, aber unter 1.000 Euro. Deshalb werden sie in einem Pool zusammengefasst. Die 1200Euro werden dann über 5 Jahre abgeschrieben. Klaus kann also jährlich 240 Euro als Betriebsausgabe geltend machen.*

► *Außerdem kauft sich Klaus zur Behandlung neurologischer Störung ein Elektrotherapiegerät für 2400 Euro. Da es mehr als 1000 Euro kostet, kann es nicht mit dem Schreibtisch und der Telefonanlage in einem Pool zusammengefasst werden, sondern muss über seine Nutzungsdauer abgeschrieben werden. Hierfür hat das Finanzamt eine Nutzungsdauer von 8 Jahren veranschlagt. Petra kann also 8 Jahre lang 300 Euro (2400 Euro:8) als Betriebsausgabe geltend machen.*

Betriebseinnahmen

Betriebseinnahmen sind alle Einnahmen, die durch den Betrieb veranlasst sind. Das ist nicht nur Geld, sondern auch Sachwerte. Wenn sich ein Heilpraktiker von seinem Patienten also nicht mit Geld, sondern mit einer Reise bezahlen lässt, so ist auch das eine Einnahme und muss versteuert werden.
Einnahmen sind in dem Kalenderjahr geltend zu machen, indem sie dem Steuerpflichtigen zugeflossen sind.

Betriebseinnahmen

► *Heilpraktiker Jörg schreibt seinem Patienten im Dezember eine Rechnung, die im Januar überwiesen wird.*

Muss Jörg die Zahlung im alten oder im neuen Jahr in seiner Steuererklärung angeben?

Grundsätzlich ist eine Zahlung immer dann geltend zu machen, wenn sie zugeflossen ist. Da ein Zufluss immer dann vorliegt, wenn der Steuerpflichtige die Verfügungsmacht über den Betrag erhält, ist der Betrag im neuen Jahr anzugeben.

Etwas anderes gilt nur dann, wenn es sich um regelmäßig wiederkehrende Einnahmen handelt, die dem Steuerpflichtigen kurze Zeit vor Beginn oder kurze Zeit nach Beendigung des Kalenderjahres, zu dem sie wirtschaftlich gehören, zugeflossen sind. Diese Einnahmen gelten als in diesem Kalenderjahr bezogen.

> ➤ *Heilpraktiker Jörg hat einen Dauerpatienten, der ihm monatlich 100 Euro überweist. Der Betrag für Dezember wird jedoch erst am 3. Januar dem Konto von Jörg gutgeschrieben. Da es sich um eine regelmäßig wiederkehrende Einnahme handelt, ist der Betrag noch dem alten Jahr zuzurechnen.*

Die Gewinnermittlung

Wenn nun Betriebsausgaben und Betriebseinnahmen ermittelt sind, so ist der Gewinn einfach zu ermitteln. Hat ein Heilpraktiker im Kalenderjahr 35.000 Euro Betriebseinnahmen und 15.000 Euro Betriebsausgaben, beträgt sein Gewinn 20.000 Euro. Denn der Gewinn ist der Überschuss der Betriebseinnahmen über die Betriebsausgaben.

Vom Gewinn werden im nächsten Schritt die Sonderausgaben und außergewöhnlichen Belastungen abgezogen.

Sonderausgaben

Sonderausgaben — Der Gesetzgeber hat den Begriff Sonderausgaben nicht ausdrücklich definiert. Allerdings bestimmt er in § 10 EStG die zulässigen Sonderausgaben. Die Aufstellung ist abschließend. Im Gesetz nicht erwähnte Ausgaben können also nicht als Sonderausgaben abgezogen werden.

Berechtigt, Sonderausgaben abzuziehen ist nur derjenige, der die Aufwendungen tatsächlich getragen hat und hierzu rechtlich verpflichtet war. Bezahlt also der Vater seinem Sohn, der selbst Versicherungsnehmer ist, die Krankenversicherungsbeiträge, so kann der Sohn die Ausgaben nicht als Sonderausgaben geltend machen. Er hat nicht gezahlt und der Vater, der gezahlt hat, ist nicht der Versicherungsnehmer und deshalb rechtlich nicht verpflichtet.

Die Sonderausgaben sind zu unterteilen in unbeschränkt abzugsfähige und beschränkt abzugsfähige.

Zu den unbeschränkt abzugsfähigen Sonderausgaben gehören:
- Renten und dauernde Lasten
- Tatsächlich gezahlte Kirchensteuer

Zu den beschränkt abzugsfähigen Sonderausgaben gehören:
- Unterhaltsleistungen an den geschiedenen oder dauernd getrennt lebenden unbeschränkt einkommensteuerpflichtigen Ehemann, wenn dieser der Besteuerung

zugestimmt hat.
- Vorsorgeleistungen in Form bestimmter Versicherungsbeiträge
- Ausbildungskosten

Ausbildungskosten

Ausbildungskosten sind von den Fortbildungskosten zu unterscheiden. Während Fortbildungskosten als Werbungskosten (bei Einkünften aus nichtselbständiger Arbeit) oder als Betriebsausgaben (bei Einkünften aus selbständiger Arbeit) in voller Höhe abgezogen werden können, sind Aufwendungen für die eigene Berufsausbildung nur bis zu einer Höhe von 4000 Euro jährlich abziehbar.

Berufsausbildungskosten liegen dann vor, wenn die Qualifikation und Fähigkeit zur Ausübung eines künftigen Berufes erworben werden soll. Kosten für eine betriebliche Erstausbildung oder ein Erststudium sind also immer Ausbildungskosten.

Fortbildungskosten setzen voraus, dass der Steuerpflichtige bereits einen Beruf ausübt. Die Aufwendungen erwachsen ihm, wenn er sich in diesem Beruf weiterbildet, auf dem Laufenden hält, oder in diesem Beruf eine höhere Qualifikation erreichen will.

Außergewöhnliche Belastungen

Aufwendungen können nur dann als außergewöhnliche Belastungen geltend gemacht werden, wenn sie keine Werbungekosten, Betriebsausgaben oder Sonderausgaben sind. Auch wenn sie nur als beschränkt abzugsfähige Sonderausgaben geltend gemacht werden können, stellen sie keine außergewöhnlichen Belastungen dar.

Außergewöhnliche Belastungen

Um Aufwendungen als außergewöhnliche Belastungen abziehen zu können, müssen folgende Voraussetzungen vorliegen.
- Es muss sich um notwendige und angemessene Aufwendungen handeln. Aufwendungen liegen dann nicht vor, wenn es zu keiner Vermögens- und Einkommensbelastung kommt. Dies ist dann der Fall, wenn der Steuerpflichtige für seine Aufwendungen einen Gegenwert erhält, also zum Beispiel Gegenstände erwirbt.
- Die Aufwendungen müssen außergewöhnlich sein. Dies ist dann der Fall, wenn dem Steuerpflichtigen größere Aufwendungen als der überwiegenden Mehrzahl der Steuerpflichtigen gleicher Einkommens- und Vermögensverhältnisse erwachsen. Es muss sich daher um Aufwendungen handeln, die entweder nur den Einzelnen oder eine kleine Minderheit treffen. Es darf sich nicht um typische Kosten der Lebensführung handeln. Die Erstanschaffung von Hausrat, Aussteuer und Nahrung betrifft die Mehrheit der Steuerpflichtigen und ist deshalb keine außergewöhnliche Belastung. Falls Hausrat und Kleidung ersetzt werden müssen, weil sie durch einen Brand zerstört worden sind, liegen außergewöhnliche Belastungen vor. Außergewöhnlich sind auch alle Krankheitskosten, auch soweit die durch die Behandlung durch einen Heilpraktiker entstehen.

▶ *Heilpraktiker sollten wissen, dass Patienten die Kosten für die Inanspruchnahme eines Heilpraktikers als außergewöhnliche Belastung steuerlich geltend machen können, wenn es sich um eine Heilbehandlung handelt, die nicht zur Bewältigung allgemeiner Lebensprobleme oder zur Besserung des Wohlbefindens, sondern zur Behandlung einer schweren Erkrankung eingesetzt wird. Übersteigen die Kosten jedoch nicht die zutreffend ermittelte zumutbare Belastung, so sind sie dennoch nicht als außergewöhnliche Belastung anzuerkennen. (FG Köln Az. 14 K 1793/04). Heilpraktikerkosten können deshalb immer dann steuermindernd geltend gemacht werden, wenn es sich um außergewöhnliche Aufwendungen handelt.*

- Die Aufwendungen müssen zwangsläufig sein, was dann der Fall ist, wenn sich der Steuerpflichtige Ihnen aus rechtlichen, tatsächlichen oder sittlichen Gründen nicht entziehen kann. Übernimmt der Steuerpflichtige eine Bürgschaft zugunsten seines Bruders, fehlt es an einer Zwangsläufigkeit. Es hat die Bürgschaft freiwillig übernommen. Eine sittliche Verpflichtung ist nicht schon dann zu bejahen, wenn sich der Steuerpflichtige subjektiv verpflichtet fühlt. Die sittliche Verpflichtung muss vielmehr einer Rechtspflicht gleichkommen. In der Regel werden sittliche Gründe nur bei Angehörigen, die nicht in gerader Linie miteinander verwandt sind, also nicht bereits aus rechtlichen Gründen zum Unterhalt verpflichtet sind, anerkannt.
- Die Aufwendungen müssen auch der Art und Höhe nach zwangsläufig sein. Es wird immer geprüft, ob sie den Umständen nach notwendig sind und einen angemessenen Betrag nicht übersteigen. Außergewöhnliche Belastungen können nur solche sein, die existenziell notwendig sind. Die Neuanschaffung eines Autos oder von Kleidung, die während des Urlaubs gestohlen worden ist, gehört in der Regel nicht dazu. Eine Besonderheit gilt bei Krankheitskosten. Bei Ihnen ist es grundsätzlich unerheblich, ob die Aufwendungen den Umständen nach notwendig waren und einen angemessenen Betrag nicht übersteigen. Nach Meinung des Bundesfinanzhofs sind die Steuerbehörden und Steuergericht grundsätzlich nicht kompetent, zu beurteilen, ob und in welchem Ausmaß eine Behandlung erforderlich war. Außergewöhnliche Belastungen wirken sich nur dann steuermindernd aus, wenn sie die zumutbare Belastung, die jeder Steuerpflichtige selbst tragen muss, übersteigt. Die zumutbare Belastung richtet sich nach der Leistungsfähigkeit und ist dementsprechend von der Höhe der Einkünfte, dem Familienstand und der Kinderzahl abhängig.

Nicht immer an die Steuern denken!

▶ **Praxistipp**!

Gerade bei Existenzgründern lässt sich immer wieder beobachten, dass ihr Denken hauptsächlich davon bestimmt ist, nicht zu viel Steuern zahlen zu müssen. Viel wichtiger ist es aber, Kontakte zu bekommen und das Wartezimmer zu füllen. Oftmals wird auch viel Geld in Abschreibungsobjekte etc. investiert, um Steuern zu sparen. In vielen Fällen stellt sich dann hinterher heraus, dass 1000 Euro nutzlos investiert wurden, um 500 Euro Steuern zu sparen. Das ist natürlich völlig unsinnig. Es ist deshalb sehr empfehlenswert, sein Denken nicht allzu davon bestimmen zu lassen, Steuern zu sparen.

Die Umsatzsteuer

Umsätze, die ein Heilpraktiker aufgrund heilkundlicher Behandlungen erwirtschaftet, sind von der Umsatzsteuer befreit.

§ 4 Nr. 14 UStG:
> Von den unter § 1 Abs. 1 Nr. 1 fallenden Umsätzen sind steuerfrei die Umsätze aus der Tätigkeit als Arzt, Zahnarzt, Heilpraktiker, Physiotherapeut (Krankengymnast), Hebamme oder aus einer ähnlichen heilberuflichen Tätigkeit und aus der Tätigkeit als klinischer Chemiker.

Probleme mit der Umsatzsteuer treten immer dann auf, wenn Umsätze erwirtschaftet werden, die mit dem therapeutischen Berufsfeld nichts oder nur sehr wenig zu tun haben. Denn die Umsatzsteuerbefreiung setzt voraus, dass der Heilpraktiker Heilbehandlungen auf dem Gebiet der Humanmedizin erbringt und er hierfür die erforderlichen Befähigungsnachweise besitzt.

Tierheilpraktiker sind folglich nicht umsatzsteuerbefreit, da sie nicht auf dem Gebiet der Humanmedizin tätig sind.

Tierheilpraktiker müssen Umsatzsteuer zahlen

> ➤ *Heilpraktiker Bruno bietet nebenbei Selbsterfahrungsseminare für Manager an. Die Umsätze aus diesen Seminaren sind nicht umsatzsteuerbefreit, weil sie mit der Behandlung von Patienten nichts zu tun haben. Das wichtigste für Bruno ist, dass er für die Umsätze aus den Seminaren und den Umsätzen aus seinen Heilbehandlungen eine getrennte Buchführung macht und die Umsätze strikt voneinander trennt. Denn nach der Rechtsprechung werden beide Umsätze umsatzsteuerpflichtig, wenn die Verflechtungen zwischen beiden Tätigkeiten so stark sind, dass sie sich gegenseitig bedingen. Zur Sicherheit sollte er einen Steuerberater mit hinzuziehen.*

In einem Fall, den das Finanzgericht Nürnberg zu entscheiden hatte (Az: II 163/2005), ging es um die Frage, ob die von einem Heilpraktiker aus der Organisation und Durchführung von Fastenseminaren erwirtschafteten Umsätze steuerfrei sind. Hier entschied das Gericht, dass diese Umsätze nicht umsatzsteuerfrei sind. Da sich der Heilpraktiker mit seinem Angebot in erster Linie an all am Fasten interessierten Personen wandte, handelte es sich bei den meisten Teilnehmern nicht um Kranke, sondern um Personen, die sich eine Steigerung des Allgemeinbefindens versprachen. Deshalb handelte es sich nicht um Heilbehandlungen und folglich waren die Umsätze auch nicht umsatzsteuerfrei.

Manchmal gibt es auch Probleme, wenn ein Heilpraktiker auf dem Gebiet der Psychotherapie tätig ist. So hatte sich in einem Fall, den das Finanzgericht Köln zu entscheiden hatte (Az: 10 K 5354/02), ein Heilpraktiker auf die Methodik der systemischen Einzel-, Paar- und Familientherapie spezialisiert, mittels derer er überwiegend Patienten mit folgenden Störungen behandelte: Angststörungen, Klaustrophobie, Depressionen, Traumata nach Verkehrs¬unfällen, körperlichem und sexuellem Missbrauch, sog. burn-out-

Syndrome, Essstörungen wie Magersucht und Bulimie, Neurodermitis.

Er erzielte daraus im Jahr Umsätze in Höhe von ca. 17.000 Euro. Zusätzliche Umsätze erwirtschaftete er mit Ausbildungs- und Fortbildungsseminaren.

Nach Auffassung des Finanzamtes sollte er nun für die Umsätze aus der Therapie seiner Patienten Umsatzsteuer bezahlen. Denn bei den von ihm durchgeführten Maßnahmen handele es sich nicht um die Behandlung von Krankheiten, was sich schon daraus ergebe, dass die gesetzlichen Krankenkassen die Kosten der Therapie nicht übernähmen. Was die Krankenkassen nicht zahlen – so die Logik des Finanzamts – sei auch keine Therapie. Dieser gewagten Theorie stelle sich allerdings das Finanzgericht deutlich entgegen.

Das entschied, dass es sich bei den Symptomen, die der Heilpraktiker therapierte, ganz eindeutig um Krankheiten handelte. Dies galt insbesondere für Bulimie, Magersucht, Neurodermitis, Depressionen und Traumata. Denn für den Umsatzsteuerbegriff ist nicht ausschlaggebend, dass die Kosten der Heilbehandlung von den gesetzlichen Krankenkassen nicht übernommen werden. Die Übernahme der Kosten durch die gesetzlichen Krankenkassen ist zwar ein wichtiges Indiz für das Vorliegen einer Krankheit, dafür alleine aber nicht ausschlaggebend. Insbesondere ist zu berücksichtigen, dass dieses Indiz immer mehr an Wirkung verliert, da die Krankenkassen im Zuge sog. Gesundheitsreformen immer mehr auch Kosten für eindeutige Heilbehandlungen nicht übernehmen. Hinzu kommt, dass, die Zurückhaltung der gesetzlichen Krankenkassen bei der Erstattung von Kosten neuartiger Heilbehandlungsmethoden für die umsatzsteuerliche Behandlung nicht ausschlaggebend sein darf.

Wer Leistungen außerhalb seines klassischen Berufsfelds anbietet, sollte deshalb in jedem Fall Rücksprache mit seinem Berufsverband und/oder seinem Steuerberater nehmen, um Gefahren rechtzeitig abschätzen und gegebenenfalls vermeiden zu können.

Kleinunternehmerreglung

Heilpraktiker, die als Tierheilpraktiker arbeiten oder sonstige umsatzsteuerpflichtige Umsätze erwirtschaften, werden als Kleinunternehmer eingestuft, wenn ihr Umsatz im vorangegangenen Jahr einen Betrag von 17.500 Euro nicht überstiegen hat und im laufenden Kalenderjahr voraussichtlich 50.000 nicht übersteigen wird. Von diesen Kleinunternehmern wird keine Umsatzsteuer erhoben (§ 19 UStG).

Die Gewerbesteuer

Heilpraktiker zahlen keine Gewerbesteuer

Heilpraktiker zahlen keine Gewerbesteuer, da sie eine freiberufliche Tätigkeit ausüben. Charakteristisch hierfür ist die unmittelbare, persönliche und individuelle Arbeitsleistung des Freiberuflers.

Die Mithilfe fachlich vorgebildeter Arbeitskräfte ist für die Freiberuflichkeit unschädlich, solange der Praxisinhaber bei der Erledigung jedes einzelnen Auftrages leitend und eigenverantwortlich aufgrund eigener Fachkenntnisse tätig ist. Eröffnen Heilpraktiker eine Zweitpraxis, so fällt Gewerbesteuer nur dann nicht an, wenn sie trotz der räumlichen Entfernung bei jedem einzelnen Patienten leitend tätig sind. Werden die Patienten in der Zweitpraxis aber von einem angestellten Heilpraktiker behandelt, so unterliegen diese Einkünfte der Gewerbesteuer. Denn in diesem Fall ist der Praxisinhaber nicht bei jedem Patienten leitend tätig.

Probleme in der Einzelpraxis treten dann auf, wenn der Betrieb eine Größe erreicht hat, bei der es fraglich ist, ob der Praxisinhaber noch bei jedem einzelnen Patienten eigenverantwortlich tätig sein kann. Bei Betrieben mit mehr als 3 Mitarbeitern sollte deshalb stets dokumentiert werden, dass alle Behandlungen den Stempel des Praxisinhabers tragen und seine persönliche Leistung im Vordergrund steht. Dabei ist es nicht seine Aufgabe, bei jeder einzelnen Behandlung selbst mit Hand anzulegen. Er muss aber nachweisen können, dass er fachlich so auf seine Mitarbeiter einwirkt, dass er in der Lage ist, die Verantwortung für die geleistete Arbeit zu übernehmen.

Besondere Probleme treten in diesem Zusammenhang auf, wenn freie Mitarbeiter beschäftigt werden. Denn der freie Mitarbeiter ist frei darin, wann er und wie er seine Behandlungen durchführt. Eine fachliche Einwirkung auf den freien Mitarbeiter ist deshalb kaum möglich.

Schwierigkeiten mit der Gewerbesteuerpflicht können auch dann entstehen, wenn Umsätze außerhalb der Heilbehandlungen erwirtschaftet werden (Managementtraining, Raucherentwöhnung etc.) Da diese Leistungen auch von Nicht - Freiberuflern angeboten werden können, gehen viele Finanzverwaltungen davon aus, dass bei Gewinnen aus diesen Geschäften Gewerbesteuer zu zahlen sei.

Probleme in diesen Bereichen lassen sich am besten dadurch lösen, dass für all diese Umsätze eine eigene Buchhaltung erfolgt und sie nicht mit anderen Umsätzen vermischt werden. Zu beachten ist, dass alle Gewinne, die unter dem Freibetrag von 24.500 Euro pro Jahr liegen, nicht gewerbesteuerpflichtig sind.

Der Steuerberater

> ➤ *Ludwig hat eine Heilpraktikerpraxis eröffnet. Bislang hat er seine Steuererklärung immer selbst erstellt. Da ihm dies aber als Selbstständiger zu zeitaufwändig und zu riskant ist, sucht er einen Steuerberater in seiner Nachbarschaft auf. Als die voraussichtlichen Kosten zur Sprache kommen, versteht Ludwig nur noch „Bahnhof". Er hört zwar einiges über Gebührentabellen, über die Steuerberatergebührenverordnung und über Gegenstandswerte – wie viel sein Steuerberater kosten wird, weiß er hinterher allerdings immer noch nicht.*

Grundsätzlich richtet sich die Gebührenberechnung für Steuererklärungen nach der Steuerberatergebührenverordnung, an die der Steuerberater gebunden ist.
Die konkrete Gebühr ergibt sich aus
- dem Gegenstandswert.
    Bei der Einkommensteuererklärung ist dieser Gegenstandswert die Summe der

positiven Einkünfte, mindestens jedoch 6.000 Euro.
- der Anwendung einer Tabelle, aus der dann die volle Gebühr entnommen wird, und
- der Anwendung eines Gebührenrahmens. Innerhalb des von der Steuerberatergebührenverordnung vorgegebenen Rahmens bestimmt der Steuerberater die Gebühr unter Berücksichtigung aller Umstände, insbesondere der Bedeutung der Angelegenheit, des Umfanges und des Schwierigkeitsgrades der im konkreten Fall vom Steuerberater erbrachten Leistungen.

Zusätzlich zu diesen Gebühren hat der Steuerberater Anspruch auf
- Ersatz seiner Aufwendungen für Post- und Telekommunikationsdienstleistungen,
- Ersatz von Schreibauslagen,
- Erstattung von Fahrtkosten,
- Die auf die Tätigkeit entfallende Umsatzsteuer.

Kosten des Steuerberaters

Der Steuerberater ermittelt für einen selbstständigen Heilpraktiker den Gewinn als Überschuss der Betriebseinnahmen über die Betriebsausgaben. Hierfür erhält er 5/10 bis 20/10 einer vollen Gebühr nach Tabelle B. Gegenstandswert ist der jeweils höhere Betrag, der sich aus der Summe der Betriebseinnahmen oder der Summe der Betriebsausgaben ergibt, jedoch mindestens 12 500 Euro.

	Fall1	Fall2	Fall3
Betriebseinnahmen	75.000 Euro	70.000 Euro	4.000 Euro
Betriebsausgaben	50.000 Euro	100.000 Euro	11.000 Euro
Gegenstandswert	75.000 Euro	100.000 Euro	11.000 Euro
Mindestens			12.500 Euro
Gebühr 5/10 bis 20/10	135,50 Euro bis 542,00 Euro	148,00 Euro bis 592,00 Euro	54,00 Euro bis 216,00 Euro

Wer einen Steuerberater beauftragen will, sollte sich darüber im Klaren sein, welche Dienste er genau in Anspruch nehmen will. Soll der Steuerberater die Buchhaltung übernehmen, soll er nur die Steuererklärung anfertigen oder auch die einzelnen Einkünfte und den Gewinn ermitteln?
Je umfangreicher der Aufgabenbereich des Steuerberaters ist, desto teurer wird es.
Dabei liegen die preislichen Vorstellungen der einzelnen Steuerberater oft weit auseinander. Es kann deshalb empfehlenswert sein, mehrere Angebote einzuholen.
Bei der Entscheidung für einen konkreten Steuerberater sollte allerdings der Preis nicht das ausschlaggebende Kriterium sein. Ein guter Berater interessiert sich für seine Mandanten und nimmt sich Zeit für sie, er macht sie von sich aus auf Änderungen im Steuerrecht aufmerksam und ist am Wohlergehen der Praxis interessiert. Ein solcher Berater mag eventuell etwas mehr Geld kosten als ein anderer. Es ist allerdings gut investiertes Geld.

Suche nach dem geeigneten Steuerberater:
Deutschland hat das mit Abstand komplizierteste Steuersystem der Welt. 60% der weltweiten Steuerliteratur behandeln das deutsche Steuerrecht. Da sind auch Steuerberater kaum noch in der Lage, all die Richtlinien, Erlasse, Verordnungen und Gesetzesänderungen nachzuvollziehen und die vielen Abschreibungsmöglichkeiten und Sondertarife zu durchschauen. Immer mehr Steuerberater spezialisieren sich deshalb auf bestimmte Gebiete.
Wie aber lässt sich der Steuerberater finden, der mit den steuerrechtlichen Besonderheiten der freien Berufe vertraut ist?

Hier stehen mehrere Möglichkeiten zur Verfügung:
- Der deutsche Steuerberaterverband hat auf seiner Internetseite www.dstv.de einen Suchservice eingerichtet. Eingeschränkt werden kann die Recherche nach dem Ort, bestimmten Arbeitsgebieten und speziellen Branchenkenntnissen.
- Meist haben die örtlichen Vertreter der Berufsverbände einen guten Überblick darüber, welcher Steuerberater zu empfehlen ist, und
- in der Regel sind auch Kollegen gerne bereit, ihre jeweiligen Erfahrungen mit ihrem Steuerberater weiterzugeben.

Weiterbildung nicht vergessen!

> ➤ *Lothar hat sich erfolgreich als Heilpraktiker selbstständig gemacht. Die Patientenzahlen steigen, das Konto kommt langsam aus dem Minus und Lothar beschließt, es in Zukunft ruhig angehen zu lassen. Vor allem will er die nächsten Jahre auf Fortbildungen verzichten, die Heilpraktikerausbildung habe schließlich schon genug Nerven gekostet.*

Mit dieser Einstellung könnte Lothar in große Schwierigkeiten geraten. Denn nicht nur die Patienten erwarten, dass ein selbstständiger Heilpraktiker stets auf dem aktuellen Stand des Fachwissens ist. Auch die Rechtsprechung verpflichtet den Heilpraktiker zu lebenslangem Lernen.

Bundes-gerichtshof zur Weiterbildung

So hatte der Bundesgerichtshof im Jahr 1991 folgenden Fall zu entscheiden. Eine 40 - jährige Frau, verheiratet und Mutter zweier Kinder, wurde von einem Heilpraktiker wegen verschiedener Beschwerden mit Ohrakupunktur, Ozoninjektion und Ionenbestrahlung behandelt. Während einer der Behandlungen injizierte der Heilpraktiker bei seiner Patientin im Liegen, nachdem er das Blut in ihrem rechten Oberschenkel durch eine Binde gestaut hatte, mehrere Minuten lang ein Ozon-Sauerstoffgemisch in eine oberflächliche Vene in Kniegelenknähe. Etwa 20 Minuten später wurde die Blutstauung wieder gelöst. Als sich die Patientin daraufhin erhob, brach sie zusammen und verstarb trotz Sauerstoffgaben und Herzmassagen nur wenige Minuten später.

Dem Heilpraktiker wurde daraufhin vorgeworfen, er sei für den Tod der Frau verantwortlich. Bei entsprechender Fortbildung hätte er gewusst, dass eine intraarterielle Gastherapie bei periphären Durchblutungsstörungen zu einer Lungenembolie führen könne. Dies sei in der Wissenschaft seit Jahren bekannt.

Der Bundesgerichtshof stellte in seinem Urteil fest, dass es zwar grundsätzlich erlaubt ist, neue Therapieformen anzuwenden, da es andernfalls zu einem Stillstand der Medizin kommt. Außerdem kann jeder Patient eigenverantwortlich entscheiden, welchen Behandlungen er sich unterziehen will.

Der Heilpraktiker muss aber die Voraussetzungen fachgemäßer Behandlung kennen und beachten. Er ist deshalb verpflichtet, sich ausreichende Kenntnisse über die von ihm angewendeten Behandlungsweisen einschließlich ihrer Risiken und die richtigen Techniken für deren gefahrlose Anwendung anzueignen. Demgemäß verstößt ein Heilpraktiker gegen die gebotene Sorgfalt, wenn er eine Therapie wählt, mit deren Handhabung, Eigenarten und Risiken er sich zuvor nicht in erforderlichem Maße vertraut gemacht hat.

Ein Heilpraktiker muß außerdem im Einzelfall jeweils selbstkritisch prüfen, ob seine Fähigkeiten oder Kenntnisse ausreichen, um eine ausreichende Diagnose zu stellen und eine sachgemäße Heilbehandlung einzuleiten.

Darüber hinaus ist nach Meinung des höchsten deutschen Gerichts ein Heilpraktiker „selbstverständlich auch verpflichtet, sich über die Fortschritte der Heilkunde und auch über anderweitig gewonnene Erkenntnisse von Nutzen und Risiken der von ihm angewendeten Heilverfahren zu unterrichten."

Von einem Heilpraktiker kann zwar nicht dasselbe Maß eine allgemeine Ausbildung und Fortbildung verlangt werden wie von einem Facharzt. Wenn er aber invasive Behandlungsmethoden (Methoden, die in den Körper des Patienten eindringen) anwendet, sind an ihn bezüglich seines Wissens und seiner Fortbildung die Sorgfaltsanforderungen wie an einen Allgemeinmediziner zu stellen.

Heilpraktiker müssen sich also stets weiterbilden. Das muss nicht unbedingt durch den Besuch von Fortbildungskursen sein. Auch das Lesen einschlägiger Fachliteratur oder der Besuch von Fachkongressen ist Weiterbildung. Und wer als Heilpraktiker invasive Therapiemethoden anwendet, sollte beachten, dass die Rechtsprechung erhöhte Anforderungen an seinen Kenntnisstand stellt. Denn sie erwartet von ihm, dass sein Wissensstand dem eines Allgemeinmediziners entspricht.

Die Zweitpraxis

> ➤ Günther hat sich vor 2 Jahren als Heilpraktiker selbstständig gemacht. Nachdem er zunächst eine lange Durststrecke hatte, laufen die Geschäfte mittlerweile sehr gut. Das liegt vor allem daran, dass er sich auf die Akupunkturbehandlung Süchtiger spezialisiert hat und sein Wartezimmer mit entwöhnungswilligen Rauchern stets gut gefüllt ist. Angespornt von seinem Erfolg überlegt sich Günther, eine Zweitpraxis in der Nachbarstadt zu eröffnen und deutschlandweit Therapieseminare für Raucher anzubieten. Geplanter Titel der Veranstaltungen: „Raucherentwöhnung in 8 Stunden".

Gegen den Plan, eine Zweitpraxis zu eröffnen, spricht nichts. Zum einen gibt es kein Gesetz, das eine zweite Niederlassung verbieten würde, zum anderen ist die Rechtmäßigkeit von Zweitpraxen bereits 1957 vom Bundesverwaltungsgericht bestätigt worden (BGHZ, I C 31.54).

Anders sieht es mit dem Plan aus, deutschlandweit Therapieseminare zu veranstalten. Denn das Heilpraktikergesetz regelt:

§ 1

Wer die Heilkunde, ohne als Arzt bestallt zu sein, ausüben will, bedarf dazu der Erlaubnis.

Ausübung der Heilkunde im Sinne dieses Gesetzes ist jede berufs- oder gewerbsmäßig vorgenommene Tätigkeit zur Feststellung, Heilung oder Linderung von Krankheiten, Leiden oder Körperschäden bei Menschen, auch wenn sie im Dienste von anderen ausgeübt wird.

§ 3

Keine Heilkunde im Umherziehen

Die Erlaubnis nach § 1 berechtigt nicht zur Ausübung der Heilkunde im Umherziehen.

§ 5a

Ordnungswidrig handelt, wer als Inhaber einer Erlaubnis nach § 1 die Heilkunde im Umherziehen ausübt.

Die Ordnungswidrigkeit kann mit einer Geldbuße bis zu zweitausendfünfhundert Euro geahndet werden.

Ein Heilpraktiker darf also keine Heilkunde im Umherziehen ausüben.
Das bedeutet:
- dass ein Heilpraktiker eine feste Praxisadresse haben muß, an der seine Patienten mit ihm in Kontakt treten können,
- dass ein Heilpraktiker bei seinen Patienten Hausbesuche machen darf,
- dass ein Heilpraktiker aber ohne vorhergehende Bestellung keine Therapien durchführen darf.

➤ *Heilpraktiker A. nimmt an einer Gesundheitsmesse teil und informiert dort über seine Leistungen. Da er sich auf die Irisdiagnostik spezialisiert hat, macht er ein spezielles Messeangebot: „Heute Irisdiagnostik 10 Euro". Ein solches Angebot ist nicht zulässig. Denn auch bei einer Diagnostik, die auf einer Messe durchgeführt wird, handelt es sich um die Feststellung von Krankheiten und damit nach dem Heilpraktikergesetz um die Ausübung von Heilkunde. Wer einen Kranken auf einer Messe diagnostiziert oder behandelt, macht keinen Hausbesuch nach vorheriger Bestellung. Und alle anderen Therapien sind außerhalb der Praxis verboten.*

➤ *Heilpraktikerin B. veranstaltet an verschiedenen Orten in Deutschland und Österreich Seminare gegen Schlaflosigkeit. Dort werden die Teilnehmer mittels Hypnose in einen Zustand völliger Entspannung versetzt. Auch das ist nicht zulässig. Wenn ein Heilpraktiker sich jeweils für kurze Zeit an verschiedenen Orten Räumlichkeiten anmietet, um dort Therapien durchzuführen, so übt er die Heilkunde im Umherziehen aus. Und das ist nach dem Heilpraktikergesetz verboten.*

➤ *Heilpraktiker C. macht Urlaub im Schwarzwald. Abends an der Hotelbar kommt er mit einem Urlauber ins Gespräch, dem er erzählt, dass er schon viele Patienten mittels Akupunktur von Kopfschmerzen befreien konnte. Seine neue Urlaubsbekanntschaft ist hellauf begeistert. „Mensch, dann kommen sie doch später mal mit ihren Nadeln bei mir im Zimmer vorbei. Mein Schädel brummt schon ein paar Tage wie verrückt." Wenn Heilpraktiker C. später dann tatsächlich eine Akupunkturbehandlung macht, so ist das selbstverständlich zulässig. Er wurde zu einem Hausbesuch bestellt. Dass der Hausbesuch in einem Hotelzimmer stattfindet, schadet nicht.*

Und wenn es mit der Selbstständigkeit nicht klappt?

Nicht jede Existenzgründung führt zu einem Erfolg. Was aber geschieht, wenn das Projekt Selbstständigkeit scheitert oder der Selbstständige nach einer gewissen Zeit sein Unternehmen beenden will?
In diesem Kapitel finden sich Lösungsmöglichkeiten für diese Fälle.

ZWEI DINGE SIND ZU UNSERER ARBEIT NÖTIG: UNERMÜDLICHE
AUSDAUER UND DIE BEREITSCHAFT, ETWAS, IN DAS MAN VIEL ZEIT
UND ARBEIT GESTECKT HAT, WIEDER WEGZUWERFEN.
Albert Einstein

Nicht immer entwickelt sich das Geschäft so, wie es der Praxisinhaber gerne hätte. Zunehmende Konkurrenz und ständige Reformen in der Gesundheitspolitik haben dazu geführt, dass in vielen Praxen der wirtschaftliche Druck steigt und in gleichem Ausmaß die Sorgen bei den dort Tätigen wachsen.

> ➤ *Peter erinnert sich noch gut an die Zeiten, als die Praxis noch hervorragend lief. Ständig kamen neue Anmeldungen und mit seinen Patienten verstand er sich ausgezeichnet. Doch in den letzten Jahren ist seine Praxis in eine Krise geraten. Jetzt geht es um das Überleben seines Unternehmens. Es müssen wieder mehr Anmeldungen kommen oder Peter wird untergehen. Kontinuierlich ist der Druck in den letzten Monaten angestiegen. Momentan kommt noch dazu, dass einer seiner langjährigen Patientinnen zusammen mit ihrer Familie zu einem anderen Heilpraktiker gewechselt ist. „In der letzten Zeit haben ihre Therapien nicht geholfen", war ihre Begründung gewesen. Am selben Tag hat Peter Müller auch noch einen weiteren wichtigen Stammpatient verloren, als der sich über eine falsche Terminvergabe beschwerte. Peter reagierte so gereizt, dass der Patient die Praxis mit einem lauten Türknall verließ.*

Wer in der Krise steckt, bekommt oft einen Tunnelblick und verschließt sich möglichen Lösungen. Wer im Sumpf steckt und blind und verzweifelt strampelt, geht dadurch nur noch schneller unter. Gerade in schwierigen Zeiten ist ein klarer Kopf unverzichtbar.

Ist das Unternehmen in eine Schieflage geraten, so ist zunächst immer zu prüfen, ob es noch Chancen auf eine Rettung gibt.

Wenn es trotz aller Bemühungen nicht gelingt, ein ausreichendes Einkommen zu erwirtschaften, muss mit der Aufstellung eines Plans ein geordnetes Vorgehen gewährleistet werden. Leider geschieht es allzu oft, dass Praxisinhaber frustriert über die Entwicklung überstürzt „die Brocken hinschmeißen". Das kostet dann oft zusätzliches Geld, das mit einem planvollen Vorgehen leicht hätte eingespart werden können.

Grundsätze bei wirtschaftlichen Schwierigkeiten

Geordnetes Vorgehen
Auch wenn die finanzielle Situation der Praxis schwierig bzw. hoffnungslos ist, sollte versucht werden, so gut wie möglich geordnet vorzugehen. Planloser Aktionismus verschlimmert die Situation und macht in vielen Fällen eine mögliche Rettungschance zunichte. Vielfach verschließen Schuldner die Augen vor dem drohenden Unheil und kümmern sich nicht mehr um ihre Angelegenheiten. Es ist in diesen Fällen dringend zu raten:
- „Kümmern Sie sich auch weiterhin um Ihre Angelegenheiten"
- „Sprechen Sie mit den Gläubigern und Bürgen"
- „Sprechen Sie mit Ihren Angestellten"

Realistisches Vorgehen
Zeichnet sich ab, dass das Unternehmen nicht mehr zu retten ist, sollte die fällige Entscheidung, die Selbständigkeit aufzugeben, nicht zu lange hinausgeschoben werden. Ein weiteres Hinauszögern verschlimmert dann nur die finanzielle Situation.

In jedem Fall sollte der Kontakt zu Vertrauenspersonen gesucht werden, um mit diesen über die Situation zu sprechen. Manchmal erkennt man erst in solchen Fällen, dass Rettungsszenarien, die man sich selbst ausmalt, in der Realität keine Chance haben.

Chancen auf Rettung

Einbeziehen des Personals
Falls Personal beschäftigt wird, sollten alle Mitarbeiter möglichst frühzeitig und ohne beschönigende Worte über die Krisensituation informiert werden. Es ist nicht selten, dass sie schon früher als der Praxisinhaber gemerkt haben, dass es so nicht mehr weitergehen kann. Diese Unsicherheit wirkt sich oft lähmend auf die Arbeitsmotivation aus und kann den Zustand der Praxis zusätzlich verschlechtern.

Die Kreativität der Mitarbeiter sollte bei der Entwicklung von Rettungschancen unbedingt genutzt werden. Viele Unternehmen haben bewiesen, dass sich in schwierigen Zeiten Möglichkeiten finden lassen, wenn sich alle Beteiligten darüber im Klaren sind, dass sie in einem Boot sitzen. In Zusammenarbeit mit den Beschäftigten lassen sich dann oft unkonventionelle Lösungswege finden, die neue Möglichkeiten eröffnen.

Ausschöpfen aller Einnahmemöglichkeiten
In vielen Fällen stellt man fest, dass nicht alle Möglichkeiten zur Einnahmenerzielung genutzt werden. Das Anbieten von Kursen für Selbstzahler oder Werbemaßnahmen können zusätzliches Einkommen erzeugen.

- Sind alle Werbemöglichkeiten ausgeschöpft?
- Kann die Praxis im Nebenerwerb weitergeführt werden?
- Besteht die Möglichkeit einer Untervermietung?

Ausschöpfen aller Möglichkeiten, Kosten zu sparen

- Können die Kosten reduziert werden?
- Ist es möglich mit dem Vermieter über eine (vorübergehende) Mietreduzierung zu verhandeln?
- Welche Kostenreduzierungen sind sonst noch möglich (Praxis – Pkw, ...)?

Zusätzlich kommt auch die Beantragung staatlicher Unterstützung in Frage.

Wohngeld

Wurde bereits Wohngeld beantragt? Gerade in Phasen, in denen wenig bis kein Gewinn erwirtschaftet wird, sollte immer Wohngeld beantragt werden, da bei Selbstständigen nicht die Einnahmen der Praxis oder das vorhandene Vermögen die Berechnungsgrundlage bilden, sondern der Gewinn.

Arbeitslosengeld II

Das Arbeitslosengeld II (ALG II) steht auch für Selbständige mit geringem Gewinn offen. Dabei spielt es keine Rolle, wie lange der Selbstständige pro Woche arbeitet. Eine Arbeitszeit-Obergrenze von wöchentlich 15 Stunden gibt es beim Arbeitslosengeld II nicht.

Wer über ein Einkommen verfügt, das unterhalb des gesetzlich definierten Grundbedarfs liegt, kann ALG II erhalten. Einkünfte von erwerbsfähigen Familienangehörigen oder Partnern werden nicht angerechnet. Als Einkommen aus der selbstständigen Tätigkeit wird ein Betrag angesetzt, der vom Antragsteller selbst für den Bewilligungsabschnitt (in der Regel 6 Monate) als Betriebseinnahme geschätzt wird.

Selbstständige können ihre Betriebsausgaben entweder konkret nachweisen, oder pauschal 30 % der Betriebseinnahmen absetzen.

Zunächst wird also das Einkommen um den betrieblichen Aufwand gemindert (z.B. Praxismiete, Telefonkosten, Bürobedarf, Arbeitsmaterialien).

Dann erfolgen folgende Abzüge:

- Private und betrieblichen Steuern,
- Pflichtbeiträge zur Sozialversicherung bzw. der angemessenen privaten Kranken- und Pflegeversicherung sowie der Altersvorsorge,
- Freibetrag von monatlich 30 Euro für angemessene Versicherungen.

Kurzarbeit

Unter Umständen ist es auch möglich, sich über Kurzarbeit eine finanzielle Erleichterung zu verschaffen.

> ▶ *Heilpraktiker Müller ist Inhaber des Therapiezentrums Müllerstraße, in dem es schon seit Monaten wirtschaftlich nicht gut läuft. An einem Montag tritt Herr Müller vor seine Mitarbeiter und verkündet, er habe das ganze Wochenende gerechnet, überlegt, kalkuliert und danach beschlossen, dass ab sofort Kurzarbeit gearbeitet werde. Jeder Mitarbeiter arbeite nur noch zu 50 % und erhalte folglich auch nur 50 % des Lohnes.*

So einfach wie Herr Müller sich das vorstellt, ist es nicht. Arbeitgeber und Arbeitnehmer haben einen Arbeitsvertrag geschlossen und dieser kann nicht einfach vom Arbeitgeber so abgeändert werden, dass nur noch 50% der Arbeitszeit zu 50% der Vergütung gearbeitet wird.

Eine Verringerung der Arbeitszeit ist möglich, wenn
- mit dem Arbeitnehmer ein Änderungsvertrag geschlossen wird oder
- einseitig eine Änderungskündigung ausgesprochen wird.

Eine Änderungskündigung liegt vor, wenn der Vertrag gekündigt wird und gleichzeitig ein neues Vertragsangebot mit veränderten Bedingungen gemacht wird.

Kurzarbeitergeld
Arbeitnehmer können Kurzarbeitergeld erhalten, wenn
- ein erheblicher Arbeitsausfall mit Entgeltausfall vorliegt,
- die betrieblichen Voraussetzungen erfüllt sind,
- die persönlichen Voraussetzungen erfüllt sind und
- der Arbeitsausfall der Agentur für Arbeit angezeigt worden ist.

Voraussetzungen
Für den Anspruch auf Kurzarbeitergeld müssen mehrere Voraussetzungen erfüllt sein.

Erheblicher Arbeitsausfall:
Es muss ein erheblicher Arbeitsausfall vorliegen, der
- auf wirtschaftlichen Ursachen,
- betrieblichen Strukturveränderungen oder
- auf einem unabwendbaren Ereignis beruht.

Betriebliche Voraussetzungen:
- Die Ursachen müssen außerhalb der Verantwortung des Betriebes liegen. Ist der Arbeitsausfall vermeidbar, besteht kein Anspruch auf Kurzarbeitergeld. Er ist dann nicht vermeidbar, wenn der Betrieb alle zumutbaren Vorkehrungen getroffen hat, um den Arbeitsausfall zu verhindern. Ausgeschlossen sind alle Gründe, die überwiegend betriebs- und branchenüblich sind.
- Der Arbeitsausfall darf nur vorübergehend sein. In der Regel muss nach 6 Monaten zur Vollarbeit zurückgekehrt werden.
- Im jeweiligen Anspruchszeitraum muss mindestens ein Drittel der Beschäftigten von einem Entgeltausfall von mehr als 10% ihres Bruttoentgelts betroffen sein.

Persönliche Voraussetzungen:
Neben den betrieblichen müssen auch bestimmte persönliche Voraussetzungen erfüllt sein, z.B.:
- Der Arbeitnehmer muss in einem beitragspflichtigen Versicherungsverhältnis stehen,
- Das Arbeitsverhältnis darf nicht gekündigt oder durch Aufhebungsvertrag aufgelöst sein,

Höhe

Das Kurzarbeitergeld beträgt zwischen 67 % (Beschäftigte mit mindestens einem Kind) und 6 % (alle anderen Arbeitnehmer) des um die gesetzlichen Abzüge verminderten Arbeitsentgelts. Bei der Berechnung werden Weihnachtsgratifikationen, Urlaubsgeld und sonstige Einmalzahlungen sowie Mehrarbeitszuschläge nicht berücksichtigt.

Aufgabe der Selbstständigkeit

Zeigt sich trotz aller Bemühungen keine Möglichkeit, die Praxis am Leben zu halten, sollte die Aufgabe der Selbstständigkeit geordnet abgewickelt werden.
Auch hier gilt: Die Aufgabe der Praxis ist keine Schande!
Ein Drittel aller Unternehmen scheitert in den ersten vier Jahren nach der Gründung. Und das Beispiel vieler Traditionsunternehmen zeigt, dass auch lange am Markt bestehende Unternehmen nicht vor einem Konkurs gefeit sind.
Die Aufgabe der Praxis wegen finanzieller Schwierigkeiten bedeutet das Ende eines Unternehmens, das meist mit vielen Hoffnungen und Bemühungen gegründet und geführt worden ist. Dennoch sollte sich der Praxisinhaber nicht mit Selbstzweifeln oder Vorwürfen quälen, sondern seine Energie darauf richten, die Aufgabe der Praxis geordnet abzuwickeln.
In vielen Fällen ist festzustellen, dass Unternehmer in dieser Situation den Kopf in den Sand stecken, ihre Post nicht mehr öffnen, Anrufe nicht mehr entgegennehmen und sich mit unrealistischen Rettungsszenarien beschäftigen. Probleme werden dadurch nur vergrößert.

Steuererklärung

Sind für die Vergangenheit Steuererklärungen nicht abgegeben worden, ist dies umgehend nachzuholen. Für die restlichen Monate der Geschäftstätigkeit ist eine abschließende Steuererklärung abzugeben.
Werden keine Erklärungen abgegeben, schätzt das Finanzamt die zu zahlende Steuer. Die sich aufgrund der Schätzung ergebende Forderung ist in der Regel deutlich höher als die Forderung, die sich bei Abgabe einer Steuererklärung ergeben hätte.
Gegen einen Schätzungsbescheid ist umgehend Einspruch zu erheben, da er sonst bestandskräftig wird und damit nicht mehr änderbar ist.
Zugleich ist die Aussetzung der Vollstreckung zu beantragen:

„Hiermit lege ich Einspruch gegen den Bescheid vom ... ein. Darüber hinaus beantrage ich Aussetzung der Vollstreckung."

Falls unbezahlte Rechnungen des Steuerberaters diesen dazu veranlassen, seine Mitarbeit zu verweigern, sollte der Heilpraktiker die Unterlagen und Belege bei seinem Steuerberater abholen und die Steuererklärung selbst anfertigen. Es ist immer besser, eine Steuerklärung selbst zu erstellen und dabei vielleicht den einen oder anderen Fehler zu machen, als überhaupt keine Erklärung abzugeben.

Verträge
Laufende Verträge sind zum nächstmöglichen Zeitpunkt zu kündigen. Insbesondere mit dem Vermieter der Praxisräume sollte bald darüber gesprochen werden, wie der Mietvertrag baldmöglichst beendet werden kann.

Eine Besonderheit, die jeder Unternehmer kennen sollte, besteht bei Lebensversicherungen. Wird in den Versicherungsanspruch die Zwangsvollstreckung betrieben oder wird das Insolvenzverfahren eröffnet, kann der Bezugsberechtigte mit Zustimmung des Versicherungsnehmers durch Zahlung des Rückkaufwertes in den Vertrag eintreten.

Regelung der Schulden
Auch seine Schuldenregelung sollte der Unternehmer aktiv betreiben. Oftmals verfallen Schuldner in Panik und erkennen sich bietende Chancen nicht.

Schufa – Selbstauskunft
Um zu erfahren, was bei der Schufa (Schutzgemeinschaft für allgemeine Kreditsicherung) gespeichert ist, kann jeder Bürger eine Selbstauskunft beantragen, die gegen eine geringe Gebühr erteilt wird.

Nach Abklärung der finanziellen Situation ist das weitere Vorgehen abzuklären.

Insolvenzantragspflicht
Wird die Praxis in Form einer GmbH geführt, ist der Geschäftsführer verpflichtet, die Insolvenz spätestens drei Wochen nach Eintritt der Zahlungsunfähigkeit bzw. der Überschuldung zu beantragen.

Zahlungsunfähigkeit liegt dann vor, wenn der Schuldner nicht mehr in der Lage ist, die fälligen Zahlungsverpflichtungen zu erfüllen.

Überschuldung liegt vor, wenn das Vermögen des Schuldners die bestehenden Verbindlichkeiten nicht mehr deckt.

Verstößt der Geschäftsführer gegen seine Verpflichtung, Insolvenzantrag zu stellen, macht er sich unter Umständen strafbar.

Einigung mit den Gläubigern
Nach Möglichkeit sollte versucht werden, mit den Gläubigern außergerichtlich eine Einigung zu erzielen. Dabei ist jedoch immer zu bedenken, dass es bestimmte Pfändungsfreigrenzen gibt, die gewährleisten, dass dem Schuldner das Lebensnotwendige verbleibt. Das Angebot, das den Gläubigern zur Schuldenbereinigung gemacht wird, sollte nicht so weitgehend sein, dass die Pfändungsfreigrenzen unterschritten werden.

Das gerichtliche Insolvenzverfahren

Das Insolvenzrecht stellt sicher, dass gescheiterte Unternehmer und Privatpersonen eine zweite Chance zum Neubeginn erhalten.

Es ist zwischen folgenden Insolvenzverfahren zu unterscheiden:
- das Regelinsolvenzverfahren
- das Verbraucherinsolvenzverfahren

Dabei gilt folgende Abgrenzung:
Das Regelinsolvenzverfahren gilt für
- zum Zeitpunkt der Antragstellung aktive Unternehmer
- ehemalige Selbstständige, die mehr als 19 Gläubiger haben

Das Verbraucherinsolvenzverfahren gilt für
- Verbraucher und ehemalige Selbstständige mit weniger als 20 Gläubigern

Während beim Verbraucherinsolvenzverfahren ein Schuldenbereinigungsplan aufzustellen ist und ein außergerichtlicher Einigungsversuch mit den Gläubigern durchzuführen ist, ist dies beim Regelinsolvenzverfahren nicht notwendig.
Hier kann sofort beim Gericht ein Insolvenzantrag gestellt werden.
Der Antrag kann schriftlich oder zu Protokoll erklärt werden. Antragsformulare erhält man bei der Geschäftsstelle des Insolvenzgerichts. Die Formulare können auch unter
http://www.justiz.bayern.de/justiz-kempten/ag/aginso.html
heruntergeladen werden.

Antragstellung
Beim zuständigen Insolvenzgericht stellt der Schuldner einen Antrag auf Eröffnung des Insolvenzverfahrens. Vom Gericht erhält er dann einen Fragebogen zu seinen wirtschaftlichen und persönlichen Verhältnissen.
Zusätzlich können Anträge
- auf Insolvenzkostenstundung
- auf Restschuldbefreiung

gestellt werden.

Insolvenzkostenstundung
Nach Antragstellung wird geprüft, ob für die Verfahrenskosten genug Masse vorhanden ist. Wenn nicht, können jeder natürlichen Person auf ihren Antrag hin die Kosten des Insolvenzverfahrens bis zur Erteilung der Restschuldbefreiung gestundet werden. Voraussetzung für die Bewilligung der Stundung ist die Feststellung, dass das Vermögen des Schuldners nicht ausreicht, um die Verfahrenskosten zu decken.

Restschuldbefreiung

Nach der Durchführung des Insolvenzverfahrens folgt die sogenannte „Wohlverhaltensperiode". Der Schuldner muss sechs Jahre lang den pfändbaren Betrag seines Arbeitseinkommens abführen.

Falls der Schuldner arbeitslos ist, muss er sich um eine zumutbare Arbeit bemühen und diese Bemühungen nachweisen. Zusätzlich muss er dem Gericht jeden Wechsel der Arbeitsstelle oder des Wohnorts mitteilen. Falls er gegen diese Verpflichtungen verstößt, kann das Gericht die Restschuldbefreiung ablehnen.

Wenn der Schuldner all seine Verpflichtungen erfüllt, erfolgt die Restschuldbefreiung. Dann ist ein wirtschaftlicher Neubeginn möglich.

Die Arbeitnehmer

Wenn Arbeitnehmer beschäftigt sind, so wissen sie es oft schon lange, dass die Praxis in der Krise ist. Denn unregelmäßige oder ausbleibende Gehalts- beziehungsweise Lohnzahlungen gehören stets zu den Vorboten einer Insolvenz. Vielfach befürchten sie, dass ihre Arbeitsverhältnisse automatisch mit der Eröffnung des Insolvenzverfahrens enden. Die Arbeitsverhältnisse bestehen jedoch fort, bis sie gekündigt werden.

Ist der Arbeitgeber zahlungsunfähig, hat jeder Arbeitnehmer einen Anspruch auf Insolvenzgeld. Allerdings wird nur für die letzten drei Monate ab der gerichtlichen Entscheidung über Eröffnung oder Abweisung eines Insolvenzverfahrens gezahlt. Vor der Verfahrenseröffnung besteht kein Anspruch auf vorläufige Zahlung von Insolvenzgeld.

Das Insolvenzgeld wird auf Antrag des Arbeitnehmers gezahlt. Geleistet wird nur in Höhe des Nettoarbeitsentgelts, das sich ergibt, wenn das Arbeitsentgelt um die gesetzlichen Abzüge vermindert wird. Zusätzlich werden von der Agentur für Arbeit die Beiträge zur Sozialversicherung für die letzten drei Monate übernommen.

Anspruch auf Insolvenzgeld haben nur Arbeitnehmer. Arbeitnehmer ist, wer auf Grund eines privatrechtlichen Vertrages zur Arbeit verpflichtet ist und diese Arbeit in persönlicher Abhängigkeit vom Arbeitgeber leistet, der ihm bezüglich Zeit, Dauer, Ort, Art und Inhalt der geschuldeten Arbeitsleistungen Weisungen erteilt.

Ein freier Mitarbeiter ist nach dieser Definition kein Arbeitnehmer und hat folglich auch keinen Anspruch auf Insolvenzgeld.

Heilmittelwerbegesetz

In der Fassung der Bekanntmachung vom 19. Oktober 1994, zuletzt geändert durch Artikel 2 des Gesetzes vom 26. April 2006

§ 1
Anwendungsbereich

(1) Dieses Gesetz findet Anwendung auf die Werbung für

1. Arzneimittel im Sinne des § 2 des Arzneimittelgesetzes,
   1a. Medizinprodukte im Sinne des § 3 des Medizinproduktegesetzes,
2. andere Mittel, Verfahren, Behandlungen und Gegenstände, soweit sich die Werbeaussage auf die Erkennung, Beseitigung oder Linderung von Krankheiten, Leiden, Körperschäden oder krankhaften Beschwerden bei Mensch oder Tier bezieht, sowie operative plastisch-chirurgische Eingriffe, soweit sich die Werbeaussage auf die Veränderung des menschlichen Körpers ohne medizinische Notwendigkeit bezieht.

(2) Andere Mittel im Sinne des Absatzes 1 Nr. 2 sind kosmetische Mittel im Sinne des § 4 des Lebensmittel- und Bedarfsgegenständegesetzes. Gegenstände im Sinne des Absatzes 1 Nr. 2 sind auch Gegenstände zur Körperpflege im Sinne des § 5 Abs. 1 Nr. 4 des Lebensmittel- und Bedarfsgegenständegesetzes.

(3) Eine Werbung im Sinne dieses Gesetzes ist auch das Ankündigen oder Anbieten von Werbeaussagen, auf die dieses Gesetz Anwendung findet.

(4) Dieses Gesetz findet keine Anwendung auf die Werbung für Gegenstände zur Verhütung von Unfallschäden.

(5) Das Gesetz findet keine Anwendung auf den Schriftwechsel und die Unterlagen, die nicht Werbezwecken dienen und die zur Beantwortung einer konkreten Anfrage zu einem bestimmten Arzneimittel erforderlich sind.

(6) Das Gesetz findet ferner keine Anwendung beim elektronischen Handel mit Arzneimitteln auf das Bestellformular und die dort aufgeführten Angaben, soweit diese für eine ordnungsgemäße Bestellung notwendig sind.

§ 2
Fachkreise

Fachkreise im Sinne dieses Gesetzes sind Angehörige der Heilberufe oder des Heilgewerbes, Einrichtungen, die der Gesundheit von Mensch oder Tier dienen, oder sonstige Personen, soweit sie mit Arzneimitteln, Medizinprodukten, Verfahren, Behandlungen, Gegenständen oder anderen Mitteln erlaubterweise Handel treiben oder sie in Ausübung ihres Berufes anwenden.

§ 3
Irreführung

Unzulässig ist eine irreführende Werbung. Eine Irreführung liegt insbesondere dann vor,
1. wenn Arzneimitteln, Medizinprodukten, Verfahren, Behandlungen, Gegenständen oder anderen Mitteln eine therapeutische Wirksamkeit oder Wirkungen beigelegt werden, die sie nicht haben,
2. wenn fälschlich der Eindruck erweckt wird, dass
   a) ein Erfolg mit Sicherheit erwartet werden kann,
   b) bei bestimmungsgemäßem oder längerem Gebrauch keine schädlichen Wirkungen eintreten,
   c) die Werbung nicht zu Zwecken des Wettbewerbs veranstaltet wird,
3. wenn unwahre oder zur Täuschung geeignete Angaben
   a) über die Zusammensetzung oder Beschaffenheit von Arzneimitteln, Medizinprodukten, Gegenständen oder anderen Mitteln oder über die Art und Weise der Verfahren oder Behandlungen oder
   b) über die Person, Vorbildung, Befähigung oder Erfolge des Herstellers, Erfinders oder der für sie tätigen oder tätig gewesenen Personen gemacht werden.

§ 3a
Nicht zugelassene Arzneimittel

Unzulässig ist eine Werbung für Arzneimittel, die der Pflicht zur Zulassung unterliegen und die nicht nach den arzneimittelrechtlichen Vorschriften zugelassen sind oder als zugelassen gelten. Satz 1 findet auch Anwendung, wenn sich die Werbung auf Anwendungsgebiete oder Darreichungsformen bezieht, die nicht von der Zulassung erfasst sind.

§ 4
Angaben bei der Arzneimittelwerbung

(1) Jede Werbung für Arzneimittel im Sinne des § 2 Abs. 1 oder Abs. 2 Nr. 1 des Arzneimittelgesetzes muss folgende Angaben enthalten:
1. den Namen oder die Firma und den Sitz des pharmazeutischen Unternehmers,
2. die Bezeichnung des Arzneimittels,
3. die Zusammensetzung des Arzneimittels gemäß § 11 Abs. 1 Satz 1 Nr. 6 Buchstabe d des Arzneimittelgesetzes,
4. die Anwendungsgebiete,
5. die Gegenanzeigen,
6. die Nebenwirkungen,
7. Warnhinweise, soweit sie für die Kennzeichnung der Behältnisse und äußeren Umhüllungen vorgeschrieben sind,
   7a. bei Arzneimitteln, die nur auf ärztliche, zahnärztliche oder tierärztliche Verschreibung abgegeben werden dürfen, der Hinweis "Verschreibungspflichtig",
8. die Wartezeit bei Arzneimitteln, die zur Anwendung bei Tieren bestimmt sind, die der Gewinnung von Lebensmitteln dienen.

Eine Werbung für traditionelle pflanzliche Arzneimittel, die nach dem Arzneimittelgesetz registriert sind, muss folgenden Hinweis enthalten: *"Traditionelles pflanzliches Arzneimit-*

tel zur Anwendung bei ... (spezifiziertes Anwendungsgebiet/spezifizierte Anwendungsgebiete) ausschließlich auf Grund langjähriger Anwendung".

(1a) Bei Arzneimitteln, die nur einen arzneilich wirksamen Bestandteil enthalten, muß der Angabe nach Absatz 1 Nr. 2 die Bezeichnung dieses Bestandteils mit dem Hinweis: "Wirkstoff:" folgen; dies gilt nicht, wenn in der Angabe nach Absatz 1 Nr. 2 die Bezeichnung des Wirkstoffs enthalten ist.

(2) Die Angaben nach den Absätzen 1 und 1a müssen mit denjenigen übereinstimmen, die nach § 11 oder § 12 des Arzneimittelgesetzes für die Packungsbeilage vorgeschrieben sind. Können die in § 11 Abs. 1 Satz 1 Nr. 3 Buchstabe a und c und Nr. 5 des Arzneimittelgesetzes vorgeschriebenen Angaben nicht gemacht werden, so können sie entfallen.

(3) Bei einer Werbung außerhalb der Fachkreise ist der Text *"Zu Risiken und Nebenwirkungen lesen Sie die Packungsbeilage und fragen Sie Ihren Arzt oder Apotheker"* gut lesbar und von den übrigen Werbeaussagen deutlich abgesetzt und abgegrenzt anzugeben. Bei einer Werbung für Heilwässer tritt an die Stelle der Angabe *"die Packungsbeilage"* die Angabe *"das Etikett"* und bei einer Werbung für Tierarzneimittel an die Stelle *"Ihren Arzt"* die Angabe *"den Tierarzt"*. Die Angaben nach Absatz 1 Nr. 1, 3, 5 und 6 können entfallen. Satz 1 findet keine Anwendung auf Arzneimittel, die für den Verkehr außerhalb der Apotheken freigegeben sind, es sei denn, dass in der Packungsbeilage oder auf dem Behältnis Nebenwirkungen oder sonstige Risiken angegeben sind.

(4) Die nach Absatz 1 vorgeschriebenen Angaben müssen von den übrigen Werbeaussagen deutlich abgesetzt, abgegrenzt und gut lesbar sein.

(5) Nach einer Werbung in audiovisuellen Medien ist der nach Absatz 3 Satz 1 oder 2 vorgeschriebene Text einzublenden, der im Fernsehen vor neutralem Hintergrund gut lesbar wiederzugeben und gleichzeitig zu sprechen ist, sofern nicht die Angabe dieses Textes nach Absatz 3 Satz 4 entfällt. Die Angaben nach Absatz 1 können entfallen.

(6) Die Absätze 1, 1a, 3 und 5 gelten nicht für eine Erinnerungswerbung. Eine Erinnerungswerbung liegt vor, wenn ausschließlich mit der Bezeichnung eines Arzneimittels oder zusätzlich mit dem Namen, der Firma, der Marke des pharmazeutischen Unternehmers oder dem Hinweis: *"Wirkstoff:"* geworben wird.

§ 4a
Werbung in der Packungsbeilage

(1) Unzulässig ist es, in der Packungsbeilage eines Arzneimittels für andere Arzneimittel oder andere Mittel zu werben.

(2) Unzulässig ist es auch, außerhalb der Fachkreise für die im Rahmen der vertragsärztlichen Versorgung bestehende Verordnungsfähigkeit eines Arzneimittels zu werben.

§ 5
Werbung mit Anwendungsgebieten

Für homöopathische Arzneimittel, die nach dem Arzneimittelgesetz registriert oder von der Registrierung freigestellt sind, darf mit der Angabe von Anwendungsgebieten nicht geworben werden.

§ 6
Gutachten unberufener Personen

Unzulässig ist eine Werbung, wenn
1. Gutachten oder Zeugnisse veröffentlicht oder erwähnt werden, die nicht von wissenschaftlich oder fachlich hierzu berufenen Personen erstattet worden sind und nicht die Angabe des Namens, Berufes und Wohnortes der Person, die das Gutachten erstellt oder das Zeugnis ausgestellt hat, sowie den Zeitpunkt der Ausstellung des Gutachtens oder Zeugnisses enthalten,
2. auf wissenschaftliche, fachliche oder sonstige Veröffentlichungen Bezug genommen wird, ohne dass aus der Werbung hervorgeht, ob die Veröffentlichung das Arzneimittel, das Verfahren, die Behandlung, den Gegenstand oder ein anderes Mittel selbst betrifft, für die geworben wird, und ohne dass der Name des Verfassers, der Zeitpunkt der Veröffentlichung und die Fundstelle genannt werden,
3. aus der Fachliteratur entnommene Zitate, Tabellen oder sonstige Darstellungen nicht wortgetreu übernommen werden.

§ 7
Werbegaben als Entgelt

(1) Es ist unzulässig, Zuwendungen und sonstige Werbegaben (Waren oder Leistungen) anzubieten, anzukündigen oder zu gewähren oder als Angehöriger der Fachkreise anzunehmen, es sei denn, dass
1. es sich bei den Zuwendungen oder Werbegaben um Gegenstände von geringem Wert, die durch eine dauerhafte und deutlich sichtbare Bezeichnung des Werbenden oder des beworbenen Produktes oder beider gekennzeichnet sind, oder um geringwertige Kleinigkeiten handelt;
2. die Zuwendungen oder Werbegaben in
    a) einem bestimmten oder auf bestimmte Art zu berechnenden Geldbetrag oder
    b) einer bestimmten oder auf bestimmte Art zu berechnenden Menge gleicher Ware gewährt werden;

Zuwendungen oder Werbegaben nach Buchstabe a sind für Arzneimittel unzulässig, soweit sie entgegen den Preisvorschriften gewährt werden, die aufgrund des Arzneimittelgesetzes gelten; Buchstabe b gilt nicht für Arzneimittel, deren Abgabe den Apotheken vorbehalten ist;

3. die Zuwendungen oder Werbegaben nur in handelsüblichem Zubehör zur Ware oder in handelsüblichen Nebenleistungen bestehen; als handelsüblich gilt insbesondere eine im Hinblick auf den Wert der Ware oder Leistung angemessene teilweise oder vollständige Erstattung oder Übernahme von Fahrtkosten für Verkehrsmittel des öffentlichen Personennahverkehrs, die im Zusammenhang mit dem Besuch des Geschäftslokals oder des Orts der Erbringung der Leistung aufgewendet werden darf;
4. die Zuwendungen oder Werbegaben in der Erteilung von Auskünften oder Ratschlägen bestehen oder

5. es sich um unentgeltlich an Verbraucherinnen und Verbraucher abzugebende Zeitschriften handelt, die nach ihrer Aufmachung und Ausgestaltung der Kundenwerbung und den Interessen der verteilenden Person dienen, durch einen entsprechenden Aufdruck auf der Titelseite diesen Zweck erkennbar machen und in ihren Herstellungskosten geringwertig sind (Kundenzeitschriften).

Werbegaben für Angehörige der Heilberufe sind unbeschadet des Satzes 1 nur dann zulässig, wenn sie zur Verwendung in der ärztlichen, tierärztlichen oder pharmazeutischen Praxis bestimmt sind. § 47 Abs. 3 des Arzneimittelgesetzes bleibt unberührt.

(2) Absatz 1 gilt nicht für Zuwendungen im Rahmen ausschließlich berufsbezogener wissenschaftlicher Veranstaltungen, sofern diese einen vertretbaren Rahmen nicht überschreiten, insbesondere in bezug auf den wissenschaftlichen Zweck der Veranstaltung von untergeordneter Bedeutung sind und sich nicht auf andere als im Gesundheitswesen tätige Personen erstrecken.

(3) Es ist unzulässig, für die Entnahme oder sonstige Beschaffung von Blut-, Plasma- oder Gewebespenden zur Herstellung von Blut- und Gewebeprodukten und anderen Produkten zur Anwendung bei Menschen mit der Zahlung einer finanziellen Zuwendung oder Aufwandsentschädigung zu werben.

§ 8
Apotheken vorbehaltene Arzneimittel

Unzulässig ist die Werbung, Arzneimittel im Wege des Teleshopping oder bestimmte Arzneimittel im Wege der Einzeleinfuhr nach § 73 Abs. 2 Nr. 6a oder § 73 Abs. 3 des Arzneimittelgesetzes zu beziehen.

§ 9
Fernbehandlung

Unzulässig ist eine Werbung für die Erkennung oder Behandlung von Krankheiten, Leiden, Körperschäden oder krankhaften Beschwerden, die nicht auf eigener Wahrnehmung an dem zu behandelnden Menschen oder Tier beruht (Fernbehandlung).

§ 10
Werbung für Arzneimittel

(1) Für verschreibungspflichtige Arzneimittel darf nur bei Ärzten, Zahnärzten, Tierärzten, Apothekern und Personen, die mit diesen Arzneimitteln erlaubterweise Handel treiben, geworben werden.

(2) Für Arzneimittel, die dazu bestimmt sind, bei Menschen die Schlaflosigkeit oder psychische Störungen zu beseitigen oder die Stimmungslage zu beeinflussen, darf außerhalb der Fachkreise nicht geworben werden.

§ 11
Werbung außerhalb der Fachkreise

(1) Außerhalb der Fachkreise darf für Arzneimittel, Verfahren, Behandlungen, Gegenstände oder andere Mittel nicht geworben werden
1. mit Gutachten, Zeugnissen, wissenschaftlichen oder fachlichen Veröffentlichungen sowie mit Hinweisen darauf,
2. mit Angaben, dass das Arzneimittel, das Verfahren, die Behandlung, der Gegenstand oder das andere Mittel ärztlich, zahnärztlich, tierärztlich oder anderweitig fachlich empfohlen oder geprüft ist oder angewendet wird,
3. mit der Wiedergabe von Krankengeschichten sowie mit Hinweisen darauf,
4. mit der bildlichen Darstellung von Personen in der Berufskleidung oder bei der Ausübung der Tätigkeit von Angehörigen der Heilberufe, des Heilgewerbes oder des Arzneimittelhandels,
5. mit der bildlichen Darstellung
   a) von Veränderungen des menschlichen Körpers oder seiner Teile durch Krankheiten, Leiden oder Körperschäden,
   b) der Wirkung eines Arzneimittels, eines Verfahrens, einer Behandlung, eines Gegenstandes oder eines anderen Mittels durch vergleichende Darstellung des Körperzustandes oder des Aussehens vor und nach der Anwendung,
   c) des Wirkungsvorganges eines Arzneimittels, eines Verfahrens, einer Behandlung, eines Gegenstandes oder eines anderen Mittels am menschlichen Körper oder an seinen Teilen,
6. mit fremd- oder fachsprachlichen Bezeichnungen, soweit sie nicht in den allgemeinen deutschen Sprachgebrauch eingegangen sind,
7. mit einer Werbeaussage, die geeignet ist, Angstgefühle hervorzurufen oder auszunutzen,
8. durch Werbevorträge, mit denen ein Feilbieten oder eine Entgegennahme von Anschriften verbunden ist,
9. mit Veröffentlichungen, deren Werbezweck mißverständlich oder nicht deutlich erkennbar ist,
10. mit Veröffentlichungen, die dazu anleiten, bestimmte Krankheiten, Leiden, Körperschäden oder krankhafte Beschwerden beim Menschen selbst zu erkennen und mit den in der Werbung bezeichneten Arzneimitteln, Gegenständen, Verfahren, Behandlungen oder anderen Mitteln zu behandeln, sowie mit entsprechenden Anleitungen in audiovisuellen Medien,
11. mit Äußerungen Dritter, insbesondere mit Dank-, Anerkennungs- oder Empfehlungsschreiben, oder mit Hinweisen auf solche Äußerungen,
12. mit Werbemaßnahmen, die sich ausschließlich oder überwiegend an Kinder unter 14 Jahren richten,
13. mit Preisausschreiben, Verlosungen oder anderen Verfahren, deren Ergebnis vom Zufall abhängig ist,
14. durch die Abgabe von Mustern oder Proben von Arzneimitteln oder durch Gutscheine dafür,
15. durch die nicht verlangte Abgabe von Mustern oder Proben von anderen Mitteln oder Gegenständen oder durch Gutscheine dafür.
Für Medizinprodukte gilt Satz 1 Nr. 6 bis 9, 11 und 12 entsprechend.

(2) Außerhalb der Fachkreise darf für Arzneimittel zur Anwendung bei Menschen nicht mit Angaben geworben werden, die nahe legen, dass die Wirkung des Arzneimittels einem anderen Arzneimittel oder einer anderen Behandlung entspricht oder überlegen ist.

§ 12
Werbeverbote für bestimmte Krankheiten

(1) Außerhalb der Fachkreise darf sich die Werbung für Arzneimittel und Medizinprodukte nicht auf die Erkennung, Verhütung, Beseitigung oder Linderung der in Abschnitt A der Anlage zu diesem Gesetz aufgeführten Krankheiten oder Leiden bei Menschen beziehen, die Werbung für Arzneimittel außerdem nicht auf die Erkennung, Verhütung, Beseitigung oder Linderung der in Abschnitt B dieser Anlage aufgeführten Krankheiten oder Leiden beim Tier. Abschnitt A Nr. 2 der Anlage findet keine Anwendung auf die Werbung für Medizinprodukte.

(2) Die Werbung für andere Mittel, Verfahren, Behandlungen oder Gegenstände außerhalb der Fachkreise darf sich nicht auf die Erkennung, Beseitigung oder Linderung dieser Krankheiten oder Leiden beziehen. Dies gilt nicht für die Werbung für Verfahren oder Behandlungen in Heilbädern, Kurorten und Kuranstalten.

§ 13
Werbeverbote ausländischer Unternehmen

Die Werbung eines Unternehmens mit Sitz außerhalb des Geltungsbereichs dieses Gesetzes ist unzulässig, wenn nicht ein Unternehmen mit Sitz oder eine natürliche Person mit gewöhnlichem Aufenthalt im Geltungsbereich dieses Gesetzes oder in einem anderen Mitgliedstaat der Europäischen Gemeinschaften oder in einem anderen Vertragsstaat des Abkommens über den Europäischen Wirtschaftsraum, die nach diesem Gesetz unbeschränkt strafrechtlich verfolgt werden kann, ausdrücklich damit betraut ist, die sich aus diesem Gesetz ergebenden Pflichten zu übernehmen.

§ 14
Strafvorschrift

Wer dem Verbot der irreführenden Werbung (§ 3) zuwiderhandelt, wird mit Freiheitsstrafe bis zu einem Jahr oder mit Geldstrafe bestraft.

§ 15
Ordnungswidrigkeiten

(1) Ordnungswidrig handelt, wer vorsätzlich oder fahrlässig
  1. entgegen § 3a eine Werbung für ein Arzneimittel betreibt, das der Pflicht zur Zulassung unterliegt und das nicht nach den arzneimittelrechtlichen Vorschriften

zugelassen ist oder als zugelassen gilt,
2. eine Werbung betreibt, die die nach § 4 vorgeschriebenen Angaben nicht enthält oder entgegen § 5 mit der Angabe von Anwendungsgebieten wirbt,
3. in einer nach § 6 unzulässigen Weise mit Gutachten, Zeugnissen oder Bezugnahmen auf Veröffentlichungen wirbt,
4. entgegen § 7 Abs. 1 und 3 eine mit Zuwendungen oder sonstigen Werbegaben verbundene Werbung betreibt,
   4a. entgegen § 7 Abs. 1 als Angehöriger der Fachkreise eine Zuwendung oder sonstige Werbegabe annimmt,
5. entgegen § 8 eine dort genannte Werbung betreibt,
6. entgegen § 9 für eine Fernbehandlung wirbt,
7. entgegen § 10 für die dort bezeichneten Arzneimittel wirbt,
8. auf eine durch § 11 verbotene Weise außerhalb der Fachkreise wirbt,
9. entgegen § 12 eine Werbung betreibt, die sich auf die in der Anlage zu § 12 aufgeführten Krankheiten oder Leiden bezieht,
10. eine nach § 13 unzulässige Werbung betreibt.

(2) Ordnungswidrig handelt ferner, wer fahrlässig dem Verbot der irreführenden Werbung (§ 3) zuwiderhandelt.

(3) Die Ordnungswidrigkeit nach Absatz 1 kann mit einer Geldbuße bis zu fünfzigtausend Euro, die Ordnungswidrigkeit nach Absatz 2 mit einer Geldbuße bis zu zwanzigtausend Euro geahndet werden.

§ 16
Einziehung von Werbematerial

Werbematerial und sonstige Gegenstände, auf die sich eine Straftat nach § 14 oder eine Ordnungswidrigkeit nach § 15 bezieht, können eingezogen werden. § 74a des Strafgesetzbuches und § 23 des Gesetzes über Ordnungswidrigkeiten sind anzuwenden.

§ 17
Anwendung anderer Gesetze

Das Gesetz gegen den unlauteren Wettbewerb bleibt unberührt.

§ 18
Übergangsbestimmung

Werbematerial, das den Vorschriften des § 4 nicht entspricht, jedoch den Vorschriften des Gesetzes in der bis zum 10. September 1998 geltenden Fassung, darf noch bis zum 31. März 1999 verwendet werden.

Anlage (zu § 12)

Krankheiten und Leiden, auf die sich die Werbung gemäß § 12 nicht beziehen darf

Fundstelle des Originaltextes: BGBl. I 2005, 2599

A. Krankheiten und Leiden beim Menschen
1. Nach dem Infektionsschutzgesetz vom 20. Juli 2000 (BGBl. I S. 1045) meldepflichtige Krankheiten oder durch meldepflichtige Krankheitserreger verursachte Infektionen,
2. bösartige Neubildungen,
3. Suchtkrankheiten, ausgenommen Nikotinabhängigkeit,
4. krankhafte Komplikationen der Schwangerschaft, der Entbindung und des Wochenbetts.

B. Krankheiten und Leiden beim Tier
1. Nach der Verordnung über anzeigepflichtige Tierseuchen und der Verordnung über meldepflichtige Tierkrankheiten in ihrer jeweils geltenden Fassung anzeige- oder meldepflichtige Seuchen oder Krankheiten,
2. bösartige Neubildungen,
3. bakterielle Eutererkrankungen bei Kühen, Ziegen und Schafen,
4. Kolik bei Pferden und Rindern.

Gesetz gegen den unlauteren Wettbewerb

Gesetz gegen den unlauteren Wettbewerb vom 3. Juli 2004 (BGBl. I S. 1414), zuletzt geändert durch Artikel 1 des Gesetzes vom 22. Dezember 2008 (BGBl. I S. 2949)

KAPITEL 1
Allgemeine Bestimmungen

§ 1
Zweck des Gesetzes

Dieses Gesetz dient dem Schutz der Mitbewerber, der Verbraucherinnen und Verbraucher sowie der sonstigen Marktteilnehmer vor unlauteren geschäftlichen Handlungen. Es schützt zugleich das Interesse der Allgemeinheit an einem unverfälschten Wettbewerb.

§ 2
Definitionen

(1) Im Sinne dieses Gesetzes bedeutet
1. „geschäftliche Handlung" jedes Verhalten einer Person zugunsten des eigenen oder eines fremden Unternehmens vor, bei oder nach einem Geschäftsabschluss, das mit der Förderung des Absatzes oder des Bezugs von Waren oder Dienstleistungen oder mit dem Abschluss oder der Durchführung eines Vertrags über Waren oder Dienstleistungen objektiv zusammenhängt; als Waren gelten auch Grundstücke, als Dienstleistungen auch Rechte und Verpflichtungen;
2. "Marktteilnehmer" neben Mitbewerbern und Verbrauchern alle Personen, die als Anbieter oder Nachfrager von Waren oder Dienstleistungen tätig sind;
3. "Mitbewerber" jeder Unternehmer, der mit einem oder mehreren Unternehmern als Anbieter oder Nachfrager von Waren oder Dienstleistungen in einem konkreten Wettbewerbsverhältnis steht;
4. "Nachricht" jede Information, die zwischen einer endlichen Zahl von Beteiligten über einen öffentlich zugänglichen elektronischen Kommunikationsdienst ausgetauscht oder weitergeleitet wird; dies schließt nicht Informationen ein, die als Teil eines Rundfunkdienstes über ein elektronisches Kommunikationsnetz an die Öffentlichkeit weitergeleitet werden, soweit die Informationen nicht mit dem identifizierbaren Teilnehmer oder Nutzer, der sie erhält, in Verbindung gebracht werden können;
5. „Verhaltenskodex" Vereinbarungen oder Vorschriften über das Verhalten von Unternehmern, zu welchen diese sich in Bezug auf Wirtschaftszweige oder einzelne geschäftliche Handlungen verpflichtet haben, ohne dass sich solche Verpflichtungen aus Gesetzes- oder Verwaltungsvorschriften ergeben;
6. „Unternehmer" jede natürliche oder juristische Person, die geschäftliche Hand-

lungen im Rahmen ihrer gewerblichen, handwerklichen oder beruflichen Tätigkeit vornimmt, und jede Person, die im Namen oder Auftrag einer solchen Person handelt;
7. „fachliche Sorgfalt" der Standard an Fachkenntnissen und Sorgfalt, von dem billigerweise angenommen werden kann, dass ein Unternehmer ihn in seinem Tätigkeitsbereich gegenüber Verbrauchern nach Treu und Glauben unter Berücksichtigung der Marktgepflogenheiten einhält.

(2) Für den Verbraucherbegriff gilt § 13 des Bürgerlichen Gesetzbuchs entsprechend.

§ 3
Verbot unlauterer geschäftlicher Handlungen

(1) Unlautere geschäftliche Handlungen sind unzulässig, wenn sie geeignet sind, die Interessen von Mitbewerbern, Verbrauchern oder sonstigen Marktteilnehmern spürbar zu beeinträchtigen.

(2) Geschäftliche Handlungen gegenüber Verbrauchern sind jedenfalls dann unzulässig, wenn sie nicht der für den Unternehmer geltenden fachlichen Sorgfalt entsprechen und dazu geeignet sind, die Fähigkeit des Verbrauchers, sich auf Grund von Informationen zu entscheiden, spürbar zu beeinträchtigen und ihn damit zu einer geschäftlichen Entscheidung zu veranlassen, die er andernfalls nicht getroffen hätte. Dabei ist auf den durchschnittlichen Verbraucher oder, wenn sich die geschäftliche Handlung an eine bestimmte Gruppe von Verbrauchern wendet, auf ein durchschnittliches Mitglied dieser Gruppe abzustellen. Auf die Sicht eines durchschnittlichen Mitglieds einer auf Grund von geistigen oder körperlichen Gebrechen, Alter oder Leichtgläubigkeit besonders schutzbedürftigen und eindeutig identifizierbaren Gruppe von Verbrauchern ist abzustellen, wenn für den Unternehmer vorhersehbar ist, dass seine geschäftliche Handlung nur diese Gruppe betrifft.

(3) Die im Anhang dieses Gesetzes aufgeführten geschäftlichen Handlungen gegenüber Verbrauchern sind stets unzulässig.

§ 4
Beispiele unlauterer geschäftlicher Handlungen

Unlauter handelt insbesondere, wer
1. geschäftliche Handlungen vornimmt, die geeignet sind, die Entscheidungsfreiheit der Verbraucher oder sonstiger Marktteilnehmer durch Ausübung von Druck, in menschenverachtender Weise oder durch sonstigen unangemessenen unsachlichen Einfluss zu beeinträchtigen;
2. geschäftliche Handlungen vornimmt, die geeignet sind, geistige oder körperliche Gebrechen, das Alter, die geschäftliche Unerfahrenheit, die Leichtgläubigkeit, die Angst oder die Zwangslage von Verbrauchern auszunutzen;
3. den Werbecharakter von geschäftlichen Handlungen verschleiert;
4. bei Verkaufsförderungsmaßnahmen wie Preisnachlässen, Zugaben oder Geschenken die Bedingungen für ihre Inanspruchnahme nicht klar und eindeutig angibt;

5. bei Preisausschreiben oder Gewinnspielen mit Werbecharakter die Teilnahmebedingungen nicht klar und eindeutig angibt;
6. die Teilnahme von Verbrauchern an einem Preisausschreiben oder Gewinnspiel von dem Erwerb einer Ware oder der Inanspruchnahme einer Dienstleistung abhängig macht, es sei denn, das Preisausschreiben oder Gewinnspiel ist naturgemäß mit der Ware oder der Dienstleistung verbunden;
7. die Kennzeichen, Waren, Dienstleistungen, Tätigkeiten oder persönlichen oder geschäftlichen Verhältnisse eines Mitbewerbers herabsetzt oder verunglimpft;
8. über die Waren, Dienstleistungen oder das Unternehmen eines Mitbewerbers oder über den Unternehmer oder ein Mitglied der Unternehmensleitung Tatsachen behauptet oder verbreitet, die geeignet sind, den Betrieb des Unternehmens oder den Kredit des Unternehmers zu schädigen, sofern die Tatsachen nicht erweislich wahr sind; handelt es sich um vertrauliche Mitteilungen und hat der Mitteilende oder der Empfänger der Mitteilung an ihr ein berechtigtes Interesse, so ist die Handlung nur dann unlauter, wenn die Tatsachen der Wahrheit zuwider behauptet oder verbreitet wurden;
9. Waren oder Dienstleistungen anbietet, die eine Nachahmung der Waren oder Dienstleistungen eines Mitbewerbers sind, wenn er
   a) eine vermeidbare Täuschung der Abnehmer über die betriebliche Herkunft herbeiführt,
   b) die Wertschätzung der nachgeahmten Ware oder Dienstleistung unangemessen ausnutzt oder beeinträchtigt oder
   c) die für die Nachahmung erforderlichen Kenntnisse oder Unterlagen unredlich erlangt hat;
10. Mitbewerber gezielt behindert;
11. einer gesetzlichen Vorschrift zuwiderhandelt, die auch dazu bestimmt ist, im Interesse der Marktteilnehmer das Marktverhalten zu regeln.

§ 5
Irreführende geschäftliche Handlungen

(1) Unlauter handelt, wer eine irreführende geschäftliche Handlung vornimmt. Eine geschäftliche Handlung ist irreführend, wenn sie unwahre Angaben enthält oder sonstige zur Täuschung geeignete Angaben über folgende Umstände enthält:
1. die wesentlichen Merkmale der Ware oder Dienstleistung wie Verfügbarkeit, Art, Ausführung, Vorteile, Risiken, Zusammensetzung, Zubehör, Verfahren oder Zeitpunkt der Herstellung, Lieferung oder Erbringung, Zwecktauglichkeit, Verwendungsmöglichkeit, Menge, Beschaffenheit, Kundendienst und Beschwerdeverfahren, geographische oder betriebliche Herkunft, von der Verwendung zu erwartende Ergebnisse oder die Ergebnisse oder wesentlichen Bestandteile von Tests der Waren oder Dienstleistungen;
2. den Anlass des Verkaufs wie das Vorhandensein eines besonderen Preisvorteils, den Preis oder die Art und Weise, in der er berechnet wird, oder die Bedingungen, unter denen die Ware geliefert oder die Dienstleistung erbracht wird;

3. die Person, Eigenschaften oder Rechte des Unternehmers wie Identität, Vermögen einschließlich der Rechte des geistigen Eigentums, den Umfang von Verpflichtungen, Befähigung, Status, Zulassung, Mitgliedschaften oder Beziehungen, Auszeichnungen oder Ehrungen, Beweggründe für die geschäftliche Handlung oder die Art des Vertriebs;
4. Aussagen oder Symbole, die im Zusammenhang mit direktem oder indirektem Sponsoring stehen oder sich auf eine Zulassung des Unternehmers oder der Waren oder Dienstleistungen beziehen;
5. die Notwendigkeit einer Leistung, eines Ersatzteils, eines Austauschs oder einer Reparatur;
6. die Einhaltung eines Verhaltenskodexes, auf den sich der Unternehmer verbindlich verpflichtet hat, wenn er auf diese Bindung hinweist, oder
7. Rechte des Verbrauchers, insbesondere solche auf Grund von Garantieversprechen oder Gewährleistungsrechte bei Leistungsstörungen.

(2) Eine geschäftliche Handlung ist auch irreführend, wenn sie im Zusammenhang mit der Vermarktung von Waren oder Dienstleistungen einschließlich vergleichender Werbung eine Verwechslungsgefahr mit einer anderen Ware oder Dienstleistung oder mit der Marke oder einem anderen Kennzeichen eines Mitbewerbers hervorruft.

(3) Angaben im Sinne von Absatz 1 Satz 2 sind auch Angaben im Rahmen vergleichender Werbung sowie bildliche Darstellungen und sonstige Veranstaltungen, die darauf zielen und geeignet sind, solche Angaben zu ersetzen.

(4) Es wird vermutet, dass es irreführend ist, mit der Herabsetzung eines Preises zu werben, sofern der Preis nur für eine unangemessen kurze Zeit gefordert worden ist. Ist streitig, ob und in welchem Zeitraum der Preis gefordert worden ist, so trifft die Beweislast denjenigen, der mit der Preisherabsetzung geworben hat.

§ 5a
Irreführung durch Unterlassen

(1) Bei der Beurteilung, ob das Verschweigen einer Tatsache irreführend ist, sind insbesondere deren Bedeutung für die geschäftliche Entscheidung nach der Verkehrsauffassung sowie die Eignung des Verschweigens zur Beeinflussung der Entscheidung zu berücksichtigen.

(2 Unlauter handelt, wer die Entscheidungsfähigkeit von Verbrauchern im Sinne des § 3 Abs. 2 dadurch beeinflusst, dass er eine Information vorenthält, die im konkreten Fall unter Berücksichtigung aller Umstände einschließlich der Beschränkungen des Kommunikationsmittels wesentlich ist.

(3) Werden Waren oder Dienstleistungen unter Hinweis auf deren Merkmale und Preis in einer dem verwendeten Kommunikationsmittel angemessenen Weise so angeboten, dass ein durchschnittlicher Verbraucher das Geschäft abschließen kann, gelten folgende Informationen als wesentlich im Sinne des Absatzes 2, sofern sie sich nicht unmittelbar aus den Umständen ergeben:
1. alle wesentlichen Merkmale der Ware oder Dienstleistung in dem dieser und dem verwendeten Kommunikationsmittel angemessenen Umfang;

2. die Identität und Anschrift des Unternehmers, gegebenenfalls die Identität und Anschrift des Unternehmers, für den er handelt;
3. der Endpreis oder in Fällen, in denen ein solcher Preis auf Grund der Beschaffenheit der Ware oder Dienstleistung nicht im Voraus berechnet werden kann, die Art der Preisberechnung sowie gegebenenfalls alle zusätzlichen Fracht-, Liefer- und Zustellkosten oder in Fällen, in denen diese Kosten nicht im Voraus berechnet werden können, die Tatsache, dass solche zusätzlichen Kosten anfallen können;
4. Zahlungs-, Liefer- und Leistungsbedingungen sowie Verfahren zum Umgang mit Beschwerden, soweit sie von Erfordernissen der fachlichen Sorgfalt abweichen, und
5. das Bestehen eines Rechts zum Rücktritt oder Widerruf.

(4) Als wesentlich im Sinne des Absatzes 2 gelten auch Informationen, die dem Verbraucher auf Grund gemeinschaftsrechtlicher Verordnungen oder nach Rechtsvorschriften zur Umsetzung gemeinschaftsrechtlicher Richtlinien für kommerzielle Kommunikation einschließlich Werbung und Marketing nicht vorenthalten werden dürfen.

§ 6
Vergleichende Werbung

(1) Vergleichende Werbung ist jede Werbung, die unmittelbar oder mittelbar einen Mitbewerber oder die von einem Mitbewerber angebotenen Waren oder Dienstleistungen erkennbar macht.

(2) Unlauter handelt, wer vergleichend wirbt, wenn der Vergleich
1. sich nicht auf Waren oder Dienstleistungen für den gleichen Bedarf oder dieselbe Zweckbestimmung bezieht,
2. nicht objektiv auf eine oder mehrere wesentliche, relevante, nachprüfbare und typische Eigenschaften oder den Preis dieser Waren oder Dienstleistungen bezogen ist,
3. im geschäftlichen Verkehr zu einer Gefahr von Verwechslungen zwischen dem Werbenden und einem Mitbewerber oder zwischen den von diesen angebotenen Waren oder Dienstleistungen oder den von ihnen verwendeten Kennzeichen führt,
4. den Ruf des von einem Mitbewerber verwendeten Kennzeichens in unlauterer Weise ausnutzt oder beeinträchtigt,
5. die Waren, Dienstleistungen, Tätigkeiten oder persönlichen oder geschäftlichen Verhältnisse eines Mitbewerbers herabsetzt oder verunglimpft oder
6. eine Ware oder Dienstleistung als Imitation oder Nachahmung einer unter einem geschützten Kennzeichen vertriebenen Ware oder Dienstleistung darstellt.

§ 7
Unzumutbare Belästigungen

(1) Eine geschäftliche Handlung, durch die ein Marktteilnehmer in unzumutbarer Weise belästigt wird, ist unzulässig. Dies gilt insbesondere für Werbung, obwohl erkennbar

ist, dass der angesprochene Marktteilnehmer diese Werbung nicht wünscht.

(2) Eine unzumutbare Belästigung ist stets anzunehmen
  1. bei Werbung unter Verwendung eines in den Nummern 2 und 3 nicht aufgeführten, für den Fernabsatz geeigneten Mittels der kommerziellen Kommunikation, durch die ein Verbraucher hartnäckig angesprochen wird, obwohl er dies erkennbar nicht wünscht;
  2. bei Werbung mit einem Telefonanruf gegenüber einem Verbraucher ohne dessen Einwilligung oder gegenüber einem sonstigen Marktteilnehmer ohne dessen zumindest mutmaßliche Einwilligung;
  3. bei Werbung unter Verwendung einer automatischen Anrufmaschine, eines Faxgerätes oder elektronischer Post, ohne dass eine vorherige ausdrückliche Einwilligung des Adressaten vorliegt, oder
  4. bei Werbung mit einer Nachricht, bei der die Identität des Absenders, in dessen Auftrag die Nachricht übermittelt wird, verschleiert oder verheimlicht wird oder bei der keine gültige Adresse vorhanden ist, an die der Empfänger eine Aufforderung zur Einstellung solcher Nachrichten richten kann, ohne dass hierfür andere als die Übermittlungskosten nach den Basistarifen entstehen.

(3) Abweichend von Absatz 2 Nr. 3 ist eine unzumutbare Belästigung bei einer Werbung unter Verwendung elektronischer Post nicht anzunehmen, wenn
  1. ein Unternehmer im Zusammenhang mit dem Verkauf einer Ware oder Dienstleistung von dem Kunden dessen elektronische Postadresse erhalten hat,
  2. der Unternehmer die Adresse zur Direktwerbung für eigene ähnliche Waren oder Dienstleistungen verwendet,
  3. der Kunde der Verwendung nicht widersprochen hat und
  4. der Kunde bei Erhebung der Adresse und bei jeder Verwendung klar und deutlich darauf hingewiesen wird, dass er der Verwendung jederzeit widersprechen kann, ohne dass hierfür andere als die Übermittlungskosten nach den Basistarifen entstehen.

KAPITEL 2
Rechtsfolgen

§ 8
Beseitigung und Unterlassung

(1) Wer eine nach § 3 oder § 7 unzulässige geschäftliche Handlung vornimmt, kann auf Beseitigung und bei Wiederholungsgefahr auf Unterlassung in Anspruch genommen werden. Der Anspruch auf Unterlassung besteht bereits dann, wenn eine derartige Zuwiderhandlung gegen § 3 oder § 7 droht.

(2) Werden die Zuwiderhandlungen in einem Unternehmen von einem Mitarbeiter oder Beauftragten begangen, so sind der Unterlassungsanspruch und der Beseitigungsanspruch auch gegen den Inhaber des Unternehmens begründet.

(3) Die Ansprüche aus Absatz 1 stehen zu:

1. jedem Mitbewerber;
2. rechtsfähigen Verbänden zur Förderung gewerblicher oder selbständiger beruflicher Interessen, soweit ihnen eine erhebliche Zahl von Unternehmern angehört, die Waren oder Dienstleistungen gleicher oder verwandter Art auf demselben Markt vertreiben, soweit sie insbesondere nach ihrer personellen, sachlichen und finanziellen Ausstattung imstande sind, ihre satzungsmäßigen Aufgaben der Verfolgung gewerblicher oder selbständiger beruflicher Interessen tatsächlich wahrzunehmen und soweit die Zuwiderhandlung die Interessen ihrer Mitglieder berührt;
3. qualifizierten Einrichtungen, die nachweisen, dass sie in die Liste qualifizierter Einrichtungen nach § 4 des Unterlassungsklagengesetzes oder in dem Verzeichnis der Kommission der Europäischen Gemeinschaften nach Artikel 4 der Richtlinie 98/27/EG des Europäischen Parlaments und des Rates vom 19. Mai 1998 über Unterlassungsklagen zum Schutz der Verbraucherinteressen (ABl. EG Nr. L 166 S. 51) eingetragen sind;
4. den Industrie- und Handelskammern oder den Handwerkskammern.

(4) Die Geltendmachung der in Absatz 1 bezeichneten Ansprüche ist unzulässig, wenn sie unter Berücksichtigung der gesamten Umstände missbräuchlich ist, insbesondere wenn sie vorwiegend dazu dient, gegen den Zuwiderhandelnden einen Anspruch auf Ersatz von Aufwendungen oder Kosten der Rechtsverfolgung entstehen zu lassen.

(5) § 13 des Unterlassungsklagengesetzes und die darin enthaltene Verordnungsermächtigung gelten mit der Maßgabe entsprechend, dass an die Stelle der Klageberechtigten nach § 3 Abs. 1 Nr. 1 und 3 des Unterlassungsklagengesetzes die gemäß § 8 Abs. 3 Nr. 3 und 4 zur Geltendmachung eines Unterlassungsanspruchs Berechtigten, an die Stelle der Klageberechtigten nach § 3 Abs. 1 Nr. 2 des Unterlassungsklagengesetzes die gemäß § 8 Abs. 3 Nr. 2 zur Geltendmachung eines Unterlassungsanspruchs Berechtigten und an die Stelle der in den §§ 1 und 2 des Unterlassungsklagengesetzes geregelten Unterlassungsansprüche die in § 8 bestimmten Unterlassungsansprüche treten. Im Übrigen findet das Unterlassungsklagengesetz keine Anwendung, es sei denn, es liegt ein Fall des § 4a des Unterlassungsklagengesetzes vor.

§ 9
Schadensersatz

Wer vorsätzlich oder fahrlässig eine nach § 3 oder § 7 unzulässige geschäftliche Handlung vornimmt, ist den Mitbewerbern zum Ersatz des daraus entstehenden Schadens verpflichtet. Gegen verantwortliche Personen von periodischen Druckschriften kann der Anspruch auf Schadensersatz nur bei einer vorsätzlichen Zuwiderhandlung geltend gemacht werden.

§ 10
Gewinnabschöpfung

(1) Wer vorsätzlich eine nach § 3 oder § 7 unzulässige geschäftliche Handlung vornimmt und hierdurch zu Lasten einer Vielzahl von Abnehmern einen Gewinn erzielt,

kann von den gemäß § 8 Abs. 3 Nr. 2 bis 4 zur Geltendmachung eines Unterlassungsanspruchs Berechtigten auf Herausgabe dieses Gewinns an den Bundeshaushalt in Anspruch genommen werden.

(2) Auf den Gewinn sind die Leistungen anzurechnen, die der Schuldner auf Grund der Zuwiderhandlung an Dritte oder an den Staat erbracht hat. Soweit der Schuldner solche Leistungen erst nach Erfüllung des Anspruchs nach Absatz 1 erbracht hat, erstattet die zuständige Stelle des Bundes dem Schuldner den abgeführten Gewinn in Höhe der nachgewiesenen Zahlungen zurück.

(3) Beanspruchen mehrere Gläubiger den Gewinn, so gelten die §§ 428 bis 430 des Bürgerlichen Gesetzbuchs entsprechend.

(4) Die Gläubiger haben der zuständigen Stelle des Bundes über die Geltendmachung von Ansprüchen nach Absatz 1 Auskunft zu erteilen. Sie können von der zuständigen Stelle des Bundes Erstattung der für die Geltendmachung des Anspruchs erforderlichen Aufwendungen verlangen, soweit sie vom Schuldner keinen Ausgleich erlangen können. Der Erstattungsanspruch ist auf die Höhe des an den Bundeshaushalt abgeführten Gewinns beschränkt.

(5) Zuständige Stelle im Sinn der Absätze 2 und 4 ist das Bundesamt für Justiz.

§ 11
Verjährung

(1) Die Ansprüche aus den §§ 8, 9 und 12 Abs. 1 Satz 2 verjähren in sechs Monaten.

(2) Die Verjährungsfrist beginnt, wenn
   1. der Anspruch entstanden ist und
   2. der Gläubiger von den den Anspruch begründenden Umständen und der Person des Schuldners Kenntnis erlangt oder ohne grobe Fahrlässigkeit erlangen müsste.

(3) Schadensersatzansprüche verjähren ohne Rücksicht auf die Kenntnis oder grob fahrlässige Unkenntnis in zehn Jahren von ihrer Entstehung, spätestens in 30 Jahren von der den Schaden auslösenden Handlung an.

(4) Andere Ansprüche verjähren ohne Rücksicht auf die Kenntnis oder grob fahrlässige Unkenntnis in drei Jahren von der Entstehung an.

KAPITEL 3
Verfahrensvorschriften

§ 12
Anspruchsdurchsetzung, Veröffentlichungsbefugnis, Streitwertminderung

(1) Die zur Geltendmachung eines Unterlassungsanspruchs Berechtigten sollen den Schuldner vor der Einleitung eines gerichtlichen Verfahrens abmahnen und ihm Gelegenheit geben, den Streit durch Abgabe einer mit einer angemessenen Vertragsstrafe bewehrten Unterlassungsverpflichtung beizulegen. Soweit die Abmahnung

berechtigt ist, kann der Ersatz der erforderlichen Aufwendungen verlangt werden.
(2) Zur Sicherung der in diesem Gesetz bezeichneten Ansprüche auf Unterlassung können einstweilige Verfügungen auch ohne die Darlegung und Glaubhaftmachung der in den §§ 935 und 940 der Zivilprozessordnung bezeichneten Voraussetzungen erlassen werden.
(3) Ist auf Grund dieses Gesetzes Klage auf Unterlassung erhoben worden, so kann das Gericht der obsiegenden Partei die Befugnis zusprechen, das Urteil auf Kosten der unterliegenden Partei öffentlich bekannt zu machen, wenn sie ein berechtigtes Interesse dartut. Art und Umfang der Bekanntmachung werden im Urteil bestimmt. Die Befugnis erlischt, wenn von ihr nicht innerhalb von drei Monaten nach Eintritt der Rechtskraft Gebrauch gemacht worden ist. Der Ausspruch nach Satz 1 ist nicht vorläufig vollstreckbar.
(4) Bei der Bemessung des Streitwerts für Ansprüche nach § 8 Abs. 1 ist es wertmindernd zu berücksichtigen, wenn die Sache nach Art und Umfang einfach gelagert ist oder wenn die Belastung einer der Parteien mit den Prozesskosten nach dem vollen Streitwert angesichts ihrer Vermögens- und Einkommensverhältnisse nicht tragbar erscheint.

§ 13
Sachliche Zuständigkeit

(1) Für alle bürgerlichen Rechtsstreitigkeiten, mit denen ein Anspruch auf Grund dieses Gesetzes geltend gemacht wird, sind die Landgerichte ausschließlich zuständig. Es gilt § 95 Abs. 1 Nr. 5 des Gerichtsverfassungsgesetzes.
(2) Die Landesregierungen werden ermächtigt, durch Rechtsverordnung für die Bezirke mehrerer Landgerichte eines von ihnen als Gericht für Wettbewerbsstreitsachen zu bestimmen, wenn dies der Rechtspflege in Wettbewerbsstreitsachen, insbesondere der Sicherung einer einheitlichen Rechtsprechung, dienlich ist. Die Landesregierungen können die Ermächtigung auf die Landesjustizverwaltungen übertragen.

§ 14
Örtliche Zuständigkeit

(1) Für Klagen auf Grund dieses Gesetzes ist das Gericht zuständig, in dessen Bezirk der Beklagte seine gewerbliche oder selbständige berufliche Niederlassung oder in Ermangelung einer solchen seinen Wohnsitz hat. Hat der Beklagte auch keinen Wohnsitz, so ist sein inländischer Aufenthaltsort maßgeblich.
(2) Für Klagen auf Grund dieses Gesetzes ist außerdem nur das Gericht zuständig, in dessen Bezirk die Handlung begangen ist. Satz 1 gilt für Klagen, die von den nach § 8 Abs. 3 Nr. 2 bis 4 zur Geltendmachung eines Unterlassungsanspruchs Berechtigten erhoben werden, nur dann, wenn der Beklagte im Inland weder eine gewerbliche oder selbständige berufliche Niederlassung noch einen Wohnsitz hat.

§ 15
Einigungsstellen

(1) Die Landesregierungen errichten bei Industrie- und Handelskammern Einigungsstellen zur Beilegung von bürgerlichen Rechtsstreitigkeiten, in denen ein Anspruch auf Grund dieses Gesetzes geltend gemacht wird (Einigungsstellen).

(2) Die Einigungsstellen sind mit einer vorsitzenden Person, die die Befähigung zum Richteramt nach dem Deutschen Richtergesetz hat, und beisitzenden Personen zu besetzen. Als beisitzende Personen werden im Falle einer Anrufung durch eine nach § 8 Abs. 3 Nr. 3 zur Geltendmachung eines Unterlassungsanspruchs berechtigte qualifizierte Einrichtung Unternehmer und Verbraucher in gleicher Anzahl tätig, sonst mindestens zwei sachverständige Unternehmer. Die vorsitzende Person soll auf dem Gebiet des Wettbewerbsrechts erfahren sein. Die beisitzenden Personen werden von der vorsitzenden Person für den jeweiligen Streitfall aus einer alljährlich für das Kalenderjahr aufzustellenden Liste berufen. Die Berufung soll im Einvernehmen mit den Parteien erfolgen. Für die Ausschließung und Ablehnung von Mitgliedern der Einigungsstelle sind die §§ 41 bis 43 und § 44 Abs. 2 bis 4 der Zivilprozessordnung entsprechend anzuwenden. Über das Ablehnungsgesuch entscheidet das für den Sitz der Einigungsstelle zuständige Landgericht (Kammer für Handelssachen oder, falls es an einer solchen fehlt, Zivilkammer).

(3) Die Einigungsstellen können bei bürgerlichen Rechtsstreitigkeiten, in denen ein Anspruch auf Grund dieses Gesetzes geltend gemacht wird, angerufen werden, wenn der Gegner zustimmt. Soweit die Wettbewerbshandlungen Verbraucher betreffen, können die Einigungsstellen von jeder Partei zu einer Aussprache mit dem Gegner über den Streitfall angerufen werden; einer Zustimmung des Gegners bedarf es nicht.

(4) Für die Zuständigkeit der Einigungsstellen ist § 14 entsprechend anzuwenden.

(5) Die der Einigungsstelle vorsitzende Person kann das persönliche Erscheinen der Parteien anordnen. Gegen eine unentschuldigt ausbleibende Partei kann die Einigungsstelle ein Ordnungsgeld festsetzen. Gegen die Anordnung des persönlichen Erscheinens und gegen die Festsetzung des Ordnungsgeldes findet die sofortige Beschwerde nach den Vorschriften der Zivilprozessordnung an das für den Sitz der Einigungsstelle zuständige Landgericht (Kammer für Handelssachen oder, falls es an einer solchen fehlt, Zivilkammer) statt.

(6) Die Einigungsstelle hat einen gütlichen Ausgleich anzustreben. Sie kann den Parteien einen schriftlichen, mit Gründen versehenen Einigungsvorschlag machen. Der Einigungsvorschlag und seine Begründung dürfen nur mit Zustimmung der Parteien veröffentlicht werden.

(7) Kommt ein Vergleich zustande, so muss er in einem besonderen Schriftstück niedergelegt und unter Angabe des Tages seines Zustandekommens von den Mitgliedern der Einigungsstelle, welche in der Verhandlung mitgewirkt haben, sowie von den Parteien unterschrieben werden. Aus einem vor der Einigungsstelle geschlossenen Vergleich findet die Zwangsvollstreckung statt; § 797a der Zivilprozessordnung ist entsprechend anzuwenden.

(8) Die Einigungsstelle kann, wenn sie den geltend gemachten Anspruch von vornherein

für unbegründet oder sich selbst für unzuständig erachtet, die Einleitung von Einigungsverhandlungen ablehnen.

(9) Durch die Anrufung der Einigungsstelle wird die Verjährung in gleicher Weise wie durch Klageerhebung gehemmt. Kommt ein Vergleich nicht zustande, so ist der Zeitpunkt, zu dem das Verfahren beendet ist, von der Einigungsstelle festzustellen. Die vorsitzende Person hat dies den Parteien mitzuteilen.

(10) Ist ein Rechtsstreit der in Absatz 3 Satz 2 bezeichneten Art ohne vorherige Anrufung der Einigungsstelle anhängig gemacht worden, so kann das Gericht auf Antrag den Parteien unter Anberaumung eines neuen Termins aufgeben, vor diesem Termin die Einigungsstelle zur Herbeiführung eines gütlichen Ausgleichs anzurufen. In dem Verfahren über den Antrag auf Erlass einer einstweiligen Verfügung ist diese Anordnung nur zulässig, wenn der Gegner zustimmt. Absatz 8 ist nicht anzuwenden. Ist ein Verfahren vor der Einigungsstelle anhängig, so ist eine erst nach Anrufung der Einigungsstelle erhobene Klage des Antragsgegners auf Feststellung, dass der geltend gemachte Anspruch nicht bestehe, nicht zulässig.

(11) Die Landesregierungen werden ermächtigt, durch Rechtsverordnung die zur Durchführung der vorstehenden Bestimmungen und zur Regelung des Verfahrens vor den Einigungsstellen erforderlichen Vorschriften zu erlassen, insbesondere über die Aufsicht über die Einigungsstellen, über ihre Besetzung unter angemessener Beteiligung der nicht den Industrie- und Handelskammern angehörenden Unternehmern (§ 2 Abs. 2 bis 6 des Gesetzes zur vorläufigen Regelung des Rechts der Industrie- und Handelskammern in der im Bundesgesetzblatt Teil III, Gliederungsnummer 701-1, veröffentlichten bereinigten Fassung) und über die Vollstreckung von Ordnungsgeldern sowie Bestimmungen über die Erhebung von Auslagen durch die Einigungsstelle zu treffen. Bei der Besetzung der Einigungsstellen sind die Vorschläge der für ein Bundesland errichteten, mit öffentlichen Mitteln geförderten Verbraucherzentralen zur Bestimmung der in Absatz 2 Satz 2 genannten Verbraucher zu berücksichtigen.

(12) Abweichend von Absatz 2 Satz 1 kann in den Ländern Brandenburg, Mecklenburg-Vorpommern, Sachsen, Sachsen-Anhalt und Thüringen die Einigungsstelle auch mit einem Rechtskundigen als Vorsitzendem besetzt werden, der die Befähigung zum Berufsrichter nach dem Recht der Deutschen Demokratischen Republik erworben hat.

BGB Gesetze zum Arbeitsrecht

§ 611
Vertragstypische Pflichten beim Dienstvertrag

(1) Durch den Dienstvertrag wird derjenige, welcher Dienste zusagt, zur Leistung der versprochenen Dienste, der andere Teil zur Gewährung der vereinbarten Vergütung verpflichtet.
(2) Gegenstand des Dienstvertrags können Dienste jeder Art sein.

§ 612
Vergütung

(1) Eine Vergütung gilt als stillschweigend vereinbart, wenn die Dienstleistung den Umständen nach nur gegen eine Vergütung zu erwarten ist.
(2) Ist die Höhe der Vergütung nicht bestimmt, so ist bei dem Bestehen einer Taxe die taxmäßige Vergütung, in Ermangelung einer Taxe die übliche Vergütung als vereinbart anzusehen.

§ 612a
Maßregelungsverbot

Der Arbeitgeber darf einen Arbeitnehmer bei einer Vereinbarung oder einer Maßnahme nicht benachteiligen, weil der Arbeitnehmer in zulässiger Weise seine Rechte ausübt.

§ 613
Unübertragbarkeit

Der zur Dienstleistung Verpflichtete hat die Dienste im Zweifel in Person zu leisten. Der Anspruch auf die Dienste ist im Zweifel nicht übertragbar.

§ 613a
Rechte und Pflichten bei Betriebsübergang

(1) Geht ein Betrieb oder Betriebsteil durch Rechtsgeschäft auf einen anderen Inhaber über, so tritt dieser in die Rechte und Pflichten aus den im Zeitpunkt des Übergangs bestehenden Arbeitsverhältnissen ein. Sind diese Rechte und Pflichten durch Rechtsnormen eines Tarifvertrags oder durch eine Betriebsvereinbarung geregelt, so werden sie Inhalt des Arbeitsverhältnisses zwischen dem neuen Inhaber und dem Arbeitnehmer und dürfen nicht vor Ablauf eines Jahres nach dem Zeitpunkt des Übergangs zum Nachteil des Arbeitnehmers geändert werden. Satz 2 gilt nicht, wenn die Rechte und Pflichten bei dem neuen Inhaber durch Rechtsnormen eines anderen Tarifvertrags oder durch eine andere Betriebsvereinbarung geregelt werden. Vor Ablauf der Frist nach Satz 2 können die Rechte und Pflichten geändert

werden, wenn der Tarifvertrag oder die Betriebsvereinbarung nicht mehr gilt oder bei fehlender beiderseitiger Tarifgebundenheit im Geltungsbereich eines anderen Tarifvertrags dessen Anwendung zwischen dem neuen Inhaber und dem Arbeitnehmer vereinbart wird.

(2) Der bisherige Arbeitgeber haftet neben dem neuen Inhaber für Verpflichtungen nach Absatz 1, soweit sie vor dem Zeitpunkt des Übergangs entstanden sind und vor Ablauf von einem Jahr nach diesem Zeitpunkt fällig werden, als Gesamtschuldner. Werden solche Verpflichtungen nach dem Zeitpunkt des Übergangs fällig, so haftet der bisherige Arbeitgeber für sie jedoch nur in dem Umfang, der dem im Zeitpunkt des Übergangs abgelaufenen Teil ihres Bemessungszeitraums entspricht.

(3) Absatz 2 gilt nicht, wenn eine juristische Person oder eine Personenhandelsgesellschaft durch Umwandlung erlischt.

(4) Die Kündigung des Arbeitsverhältnisses eines Arbeitnehmers durch den bisherigen Arbeitgeber oder durch den neuen Inhaber wegen des Übergangs eines Betriebs oder eines Betriebsteils ist unwirksam. Das Recht zur Kündigung des Arbeitsverhältnisses aus anderen Gründen bleibt unberührt.

(5) Der bisherige Arbeitgeber oder der neue Inhaber hat die von einem Übergang betroffenen Arbeitnehmer vor dem Übergang in Textform zu unterrichten über:
  1. den Zeitpunkt oder den geplanten Zeitpunkt des Übergangs,
  2. den Grund für den Übergang,
  3. die rechtlichen, wirtschaftlichen und sozialen Folgen des Übergangs für die Arbeitnehmer und
  4. die hinsichtlich der Arbeitnehmer in Aussicht genommenen Maßnahmen.

(6) Der Arbeitnehmer kann dem Übergang des Arbeitsverhältnisses innerhalb eines Monats nach Zugang der Unterrichtung nach Absatz 5 schriftlich widersprechen. Der Widerspruch kann gegenüber dem bisherigen Arbeitgeber oder dem neuen Inhaber erklärt werden.

§ 619
Unabdingbarkeit der Fürsorgepflichten

Die dem Dienstberechtigten nach den §§ 617, 618 obliegenden Verpflichtungen können nicht im Voraus durch Vertrag aufgehoben oder beschränkt werden.

§ 619a
Beweislast bei Haftung des Arbeitnehmers

Abweichend von § 280 Abs. 1 hat der Arbeitnehmer dem Arbeitgeber Ersatz für den aus der Verletzung einer Pflicht aus dem Arbeitsverhältnis entstehenden Schaden nur zu leisten, wenn er die Pflichtverletzung zu vertreten hat.

§ 620
Beendigung des Dienstverhältnisses

(1) Das Dienstverhältnis endigt mit dem Ablauf der Zeit, für die es eingegangen ist.
(2) Ist die Dauer des Dienstverhältnisses weder bestimmt noch aus der Beschaffenheit oder dem Zwecke der Dienste zu entnehmen, so kann jeder Teil das Dienstverhältnis nach Maßgabe der §§ 621 bis 623 kündigen.
(3) Für Arbeitsverträge, die auf bestimmte Zeit abgeschlossen werden, gilt das Teilzeit- und Befristungsgesetz.

§ 621
Kündigungsfristen bei Dienstverhältnissen

Bei einem Dienstverhältnis, das kein Arbeitsverhältnis im Sinne des § 622 ist, ist die Kündigung zulässig,
1. wenn die Vergütung nach Tagen bemessen ist, an jedem Tag für den Ablauf des folgenden Tages;
2. wenn die Vergütung nach Wochen bemessen ist, spätestens am ersten Werktag einer Woche für den Ablauf des folgenden Sonnabends;
3. wenn die Vergütung nach Monaten bemessen ist, spätestens am fünfzehnten eines Monats für den Schluss des Kalendermonats;
4. wenn die Vergütung nach Vierteljahren oder längeren Zeitabschnitten bemessen ist, unter Einhaltung einer Kündigungsfrist von sechs Wochen für den Schluss eines Kalendervierteljahrs;
5. wenn die Vergütung nicht nach Zeitabschnitten bemessen ist, jederzeit; bei einem die Erwerbstätigkeit des Verpflichteten vollständig oder hauptsächlich in Anspruch nehmenden Dienstverhältnis ist jedoch eine Kündigungsfrist von zwei Wochen einzuhalten.

§ 622
Kündigungsfristen bei Arbeitsverhältnissen

(1) Das Arbeitsverhältnis eines Arbeiters oder eines Angestellten (Arbeitnehmers) kann mit einer Frist von vier Wochen zum Fünfzehnten oder zum Ende eines Kalendermonats gekündigt werden.
(2) Für eine Kündigung durch den Arbeitgeber beträgt die Kündigungsfrist, wenn das Arbeitsverhältnis in dem Betrieb oder Unternehmen
1. zwei Jahre bestanden hat, einen Monat zum Ende eines Kalendermonats,
2. fünf Jahre bestanden hat, zwei Monate zum Ende eines Kalendermonats,
3. acht Jahre bestanden hat, drei Monate zum Ende eines Kalendermonats,
4. zehn Jahre bestanden hat, vier Monate zum Ende eines Kalendermonats,
5. zwölf Jahre bestanden hat, fünf Monate zum Ende eines Kalendermonats,
6. 15 Jahre bestanden hat, sechs Monate zum Ende eines Kalendermonats,
7. 20 Jahre bestanden hat, sieben Monate zum Ende eines Kalendermonats.
Bei der Berechnung der Beschäftigungsdauer werden Zeiten, die vor der Vollendung

des 25. Lebensjahrs des Arbeitnehmers liegen, nicht berücksichtigt.
(3) Während einer vereinbarten Probezeit, längstens für die Dauer von sechs Monaten, kann das Arbeitsverhältnis mit einer Frist von zwei Wochen gekündigt werden.
(4) Von den Absätzen 1 bis 3 abweichende Regelungen können durch Tarifvertrag vereinbart werden. Im Geltungsbereich eines solchen Tarifvertrags gelten die abweichenden tarifvertraglichen Bestimmungen zwischen nicht tarifgebundenen Arbeitgebern und Arbeitnehmern, wenn ihre Anwendung zwischen ihnen vereinbart ist.
(5) Einzelvertraglich kann eine kürzere als die in Absatz 1 genannte Kündigungsfrist nur vereinbart werden,
   1. wenn ein Arbeitnehmer zur vorübergehenden Aushilfe eingestellt ist; dies gilt nicht, wenn das Arbeitsverhältnis über die Zeit von drei Monaten hinaus fortgesetzt wird;
   2. wenn der Arbeitgeber in der Regel nicht mehr als 20 Arbeitnehmer ausschließlich der zu ihrer Berufsbildung Beschäftigten beschäftigt und die Kündigungsfrist vier Wochen nicht unterschreitet.

Bei der Feststellung der Zahl der beschäftigten Arbeitnehmer sind teilzeitbeschäftigte Arbeitnehmer mit einer regelmäßigen wöchentlichen Arbeitszeit von nicht mehr als 20 Stunden mit 0,5 und nicht mehr als 30 Stunden mit 0,75 zu berücksichtigen. Die einzelvertragliche Vereinbarung längerer als der in den Absätzen 1 bis 3 genannten Kündigungsfristen bleibt hiervon unberührt.
(6) Für die Kündigung des Arbeitsverhältnisses durch den Arbeitnehmer darf keine längere Frist vereinbart werden als für die Kündigung durch den Arbeitgeber.

§ 623
Schriftform der Kündigung

Die Beendigung von Arbeitsverhältnissen durch Kündigung oder Auflösungsvertrag bedürfen zu ihrer Wirksamkeit der Schriftform; die elektronische Form ist ausgeschlossen.

§ 624
Kündigungsfrist bei Verträgen über mehr als fünf Jahre

Ist das Dienstverhältnis für die Lebenszeit einer Person oder für längere Zeit als fünf Jahre eingegangen, so kann es von dem Verpflichteten nach dem Ablauf von fünf Jahren gekündigt werden. Die Kündigungsfrist beträgt sechs Monate.

§ 625
Stillschweigende Verlängerung

Wird das Dienstverhältnis nach dem Ablauf der Dienstzeit von dem Verpflichteten mit Wissen des anderen Teiles fortgesetzt, so gilt es als auf unbestimmte Zeit verlängert, sofern nicht der andere Teil unverzüglich widerspricht.

§ 626
Fristlose Kündigung aus wichtigem Grund

(1) Das Dienstverhältnis kann von jedem Vertragsteil aus wichtigem Grund ohne Einhaltung einer Kündigungsfrist gekündigt werden, wenn Tatsachen vorliegen, auf Grund derer dem Kündigenden unter Berücksichtigung aller Umstände des Einzelfalles und unter Abwägung der Interessen beider Vertragsteile die Fortsetzung des Dienstverhältnisses bis zum Ablauf der Kündigungsfrist oder bis zu der vereinbarten Beendigung des Dienstverhältnisses nicht zugemutet werden kann.

(2) Die Kündigung kann nur innerhalb von zwei Wochen erfolgen. Die Frist beginnt mit dem Zeitpunkt, in dem der Kündigungsberechtigte von den für die Kündigung maßgebenden Tatsachen Kenntnis erlangt. Der Kündigende muss dem anderen Teil auf Verlangen den Kündigungsgrund unverzüglich schriftlich mitteilen.

§ 627
Fristlose Kündigung bei Vertrauensstellung

(1) Bei einem Dienstverhältnis, das kein Arbeitsverhältnis im Sinne des § 622 ist, ist die Kündigung auch ohne die in § 626 bezeichnete Voraussetzung zulässig, wenn der zur Dienstleistung Verpflichtete, ohne in einem dauernden Dienstverhältnis mit festen Bezügen zu stehen, Dienste höherer Art zu leisten hat, die auf Grund besonderen Vertrauens übertragen zu werden pflegen.

(2) Der Verpflichtete darf nur in der Art kündigen, dass sich der Dienstberechtigte die Dienste anderweit beschaffen kann, es sei denn, dass ein wichtiger Grund für die unzeitige Kündigung vorliegt. Kündigt er ohne solchen Grund zur Unzeit, so hat er dem Dienstberechtigten den daraus entstehenden Schaden zu ersetzen.

§ 628
Teilvergütung und Schadensersatz bei fristloser Kündigung

(1) Wird nach dem Beginn der Dienstleistung das Dienstverhältnis auf Grund des § 626 oder des § 627 gekündigt, so kann der Verpflichtete einen seinen bisherigen Leistungen entsprechenden Teil der Vergütung verlangen. Kündigt er, ohne durch vertragswidriges Verhalten des anderen Teiles dazu veranlasst zu sein, oder veranlasst er durch sein vertragswidriges Verhalten die Kündigung des anderen Teiles, so steht ihm ein Anspruch auf die Vergütung insoweit nicht zu, als seine bisherigen Leistungen infolge der Kündigung für den anderen Teil kein Interesse haben. Ist die Vergütung für eine spätere Zeit im Voraus entrichtet, so hat der Verpflichtete sie nach Maßgabe des § 346 oder, wenn die Kündigung wegen eines Umstands erfolgt, den er nicht zu vertreten hat, nach den Vorschriften über die Herausgabe einer ungerechtfertigten Bereicherung zurückzuerstatten.

(2) Wird die Kündigung durch vertragswidriges Verhalten des anderen Teiles veranlasst, so ist dieser zum Ersatz des durch die Aufhebung des Dienstverhältnisses entstehenden Schadens verpflichtet.

§ 629
Freizeit zur Stellungssuche

Nach der Kündigung eines dauernden Dienstverhältnisses hat der Dienstberechtigte dem Verpflichteten auf Verlangen angemessene Zeit zum Aufsuchen eines anderen Dienstverhältnisses zu gewähren.

§ 630
Pflicht zur Zeugniserteilung

Bei der Beendigung eines dauernden Dienstverhältnisses kann der Verpflichtete von dem anderen Teil ein schriftliches Zeugnis über das Dienstverhältnis und dessen Dauer fordern. Das Zeugnis ist auf Verlangen auf die Leistungen und die Führung im Dienst zu erstrecken. Die Erteilung des Zeugnisses in elektronischer Form ist ausgeschlossen. Wenn der Verpflichtete ein Arbeitnehmer ist, findet § 109 der Gewerbeordnung Anwendung.

Gesetz über die berufsmäßige Ausübung der Heilkunde ohne Bestallung (Heilpraktikergesetz)

§ 1

Wer die Heilkunde, ohne als Arzt bestallt zu sein, ausüben will, bedarf dazu der Erlaubnis. Ausübung der Heilkunde im Sinne dieses Gesetzes ist jede berufs- oder gewerbsmäßig vorgenommene Tätigkeit zur Feststellung, Heilung oder Linderung von Krankheiten, Leiden oder Körperschäden bei Menschen, auch wenn sie im Dienste von anderen ausgeübt wird.

Wer die Heilkunde bisher berufsmäßig ausgeübt hat und weiterhin ausüben will, erhält die Erlaubnis nach Maßgabe der Durchführungsbestimmungen; er führt die Berufsbezeichnung "Heilpraktiker".

§ 2

Wer die Heilkunde, ohne als Arzt bestallt zu sein, bisher berufsmäßig nicht ausgeübt hat, kann eine Erlaubnis nach § 1 in Zukunft ... erhalten.

Wer durch besondere Leistungen seine Fähigkeit zur Ausübung der Heilkunde glaubhaft macht, wird auf Antrag *des Reichsministers des Innern durch den Reichsminister für Wissenschaft, Erziehung und Volksbildung* unter erleichterten Bedingungen zum Studium der Medizin zugelassen, sofern er seine Eignung für die Durchführung des Medizinstudiums nachweist.

§ 3

Die Erlaubnis nach § 1 berechtigt nicht zur Ausübung der Heilkunde im Umherziehen.

§ 5

Wer, ohne zur Ausübung des ärztlichen Berufs berechtigt zu sein und ohne eine Erlaubnis nach § 1 zu besitzen, die Heilkunde ausübt, wird mit Freiheitsstrafe bis zu einem Jahr oder mit Geldstrafe bestraft.

§ 5a

Ordnungswidrig handelt, wer als Inhaber einer Erlaubnis nach § 1 die Heilkunde im Umherziehen ausübt.

Die Ordnungswidrigkeit kann mit einer Geldbuße bis zu zweitausendfünfhundert Euro geahndet werden.

§ 6

Die Ausübung der Zahnheilkunde fällt nicht unter die Bestimmungen dieses Gesetzes.

§ 7

Der Reichsminister des Innern erläßt ... die zur Durchführung ... dieses Gesetzes erforderlichen Rechts- und Verwaltungsvorschriften.

§ 8

Dieses Gesetz tritt am Tag nach der Verkündung in Kraft.
Gleichzeitig treten § 56a Abs. 1 Nr. 1 und § 148 Abs. 1 Nr. 7a der Reichsgewerbeordnung, soweit sie sich auf die Ausübung der Heilkunde im Sinne dieses Gesetzes beziehen, außer Kraft.

Gründungszuschuss und Einstiegsgeld

§ 57 SGB III
Gründungszuschuss

Arbeitnehmer, die durch Aufnahme einer selbständigen, hauptberuflichen Tätigkeit die Arbeitslosigkeit beenden, haben zur Sicherung des Lebensunterhalts und zur sozialen Sicherung in der Zeit nach der Existenzgründung Anspruch auf einen Gründungszuschuss.

Ein Gründungszuschuss wird geleistet, wenn der Arbeitnehmer
1. bis zur Aufnahme der selbständigen Tätigkeit
   a) einen Anspruch auf Entgeltersatzleistungen nach diesem Buch hat oder
   b) eine Beschäftigung ausgeübt hat, die als Arbeitsbeschaffungsmaßnahme nach diesem Buche gefördert worden ist,
2. bei Aufnahme der selbständigen Tätigkeit noch über einen Anspruch auf Arbeitslosengeld von mindestens 90 Tagen verfügt,
3. der Agentur für Arbeit die Tragfähigkeit der Existenzgründung nachweist und
4. seine Kenntnisse und Fähigkeiten zur Ausübung der selbständigen Tätigkeit darlegt.

Zum Nachweis der Tragfähigkeit der Existenzgründung ist der Agentur für Arbeit die Stellungnahme einer fachkundigen Stelle vorzulegen; fachkundige Stellen sind insbesondere die Industrie- und Handelskammern, Handwerkskammern, berufsständische Kammern, Fachverbände und Kreditinstitute. Bestehen begründete Zweifel an den Kenntnissen und Fähigkeiten zur Ausübung der selbständigen Tätigkeit, kann die Agentur für Arbeit vom Arbeitnehmer die Teilnahme an Maßnahmen zur Eignungsfeststellung oder zur Vorbereitung der Existenzgründung verlangen.

Der Gründungszuschuss wird nicht geleistet, solange Ruhenstatbestände nach den §§ 142 bis 144 vorliegen oder vorgelegen hätten.

Die Förderung ist ausgeschlossen, wenn nach Beendigung einer Förderung der Aufnahme einer selbständigen Tätigkeit nach diesem Buch noch nicht 24 Monate vergangen sind; von dieser Frist kann wegen besonderer in der Person des Arbeitnehmers liegender Gründe abgesehen werden.

Geförderte Personen haben ab dem Monat, in dem sie das Lebensjahr für den Anspruch auf Regelaltersrente im Sinne des Sechsten Buches vollenden, keinen Anspruch auf einen Gründungszuschuss.

§ 58
Dauer und Höhe der Förderung

Der Gründungszuschuss wird für die Dauer von neun Monaten in Höhe des Betrages, den der Arbeitnehmer als Arbeitslosengeld zuletzt bezogen hat, zuzüglich von monatlich 300 Euro, geleistet.

Der Gründungszuschuss kann für weitere sechs Monate in Höhe von monatlich 300 Euro geleistet werden, wenn die geförderte Person ihre Geschäftstätigkeit anhand geeigneter Unterlagen darlegt. Bestehen begründete Zweifel, kann die Agentur für Arbeit die erneute Vorlage einer Stellungnahme einer fachkundigen Stelle verlangen.

§ 16 b SGB 2
Einstiegsgeld

Zur Überwindung von Hilfebedürftigkeit kann erwerbsfähigen Hilfebedürftigen, die arbeitslos sind, bei Aufnahme einer sozialversicherungspflichtigen oder selbständigen Erwerbstätigkeit ein Einstiegsgeld erbracht werden, wenn dies zur Eingliederung in den allgemeinen Arbeitsmarkt erforderlich ist. Das Einstiegsgeld kann auch erbracht werden, wenn die Hilfebedürftigkeit durch oder nach Aufnahme der Erwerbstätigkeit entfällt.

Das Einstiegsgeld wird, soweit für diesen Zeitraum eine Erwerbstätigkeit besteht, für höchstens 24 Monate erbracht. Bei der Bemessung der Höhe des Einstiegsgeldes sollen die vorherige Dauer der Arbeitslosigkeit sowie die Größe der Bedarfsgemeinschaft berücksichtigt werden, in der der erwerbsfähige Hilfebedürftige lebt.

Das Bundesministerium für Arbeit und Soziales wird ermächtigt, im Einvernehmen mit dem Bundesministerium der Finanzen ohne Zustimmung des Bundesrates durch Rechtsverordnung zu bestimmen, wie das Einstiegsgeld zu bemessen ist. Bei der Bemessung ist neben der Berücksichtigung der in Absatz 2 Satz 2 genannten Kriterien auch ein Bezug zu der für den erwerbsfähigen Hilfebedürftigen jeweils maßgebenden Regelleistung herzustellen.

Wohngeldgesetz (WoGG)

§ 3
Wohngeldberechtigung

Wohngeldberechtigte Person ist für den Mietzuschuss jede natürliche Person, die Wohnraum gemietet hat und diesen selbst nutzt. Ihr gleichgestellt sind
1. die nutzungsberechtigte Person des Wohnraums bei einem dem Mietverhältnis ähnlichen Nutzungsverhältnis (zur mietähnlichen Nutzung berechtigte Person), insbesondere die Person, die ein mietähnliches Dauerwohnrecht hat,
2. die Person, die Wohnraum im eigenen Haus, das mehr als zwei Wohnungen hat, bewohnt, und
3. die Person, die in einem Heim im Sinne des Heimgesetzes oder entsprechender Gesetze der Länder nicht nur vorübergehend aufgenommen ist.

Wohngeldberechtigte Person ist für den Lastenzuschuss jede natürliche Person, die Eigentum an selbst genutztem Wohnraum hat. Ihr gleichgestellt sind
1. die erbbauberechtigte Person,
2. die Person, die ein eigentumsähnliches Dauerwohnrecht, ein Wohnungsrecht oder einen Nießbrauch innehat, und
3. die Person, die einen Anspruch auf Bestellung oder Übertragung des Eigentums, des Erbbaurechts, des eigentumsähnlichen Dauerwohnrechts, des Wohnungsrechts oder des Nießbrauchs hat.

Die Sätze 1 und 2 gelten nicht im Fall des Absatzes 1 Satz 2 Nr. 2.

Erfüllen mehrere Personen für denselben Wohnraum die Voraussetzungen des Absatzes 1 oder des Absatzes 2 und sind sie zugleich Haushaltsmitglieder (§ 5), ist nur eine dieser Personen wohngeldberechtigt. In diesem Fall bestimmen diese Personen die wohngeldberechtigte Person.

Wohngeldberechtigt ist nach Maßgabe der Absätze 1 bis 3 auch, wer zwar nach den §§ 7 und 8 Abs. 1 vom Wohngeld ausgeschlossen ist, aber mit mindestens einem zu berücksichtigenden Haushaltsmitglied (§ 6) eine Wohn- und Wirtschaftsgemeinschaft (§ 5 Abs. 3 und 4) führt.

Ausländer im Sinne des § 2 Abs. 1 des Aufenthaltsgesetzes (ausländische Personen) sind nach Maßgabe der Absätze 1 bis 4 nur wohngeldberechtigt, wenn sie sich im Bundesgebiet tatsächlich aufhalten und
1. ein Aufenthaltsrecht nach dem Freizügigkeitsgesetz/EU haben,
2. einen Aufenthaltstitel oder eine Duldung nach dem Aufenthaltsgesetz haben,
3. ein Recht auf Aufenthalt nach einem völkerrechtlichen Abkommen haben,
4. eine Aufenthaltsgestattung nach dem Asylverfahrensgesetz haben,
5. die Rechtsstellung eines heimatlosen Ausländers im Sinne des Gesetzes über die Rechtsstellung heimatloser Ausländer im Bundesgebiet haben oder
6. auf Grund einer Rechtsverordnung vom Erfordernis eines Aufenthaltstitels befreit sind.

Nicht wohngeldberechtigt sind ausländische Personen, die durch eine völkerrechtliche Vereinbarung von der Anwendung deutscher Vorschriften auf dem Gebiet der sozialen Sicherheit befreit sind.

§ 4
Berechnungsgrößen des Wohngeldes

Das Wohngeld richtet sich nach
1. der Anzahl der zu berücksichtigenden Haushaltsmitglieder (§§ 5 bis 8),
2. der zu berücksichtigenden Miete oder Belastung (§§ 9 bis 12) und
3. dem Gesamteinkommen (§§ 13 bis 18) und ist nach § 19 zu berechnen.

§ 9
Miete

Miete ist das vereinbarte Entgelt für die Gebrauchsüberlassung von Wohnraum auf Grund von Mietverträgen oder ähnlichen Nutzungsverhältnissen einschließlich Umlagen, Zuschlägen und Vergütungen.

Von der Miete nach Absatz 1 sind abzuziehen:
1. Betriebskosten für zentrale Heizungs- und Warmwasserversorgungsanlagen sowie zentrale Brennstoffversorgungsanlagen,
2. Kosten der eigenständig gewerblichen Lieferung von Wärme und Warmwasser, soweit sie den in Nummer 1 bezeichneten Kosten entsprechen,
3. Untermietzuschläge,
4. Zuschläge für die Nutzung von Wohnraum zu anderen als Wohnzwecken,
5. Vergütungen für die Überlassung von Möbeln mit Ausnahme von üblichen Einbaumöbeln.

Im Fall des § 3 Abs. 1 Satz 2 Nr. 2 ist als Miete der Mietwert des Wohnraums zu Grunde zu legen. Im Fall des § 3 Abs. 1 Satz 2 Nr. 3 ist als Miete der Höchstbetrag nach § 12 Abs. 1 zu Grunde zu legen.

§ 10
Belastung

Belastung sind die Kosten für den Kapitaldienst und die Bewirtschaftung von Wohnraum in vereinbarter oder festgesetzter Höhe.
Die Belastung ist von der Wohngeldbehörde (§ 24 Abs. 1 Satz 1) in einer Wohngeld-Lastenberechnung zu ermitteln. Von einer vollständigen Wohngeld-Lastenberechnung kann abgesehen werden, wenn die auf den Wohnraum entfallende Belastung aus Zinsen und Tilgungen den nach § 12 Abs. 1 maßgebenden Höchstbetrag erreicht oder übersteigt.

§ 12
Höchstbeträge für Miete und Belastung, Beträge für Heizkosten

Die folgenden monatlichen Höchstbeträge für Miete und Belastung sind vorbehaltlich des § 11 Abs. 3 nach der Anzahl der zu berücksichtigenden Haushaltsmitglieder und nach der Mietenstufe zu berücksichtigen:

Anzahl der zu berücksichtigenden Haushaltsmitglieder	Mietenstufe	Höchstbetrag in Euro
1	I	292
	II	308
	III	330
	IV	358
	V	385
	VI	407
2	I	352
	II	380
	III	402
	IV	435
	V	468
	VI	50
3	I	424
	II	451
	III	479
	IV	517
	IV	556
	VI	594
4	I	490
	II	523
	III	556
	IV	600
	V	649
	VI	693
5	I	561
	II	600
	III	638
	IV	688
	V	737
	VI	787

Mehrbetrag für jedes weitere zu berücksichtigende Haushaltsmitglied	I	66
	II	72
	III	77
	IV	83
	V	88
	VI	99

Die Zugehörigkeit einer Gemeinde zu einer Mietenstufe richtet sich nach dem Mietenniveau von Wohnraum der Hauptmieter und Hauptmieterinnen sowie der gleichzustellenden zur mietähnlichen Nutzung berechtigten Personen, für den Mietzuschuss geleistet wird. Das Mietenniveau ist vom Statistischen Bundesamt festzustellen für Gemeinden mit
1. einer Einwohnerzahl von 10 000 und mehr gesondert,
2. einer Einwohnerzahl von weniger als 10 000 und gemeindefreie Gebiete nach Kreisen zusammengefasst.

Maßgebend ist die Einwohnerzahl, die das statistische Landesamt auf der Grundlage des § 5 des Bevölkerungsstatistikgesetzes zum 30. September des vorletzten Kalenderjahres, das dem Tage des Inkrafttretens einer Anpassung der Höchstbeträge nach Absatz 1 vorausgeht, festgestellt hat. Kann die Einwohnerzahl nicht nach Satz 2 festgestellt werden, ist der Feststellung die letzte verfügbare Einwohnerzahl zu Grunde zu legen.
  Das Mietenniveau ist die durchschnittliche prozentuale Abweichung der Quadratmetermieten von Wohnraum in Gemeinden (Absatz 3 Satz 1) vom Durchschnitt der Quadratmetermieten des Wohnraums im Bundesgebiet. Zu berücksichtigen sind nur Quadratmetermieten von Wohnraum im Sinne des Absatzes 2. Das Mietenniveau wird vom Statistischen Bundesamt auf der Grundlage der Ergebnisse der Wohngeldstatistik (§§ 34 bis 36) zum 31. Dezember des vorletzten Kalenderjahres, das dem Tage des Inkrafttretens einer Anpassung der Höchstbeträge nach Absatz 1 vorausgeht, festgestellt. Kann das Mietenniveau nicht nach Satz 3 festgestellt werden, sind der Feststellung die letzten verfügbaren Ergebnisse der jährlichen Wohngeldstatistik zu Grunde zu legen.

Den Mietenstufen nach Absatz 1 sind folgende Mietenniveaus zugeordnet:

Mietenstufe	Mietenniveau
I	niedriger als minus 15 Prozent
II	minus 15 Prozent bis niedriger als minus 5 Prozent
III	minus 5 Prozent bis niedriger als 5 Prozent
IV	5 Prozent bis niedriger als 15 Prozent
V	15 Prozent bis niedriger als 25 Prozent
VI	25 Prozent und höher

Die folgenden monatlichen Beträge für Heizkosten sind vorbehaltlich des § 11 Abs. 3 nach der Anzahl der zu berücksichtigenden Haushaltsmitglieder zu berücksichtigen:

Anzahl der zu berücksichtigenden Haushaltsmitglieder	Betrag für Heizkosten in Euro
1	24
2	31
3	37
4	43
5	49
Mehrbetrag für jedes weitere zu berücksichtigende Haushaltsmitglied	6

§ 13
Gesamteinkommen

Das Gesamteinkommen ist die Summe der Jahreseinkommen (§ 14) der zu berücksichtigenden Haushaltsmitglieder abzüglich der Freibeträge (§ 17) und der Abzugsbeträge für Unterhaltsleistungen (§ 18).
Das monatliche Gesamteinkommen ist ein Zwölftel des Gesamteinkommens.

§ 14
Jahreseinkommen

Das Jahreseinkommen eines zu berücksichtigenden Haushaltsmitgliedes ist vorbehaltlich des Absatzes 3 die Summe der positiven Einkünfte im Sinne des § 2 Abs. 1 und 2 des Einkommensteuergesetzes zuzüglich der Einnahmen nach Absatz 2 abzüglich der Abzugsbeträge für Steuern und Sozialversicherungsbeiträge (§ 16). Bei den Einkünften im Sinne des § 2 Abs. 1 Satz 1 Nr. 1 bis 3 des Einkommensteuergesetzes ist § 7g Abs. 1 bis 4 und 7 des Einkommensteuergesetzes nicht anzuwenden. Ein Ausgleich mit negativen Einkünften aus anderen Einkunftsarten oder mit negativen Einkünften des zusammenveranlagten Ehegatten ist nicht zulässig.

§ 15
Ermittlung des Jahreseinkommens

Bei der Ermittlung des Jahreseinkommens ist das Einkommen zu Grunde zu legen, das im Zeitpunkt der Antragstellung im Bewilligungszeitraum zu erwarten ist. Hierzu können die Verhältnisse vor dem Zeitpunkt der Antragstellung herangezogen werden; § 24 Abs. 2 bleibt unberührt.
Einmaliges Einkommen, das für einen bestimmten Zeitraum bezogen wird, ist diesem Zeitraum zuzurechnen. Eine Abfindung, Entschädigung oder ähnliche Leistung, die im Zusammenhang mit der Beendigung eines Arbeitsverhältnisses zufließt (Entlassungsentschädi-

gung), ist den folgenden drei Jahren nach dem Ende des Arbeitsverhältnisses zuzurechnen, wenn nicht in der Vereinbarung, die der Entlassungsentschädigung zu Grunde liegt, ein anderer Zurechnungszeitraum bestimmt ist. Ist eine Entlassungsentschädigung vor der Antragstellung zugeflossen, ist sie nur dann nach Satz 1 oder Satz 2 zuzurechnen, wenn sie innerhalb von drei Jahren vor der Antragstellung zugeflossen ist.

Sonderzuwendungen, Gratifikationen und gleichartige Bezüge und Vorteile, die in größeren als monatlichen Abständen gewährt werden, sind den im Bewilligungszeitraum liegenden Monaten zu je einem Zwölftel zuzurechnen, wenn sie in den nächsten zwölf Monaten nach Beginn des Bewilligungszeitraums zufließen.

Beträgt der Bewilligungszeitraum nicht zwölf Monate, ist als Einkommen das Zwölffache des im Sinne der Absätze 1 bis 3 und des § 24 Abs. 2 im Bewilligungszeitraum zu erwartenden durchschnittlichen monatlichen Einkommens zu Grunde zu legen.

§ 16
Abzugsbeträge für Steuern und Sozialversicherungsbeiträge

Bei der Ermittlung des Jahreseinkommens sind von dem Betrag, der sich nach den §§ 14 und 15 ergibt, jeweils 10 Prozent abzuziehen, wenn zu erwarten ist, dass

1. Steuern vom Einkommen,
2. Pflichtbeiträge zur gesetzlichen Kranken- und Pflegeversicherung,
3. Pflichtbeiträge zur gesetzlichen Rentenversicherung

im Bewilligungszeitraum zu leisten sind. Satz 1 Nr. 2 und 3 gilt entsprechend, wenn keine Pflichtbeiträge, aber laufende Beiträge zu öffentlichen oder privaten Versicherungen oder ähnlichen Einrichtungen zu leisten sind, die dem Zweck der Pflichtbeiträge nach Satz 1 Nr. 2 oder Nr. 3 entsprechen. Satz 2 gilt auch, wenn die Beiträge zu Gunsten eines zu berücksichtigenden Haushaltsmitgliedes zu leisten sind. Die Sätze 2 und 3 gelten nicht, wenn eine im Wesentlichen beitragsfreie Sicherung oder eine Sicherung besteht, für die Beiträge von Dritten zu leisten sind.

Ergibt sich kein Abzugsbetrag nach Absatz 1, sind von dem Betrag, der sich nach den §§ 14 und 15 ergibt, 6 Prozent abzuziehen.

§ 22
Wohngeldantrag

Wohngeld wird nur auf Antrag der wohngeldberechtigten Person geleistet.

Im Fall des § 3 Abs. 3 wird vermutet, dass die antragstellende Person von den anderen Haushaltsmitgliedern als wohngeldberechtigte Person bestimmt ist.

Zieht die wohngeldberechtigte Person aus oder stirbt sie, kann der Antrag nach § 27 Abs. 1 auch von einem anderen Haushaltsmitglied gestellt werden, das die Voraussetzungen des § 3 Abs. 1 oder Abs. 2 erfüllt. § 3 Abs. 3 bis 5 gilt entsprechend.

Wird ein Wohngeldantrag für die Zeit nach dem laufenden Bewilligungszeitraum früher als zwei Monate vor Ablauf dieses Zeitraums gestellt, gilt der Erste des zweiten Monats vor Ablauf dieses Zeitraums als Zeitpunkt der Antragstellung im Sinne des § 24 Abs. 2.

§ 65a des Ersten und § 115 des Zehnten Buches Sozialgesetzbuch sind nicht anzuwenden.

Stichwortverzeichnis

A
Anmeldung beim Finanzamt, 132
Anmeldung beim Gesundheitsamt, 133
Annuitätendarlehen, 37
Außergewöhnliche Belastungen, 181
Ausstattung, 85

B
Bank, 13, 62
Behandlungsvertrag, 68, 161
Beihilfe, 163
Berufskleidung, 124
Berufsunfähigkeitsversicherung, 100
Betriebsausgaben, 177
Betriebseinnahmen, 179
Betriebsversicherung, 95
Bewerberfragebogen, 137
Bezahlung des Heilpraktikers, 161
Bodenbelag, 85
Bürgschaft, 35, 44
Büromaterialien, 89
Businessplan, 49

E
Eigenkapital, 30, 41, 65
Einkommensteuer, 174
Einkunftsarten, 175
Einstiegsgeld, 46
Einzelunternehmen, 24
ERP-Kapital, 40

F
Fachliche Empfehlungen, 122
Fernbehandlungen, 121
Finanzamt, 132
Finanzierung, 28, 35
Führungsstil, 149

G
Gesamtfällige Darlehen, 36
Geschäftsidee, 16
Gesundheitsamt, 133

Gewährleistung, 90
Gewerbesteuer, 184
Gewinnermittlung, 177, 180
Gleitzone, 152
GmbH, 23
Gründungszuschuss, 44, 58
Gutachtenwerbung, 122

H
Haftpflichtversicherung, 95
Handwaschbecken, 75
Hygiene, 88

I
Insolvenz, 198
Irreführende Werbung, 119

K
Kapitalgesellschaft, 22
Kauf einer Praxis, 66
Konkurrenz, 10, 17
Konkurrenzschutzklausel, 69
Kontokorrentkredit, 36
Kooperation, 20
Kork, 86
Kosten des Mitarbeiters, 144
Krankengeld, 99
Krankengeschichten, 123, 162
Krankenversicherung, 97
Kredite, 34
Kundenverhalten, 110
Kurzarbeit, 194

L
Laminat, 85
Lebensversicherung, 94

M
Marketing, 107
Mietvertrag, 67, 77
Mikro-Darlehen, 38

Mini-Jobber, 152
Mitarbeitersuche, 136

N
Nacherfüllungsanspruch, 91
Name für die Praxis , 104

P
Parkett, 85
Partnerschaftsgesellschaft, 27
Patientenzufriedenheit, 111
Personal, 135
Personalführung, 147
Personengesellschaft, 26
Pflegeversicherung, 99
Pflichten des Arbeitgebers, 150
Praxiskauf, 66
Praxisraum, 73
Preisausschreiben, 130
Pressearbeit, 116
PVC, 86

R
Radiowerbung, 115
Ratendarlehen, 36
Rechnung, 169
Rechtsform, 22
Rentenversicherung, 93
Risikolebensversicherung, 94
Rücktritt, 92

S
Schadenersatz, 92
Sicherungsübereignung, 34
Sonderausgeben, 180
Standort, 73
Start-Geld, 39
Steckdosen, 87
Steuerberater, 185
Steuern, 174

T
Telekommunikation, 86
Teppichboden, 86
Terminabsage durch Patienten, 169
Tilgungsaussetzungsdarlehen, 37

U
Überleitende Mitarbeit, 68
Umsatzsteuer, 183
Unfallversicherung, 96
Unternehmergesellschaft, 24
Unternehmerkredit, 42
Unternehmertyp, 5

V
Verdienst, 172
Versicherung, 93
Vorstellungsgespräch, 139
Vorträge, 128

W
Weiterbildung, 188
Werbung, unzulässige, 110, 119
Wohngeld, 47

Z
Zeitlohn, 145
Zeitungsanzeigen, 114
Zweitpraxis, 190

Impressum

Korrespondenzadresse
Physiovita
z.Hd. Rechtsanwalt Herbert Riedle
Ulrichstraße 7
97074 Würzburg
Tel: 0931- 4676508
E-Mail: info@therapeuteninfo.de

Verlag
TiVan Verlag
Armin - Knab Straße 1
97074 Würzburg
www.tivan.de

Erste Auflage, 2009

© TiVan Verlag, Würzburg

Alle Rechte, insbesondere das Recht zur Vervielfältigung und Verbreitung sowie der Übersetzung, vorbehalten. Kein Teil des Werkes darf in irgendeiner Form (durch Fotokopie, Datenübertragung oder ein anderes Verfahren) ohne schriftliche Genehmigung des Verlages reproduziert oder unter Verwendung elektronischer Systeme gespeichert, verarbeitet, vervielfältigt oder verbreitet werden.

Cover: www.mercatura.com
Satz: www.mercatura.com
Printed in Germany
ISBN: 978-3-9808660-5-7

Besuchen Sie uns im Internet

www.therapeuteninfo.de

Ständig aktuelle Neuigkeiten für selbstständige Heilpraktiker,
Physiotherapeuten, Ergotherapeuten und Logopäden.
Wichtige Informationen zur Existenzgründung,
kostenloser Newsletter.